ATLAS DE RADIOGRAFIA PANORÂMICA
PARA O CIRURGIÃO-DENTISTA

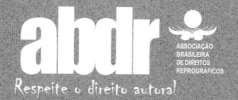

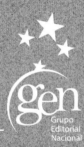

O GEN | Grupo Editorial Nacional – maior plataforma editorial brasileira no segmento científico, técnico e profissional – publica conteúdos nas áreas de ciências da saúde, exatas, humanas, jurídicas e sociais aplicadas, além de prover serviços direcionados à educação continuada e à preparação para concursos.

As editoras que integram o GEN, das mais respeitadas no mercado editorial, construíram catálogos inigualáveis, com obras decisivas para a formação acadêmica e o aperfeiçoamento de várias gerações de profissionais e estudantes, tendo se tornado sinônimo de qualidade e seriedade.

A missão do GEN e dos núcleos de conteúdo que o compõem é prover a melhor informação científica e distribuí-la de maneira flexível e conveniente, a preços justos, gerando benefícios e servindo a autores, docentes, livreiros, funcionários, colaboradores e acionistas.

Nosso comportamento ético incondicional e nossa responsabilidade social e ambiental são reforçados pela natureza educacional de nossa atividade e dão sustentabilidade ao crescimento contínuo e à rentabilidade do grupo.

ATLAS DE RADIOGRAFIA PANORÂMICA PARA O CIRURGIÃO-DENTISTA

Luiz Roberto da Cunha Capella

Reinaldo José de Oliveira

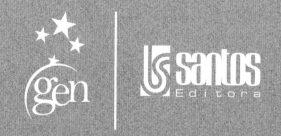

Título:	Atlas de Radiografia Panorâmica para o Cirurgião-Dentista
Autores:	Luiz Roberto da Cunha Capella Reinaldo José de Oliveira
Revisão de Texto:	Jennifer de Menezes
Diagramação:	Márcio Dantas de Figueiredo
Capa:	Gilberto R. Salomão

Copyright © 2014 by
LIVRARIA SANTOS EDITORA LTDA.
Uma editora integrante do GEN | Grupo Editorial Nacional
Travessa do Ouvidor, 11
Rio de Janeiro – RJ – CEP 20040-040
Tels.: (21) 3543-0770/(11) 5080-0770 | Fax: (21) 3543-0896
www.grupogen.com.br | editorial.saude@grupogen.com.br

Todos os direitos reservados à Livraria Santos Editora Com. Imp. Ltda. Nenhuma parte desta publicação poderá ser reproduzida sem a permissão prévia do Editor.

CIP-BRASIL. CATALOGAÇÃO NA PUBLICAÇÃO
SINDICATO NACIONAL DOS EDITORES DE LIVROS, RJ

C241a

Capella, Luiz Roberto da Cunha
 Atlas de radiografia panorâmica para o cirurgião-dentista / Luiz Roberto Capella, Reinaldo José de Oliveira. - 1. ed. - [Reimpr.]. - São Paulo : Santos, 2018.
 418 p. : il. ; 31 cm.

Inclui bibliografia
ISBN 978-85-412-0269-5

1. Dentes - Radiografia - Atlas. I. Oliveira, Reinaldo José de. II. Título.

13-05363	CDD: 617.60757
	CDU: 616.314-073

Autores

Luiz Roberto da Cunha Capella

- Graduado em Odontologia pela Faculdade de Odontologia da Universidade São Francisco (USF)
- Especialista em Radiologia e Implantodontia
- Professor dos cursos de especialização em Implantodontia na Uniararas-SP
- Gestor da Clínica de Radiologia Papaiz Associados — Diagnósticos por Imagem
- Gestor do Instituto Paulista de Radiologia Odontológica (IPRO)

Reinaldo José de Oliveira

- Graduado em Odontologia pela Faculdade de Odontologia da Universidade São Francisco (USF)
- Especialista em Radiologia pela Faculdade de Odontologia da Universidade São Francisco (USF)
- Mestre em Diagnóstico Bucal pela Faculdade de Odontologia da Universidade de São Paulo (FOUSP)
- Professor Titular de Radiologia e Imaginologia na Faculdade de Ciências de Guarulhos (FACIG)
- Professor Titular de Radiologia e Imaginologia na Universidade Metropolitana de Santos (UNIMES)

Colaboradores

Dr. Haroldo Arid Soares

- Graduado em Odontologia pela Universidade São Francisco (USF)
- Especialista em Patologia Bucal e Estomatologia pelo Conselho Regional de Odontologia de São Paulo (CRO-SP)
- Mestre e doutor em Diagnóstico Bucal pela Faculdade de Odontologia da Universidade de São Paulo (FOUSP)
- Professor titular e coordenador do curso de Odontologia da Universidade Metropolitana de Santos (UNIMES)
- Coordenador dos cursos de especialização em Estomatologia da Universidade Metropolitana de Santos (UNIMES) e da Associação Paulista de Cirurgiões-Dentista (APCD-SP
- Responsável pelo serviço de Estomatologia do Hospital Municipal Dr. Carmino Carrichio — H.M. do Tatuapé

Dr. Marcos Antonio de Souza Rocha

- Graduado em Odontologia pela Universidade São Francisco (USF)
- Especialista em Radiologia pela Escola de Aperfeiçoamento Profissional (EAP) da Associação Paulista de Cirurgiões-Dentistas (APCD)
- Mestre em Ciências Odontológicas pela Faculdade de Odontologia da Universidade de São Paulo (FOUSP)
- Professor Assistente em Radiologia e Imaginologia Odontológica na Faculdade de Ciências de Guarulhos (FACIG)

Dra. Silvia Cristina Mazeti Torres

- Graduada em Odontologia pela Universidade São Francisco (USF)
- Especialista e mestre em Radiologia Odontológica pela Faculdade São Leopoldo Mandic, Campinas
- Professora Assistente da disciplina de Radiologia Odontológica da Faculdade de Ciências de Guarulhos (FACIG)
- Professora responsável pela disciplina de Radiologia Odontológica do curso de Odontologia da Universidade São Francisco (USF)
- Professora convidada do Programa de Pós-graduação em Radiologia Odontológica da Faculdade São Leopoldo Mandic, Campinas

Dr. Rafael Ferreira Abib

- Graduado em Odontologia pela Universidade do Sagrado Coração (USC), Bauru
- Especialista em Radiologia Odontológica e Imaginologia pela APCD-Bauru
- Especialista em Estomatologia pela Associação Paulista de Cirurgiões-Dentistas (APCD-SP)

Dedicatória

Os autores dedicam este Atlas ao Professor Dr. Élio Giácomo Papaiz, pelos ensinamentos a nós deixados e pelo que representou e representa à radiologia odontológica deste país.

Agradecimentos

Agradecemos aos Institutos de Radiologia Papaiz Associados – Diagnósticos por Imagem, ao Instituto Paulista de Radiologia (IPRO) e ao Centro Avançado de Diagnóstico por Imagem (CADI), por fornecerem gentilmente as imagens que constam neste Atlas. Sem a colaboração desses renomados estabelecimentos, esta obra não poderia ter sido concretizada.

Agradecemos também a todas as pessoas que direta ou indiretamente fizeram parte desta obra e em especial ao Dr. Andre Yuri Rodrigues Simões.

Os autores

Apresentação

Na década de 1970, junto com eminentes radiologistas, como Arão Rumel e Aguinaldo de Freitas, tive a oportunidade de manipular um dos primeiros aparelhos panorâmicos, importado do Japão. Nesta época, fazíamos parte do antigo Centro Especializado de Radiologia Odontológica (CERO).

Vislumbrei nesta oportunidade amplas indicações para exames com o uso de radiografias panorâmicas, uma vez que o método proporciona, com pequenas doses de radiação, uma visão completa do complexo maxilomandibular, incluindo os seios maxilares, o septo nasal ósseo, as conchas inferiores, a articulação temporomandibular etc.

O Professor Dr. Reinaldo José de Oliveira, graduado pela Faculdade de Odontologia da Universidade São Francisco (FOUSF), em Bragança Paulista, mestre pela Universidade de São Paulo (USP) e, para mim, um dos mais renomados profissionais ligados à interpretação de radiografias, foi de uma felicidade ímpar ao criar o *Atlas de Radiografia Panorâmica para o Cirurgião-Dentista*, que aborda de maneira fluente casos de grande relevância para o dia a dia do cirurgião-dentista.

Nesta obra, há exemplos que abrangem todas as especialidades, pois a radiologia não deixa de ser uma multiespecialidade, como falava nosso colega de Volta Redonda, o Professor Dr. Jairo Jogaib.

Quero agradecer ao Professor Dr. Reinaldo José de Oliveira, que foi meu assistente em várias universidades, sendo nos dias hodiernos uma das minhas fontes de consulta quando tenho dúvidas (quem não as têm?), o privilégio de me conceder a apresentação de seu Atlas, indubitavelmente uma obra que irá se somar às já existentes enriquecendo sobremaneira o dia a dia do cirurgião-dentista, seja qual for a sua especialidade.

Já o Professor Luiz Roberto da Cunha Capella, também meu ex-aluno na FOUSF, é uma figura ímpar da odontologia pátria. Com vasta experiência adquirida ao longo do tempo, acumulou participações com inúmeros destaques no dia a dia da nossa querida odontologia. É um professor nato. Considero-o meu paradigma.

Contei com sua experiência, para mim, ilimitada, para a resolução de inúmeros problemas. Causa-me orgulho dizer que sou seu verdadeiro amigo. Sua contribuição para a obra sem dúvida veio aprimorá-la ainda mais, coisa que ele faz com maestria.

Agradeço demais ao Dr. Capella, uma pessoa que em determinada época passou a partilhar dos meus caminhos, contribuindo, e muito, para que eu me tornasse o ser humano que sou hoje.

Élio Giácomo Papaiz

Graduado em Odontologia pela Faculdade de Odontologia da Universidade de São Paulo (FOUSP),
especialista em Radiologia pelo Conselho Regional de Odontologia de São Paulo (CROSP)
e mestre em Clínica Odontológica pela FOUSP

Prefácio

A elaboração de um diagnóstico é um processo complexo, que requer do profissional um preparo em várias áreas. Uma delas é a radiologia/imagenologia. Desde a descoberta dos raios X, a radiologia tem um papel preponderante tanto em medicina como em odontologia. A relação diagnóstico/imagem é indissociável, não se pode pensar em um sem correlacioná-lo ao outro.

Apesar do diagnóstico por imagem ter sofrido grandes e profundas transformações nas últimas décadas com a introdução de novas e complexas tecnologias, devemos lembrar que nem todos os cantos deste nosso país continental têm acesso a esses exames e dependem única e exclusivamente de técnicas convencionais, como a radiografia panorâmica.

Por isso tenho a certeza de que a presente obra irá colaborar e enriquecer o conhecimento de muitos profissionais que militam na especialidade e que necessitam aprender mais sobre a interpretação das imagens nesse tipo de exame, desde as estruturas anatômicas às alterações que podem sofrer antes ou após o seu desenvolvimento. É importante levar sempre em consideração aquela máxima que diz: "devemos conhecer profundamente o normal para termos condições de interpretar o alterado".

Tenho a certeza de que este *Atlas de Radiografia Panorâmica para o Cirurgião-Dentista* será uma obra de sucesso, pois irá auxiliar não só o cirurgião-dentista, como indicado no título, como também os especialistas, pois o aprendizado em radiologia depende de se observar incansavelmente imagens: quantas mais pudermos examinar, mais preparados estaremos para interpretar.

Marlene Fenyo-Pereira

Professora Titular da disciplina de Radiologia do Departamento de
Estomatologia da Faculdade de Odontologia da Universidade de São Paulo (FOUSP)
e coordenadora do curso de Especialização em Radiologia Odontológica e Imaginológica da Fundação
para o Desenvolvimento Científico e Tecnológico da Odontologia (FUNDECTO)

Sumário

Introdução 1

Cap. 01 - Anatomia Craniofacial 3

Cap. 02 - Lesões e Alterações do Órgão
Dental 29

Cap. 03 - Lesões do Periápice e
Periodonto 71

Cap. 04 - Anomalias Dentais e
Maxilares 107

Cap. 05 - Osteomielites 197

Cap. 06 - Lesões Fibro-Ósseas 207

Cap. 07 - Cistos 217

Cap. 08 - Tumores Odontogênicos 249

Cap. 09 - Fraturas Ósseas 277

Cap. 10 - Síndromes 295

Cap. 11 - Calcificações e Corpos
Estranhos 323

Cap. 12 - Erros Técnicos em Radiografia
Panorâmica 377

Referências 395

Introdução

A radiografia panorâmica, também chamada de elipsopantomografia, ortopantomografia ou planigrafia, foi idealizada por Zulauf em 1922, aprimorada por Numata em 1934 e desenvolvida e difundida no meio odontológico por Paatero em 1948.

Trata-se de um exame complementar amplamente utilizado na Odontologia, *lembrando que as hipóteses de diagnósticos apresentadas neste Atlas serão sugestivas e não conclusivas.* Com exposição única e contínua, é possível observar as bases ósseas do complexo craniofacial, dentes, cavidades sinusais maxilares, fossas nasais e parte dos componentes ósseos da articulação temporomandibular.

Na técnica panorâmica, a fonte emissora de raios X e a superfície de registro caminham simultaneamente, em direções opostas, criando um ponto de incidência chamado de camada de imagem (área de fulcro). Deste modo, as estruturas de interesse, que devem se posicionar dentro da camada de imagem, aparecem com nitidez e as demais aparecem ¨borradas¨. Este princípio de movimentação sincronizado e antagonista é similar ao aplicado nas técnicas tomográficas, o que explica o nome "ortopantomografia".

A radiografia panorâmica é uma radiografia extraoral, que apresenta ampliação e distorção. A ampliação é dada pela distância do objeto em relação à superfície de registro, seja ela obtida em um filme radiográfico (analógica) ou em sensores (digital). Quanto mais próximo o objeto estiver da superfície de registro, menor será a ampliação, dada pelo fator geométrico. Já a distorção ocorre porque nem todos os corpos se apresentam de forma perpendicular ao plano de inserção dos raios X ou porque o paciente se movimenta, ainda que minimamente, no momento da execução da técnica, por ser uma radiografia dinâmica que tem um tempo médio de 20s de exposição.

A emulsão de um filme radiográfico convencional constitui-se nos sais de halogenados de prata e da matriz onde se encontram os sais suspensos. O pixel é o equivalente digital do cristal de prata de um filme convencional e significa um simples ponto na imagem digitalizada. A diferença entre os cristais de prata e os pixels é que estes últimos são ordenadamente distribuídos sobre a tela do computador e suas devidas localizações, cores ou tons de cinza são representados por números.

A captação da imagem digital facilita sua visualização, pois quem recebe e registra a imagem é o pixel (*picture element*), que é a menor unidade de informação de imagem. Propriedades como tamanho, brilho e resolução espacial determinam a qualidade da imagem digital.

A produção de imagem digital baseia-se no princípio da radiografia luminescente. Para tanto é necessário um aparelho de raios X convencional, um sensor com CCD (Charge Couple Device) para captura direta da imagem e um conversor de imagem para fazer a interface com um monitor de alta resolução.

O tamanho do pixel determina a resolução da imagem, quanto menor, melhor será a resolução e mais detalhes serão observados. Já o contraste se dá pelo brilho do pixel em comparação ao brilho na mesma localização da imagem original, quanto mais próximo for o brilho do pixel ao brilho da imagem original, melhor será a resolução de contraste. A resolução espacial é determinada pelos pares de linha/milímetro: quanto maior o número de linhas, melhor a resolução. O mais comum entre fabricantes de equipamentos de imagem é de 512 X 512, ou seja, 512 linhas por 512 colunas.

Capítulo 1

ANATOMIA CRANIOFACIAL

"O conhecimento da anatomia é fundamental para que o cirurgião-dentista possa executar uma boa interpretação", escreveu Andreas Vesalius no prefácio de sua obra *De Humani Corporis Fabrica* (1543). De acordo com ele, a anatomia "deve corretamente ser considerada como o fundamento sólido de toda arte da medicina e sua preliminar essencial". Estudos radiográficos facilitam a aquisição de "uma compreensão de caráter variável da anatomia e fisiologia do ser vivo", disse A. E. Barclay. Goaz e seus colaboradores afirmaram que, para quem desconhece a anatomia, a patologia se torna adivinhação.

A radiografia panorâmica, apesar de ser uma planigrafia, projeta um corpo que tem três dimensões em um filme radiográfico (analógico) ou filme *dry* (digital) em apenas duas dimensões. Por isso a importância de se entender as projeções dessas anatomias, em posições próximas à fidedignidade, para melhor interpretar essas imagens.

Neste capítulo, iremos visualizar a anatomia craniofacial, partindo de uma radiografia panorâmica digital, identificando as estruturas maxilomandibulares em suas projeções, para que seja possível observar as estruturas anatômicas que compõem a tridimensionalidade do corpo.

Existem variações anatômicas tanto em um mesmo indivíduo como de um para outro, o que, por vezes, dificulta a boa interpretação. Entende-se por variação anatômica um pequeno desvio de padrão normal de construção do corpo humano que não cause prejuízo no desenvolvimento das suas funções. Entretanto, se a variação for um desvio grave do normal, a ponto de interferir com a forma e com prejuízo da função, é considerada anomalia, que será estudada no Capítulo 4.

Estruturas anatômicas e variações anatômicas, quando observadas nas radiografias panorâmicas, apresentam-se somadas (corpo 3D projetado em 2D), diferentemente de quando essas mesmas estruturas são obtidas em exame de tomografia computadorizada.

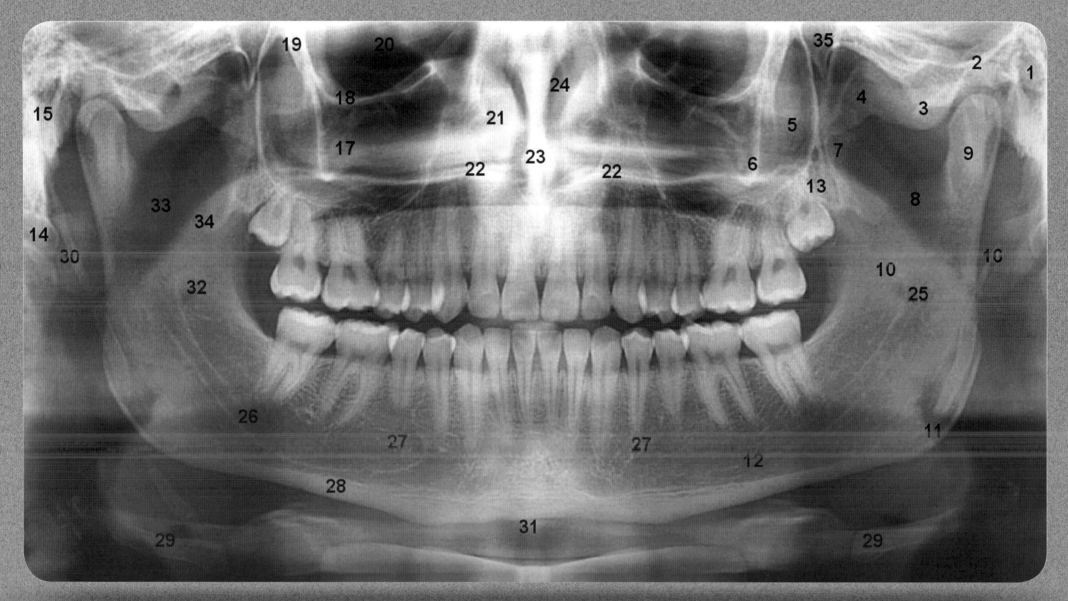

Fig. 1.1 Anatomia craniofacial. (1) Processo mastoide – Osso temporal. (2) Fossa mandibular – Osso temporal. (3) Tubérculo articular – Osso temporal. (4) Processo zigomático – Osso temporal. (5) Osso zigomático – Corpo. (6) Processo zigomático – Osso maxilar. (7) Processo coronoide – Mandíbula. (8) Incisura da mandíbula. (9) Cabeça da mandíbula. (10) Mandíbula – Ramo. (11) Ângulo da mandíbula. (12) Corpo da mandíbula. (13) Túber da maxila. (14) Coluna vertebral. (15) Parte petrosa do osso temporal. (16) Orelha. (17) Seio maxilar. (18) Margem infraorbital. (19) Parede lateral da cavidade orbital. (20) Cavidade orbital. (21) Osso concha nasal inferior. (22) Soalho da cavidade nasal. (23) Septo nasal ósseo. (24) Cavidade nasal. (25) Forame da mandíbula. (26) Canal da mandíbula – Cortical superior e inferior. (27) Forame mentual. (28) Base da mandíbula – Contorno superior e inferior da cortical óssea. (29) Osso hioide. (30) Processo estiloide – Osso temporal. (31) Sobreposição da coluna vertebral – Mais presente nessa região em pacientes desdentados. (32) Espaço aéreo orofaríngeo. (33) Espaço aéreo nasofaríngeo. (34) Palato mole. (35) Fissura pterigopalatina.

Anatomia Craniofacial

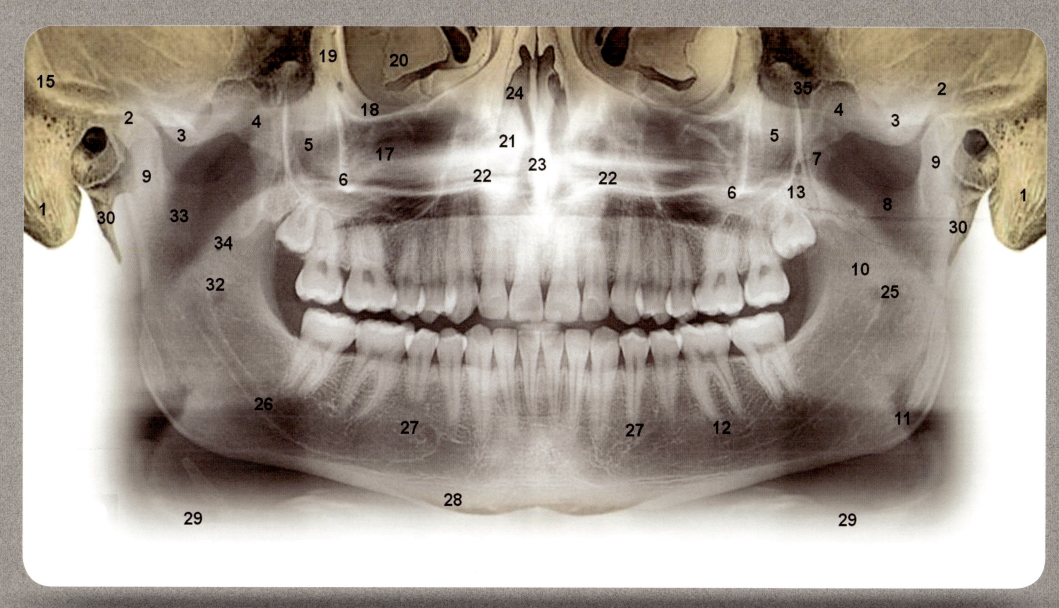

Fig. 1.2 Anatomia craniofacial.

Atlas de Radiografia Panorâmica para o Cirurgião-Dentista

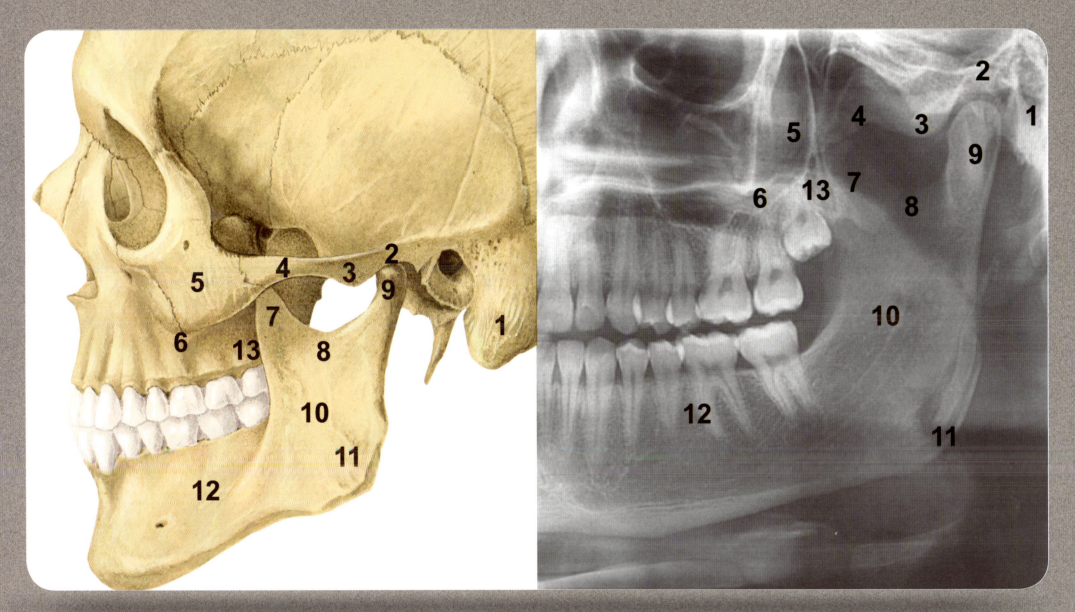

Fig. 1.3 (1) Processo mastoide – Osso temporal. (2) Fossa mandibular – Osso temporal. (3) Tubérculo articular – Osso temporal. (4) Processo zigomático – Osso temporal. (5) Osso zigomático – Corpo. (6) Processo zigomático – Osso maxilar. (7) Processo coronoide – Mandíbula. (8) Incisura da mandíbula. (9) Cabeça da mandíbula. (10) Mandíbula – Ramo. (11) Ângulo da mandíbula. (12) Corpo da mandíbula. (13) Túber da maxila.

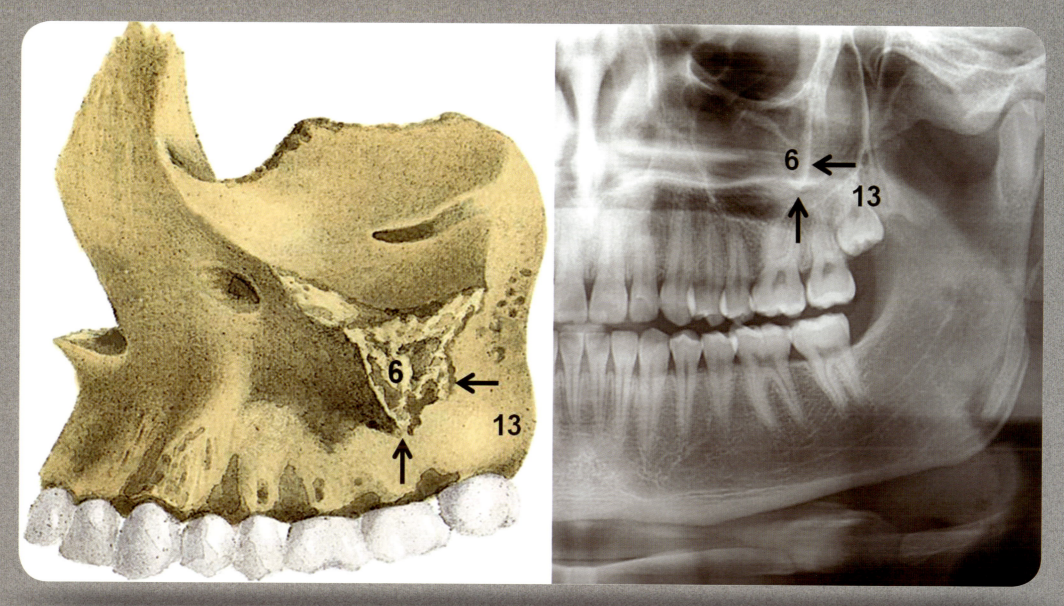

Fig. 1.4 Vista lateral da maxila sem a presença do osso zigomático. Desse modo, é possível observar o processo zigomático do osso maxilar (6) e o túber da maxila (13).

Atlas de Radiografia Panorâmica para o Cirurgião-Dentista

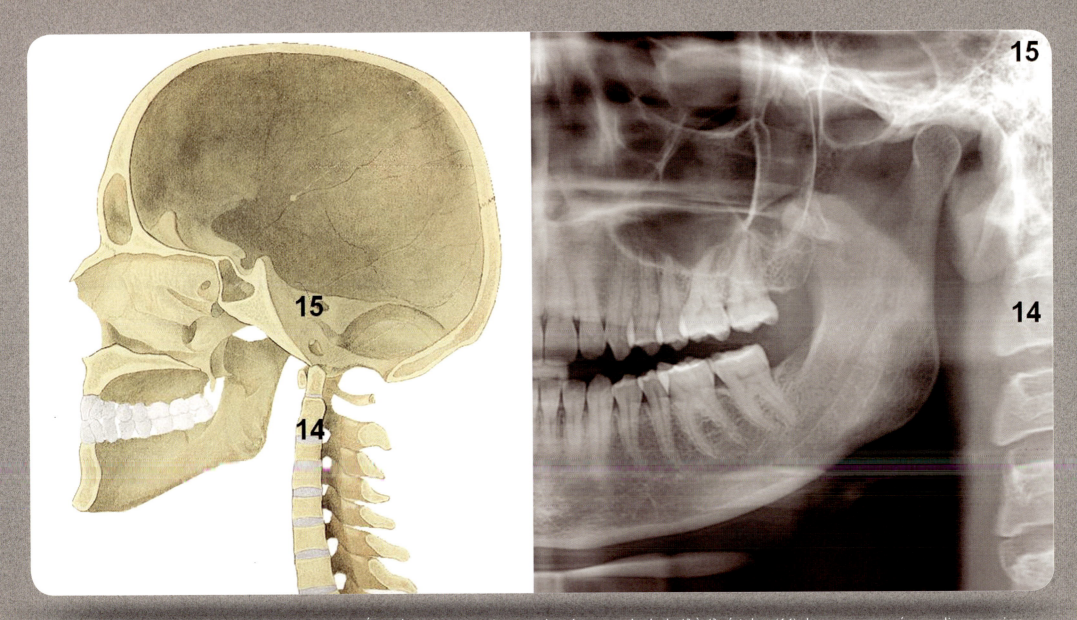

Fig. 1.5 Vista lateral do crânio com presença da coluna. É possível observar a imagem da coluna vertebral, da 1ª à 4ª vértebra (14), bem como uma área radiopaca acima, parte petrosa do osso temporal (15).

Anatomia Craniofacial

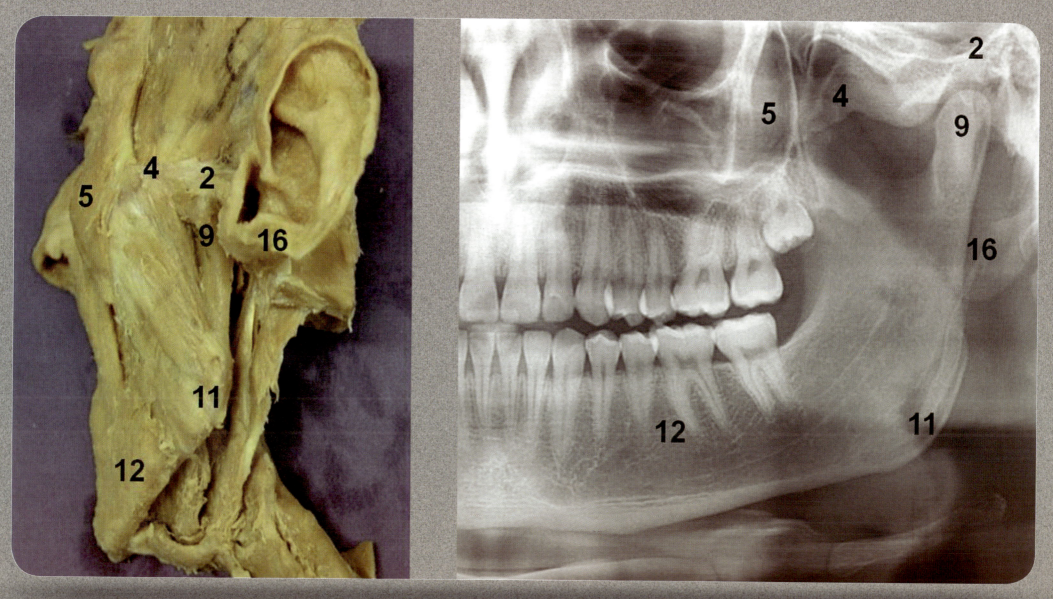

Fig. 1.6 (2) Fossa mandibular — Osso temporal. (4) Processo zigomático — Osso temporal. (5) Osso zigomático — Corpo. (9) Cabeça da mandíbula. (11) Ângulo da mandíbula. (12) Corpo da mandíbula. (16) Orelha.

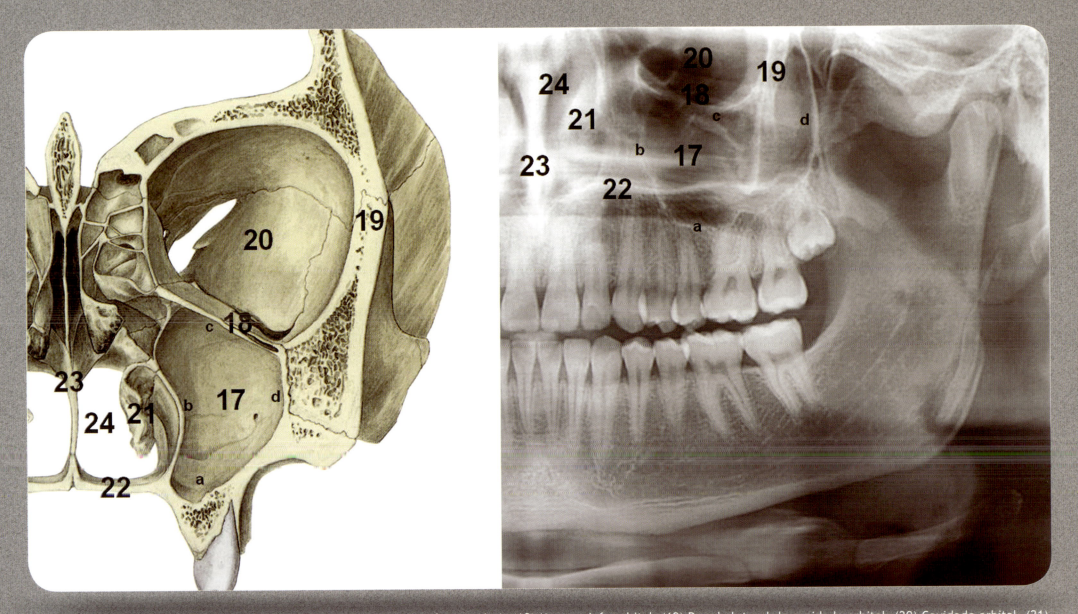

Fig. 1.7 (17) Seio maxilar (a. parede inferior, b. medial, c. superior, d. posterior). (18) Margem infraorbital. (19) Parede lateral da cavidade orbital. (20) Cavidade orbital. (21) Osso concha nasal inferior. (22) Soalho da cavidade nasal. (23) Septo nasal ósseo. (24) Cavidade nasal.

Anatomia Craniofacial

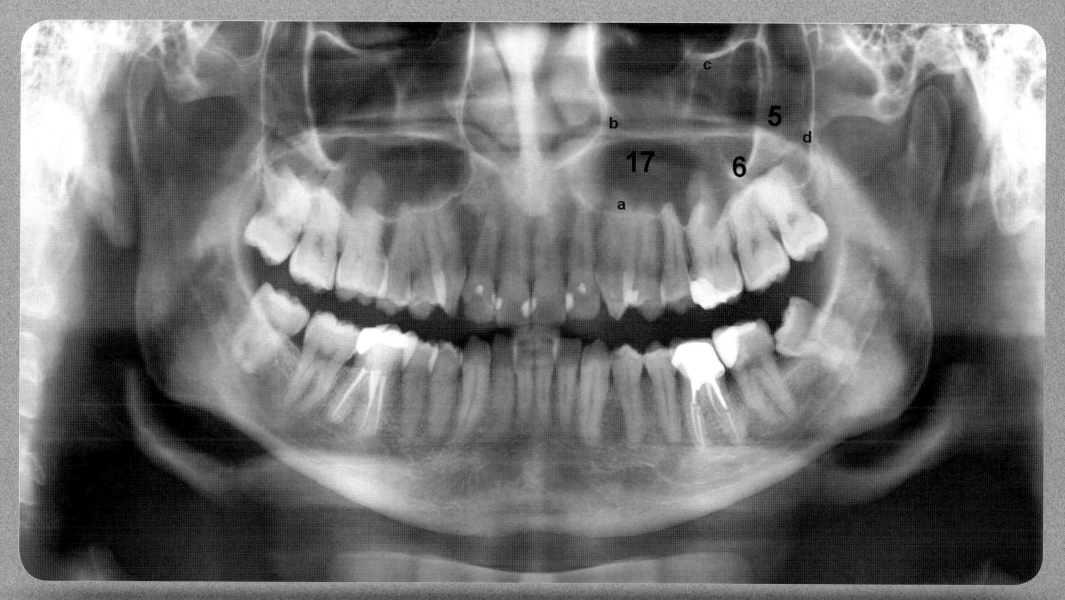

Fig. 1.8 Hiperpneumatização do seio maxilar. (5) Osso zigomático — Corpo, projetado no seio maxilar. (6) Processo zigomático — Osso maxilar, projetado no seio maxilar. (17) Seio maxilar (a. parede inferior, b. medial, c. superior, d. posterior).

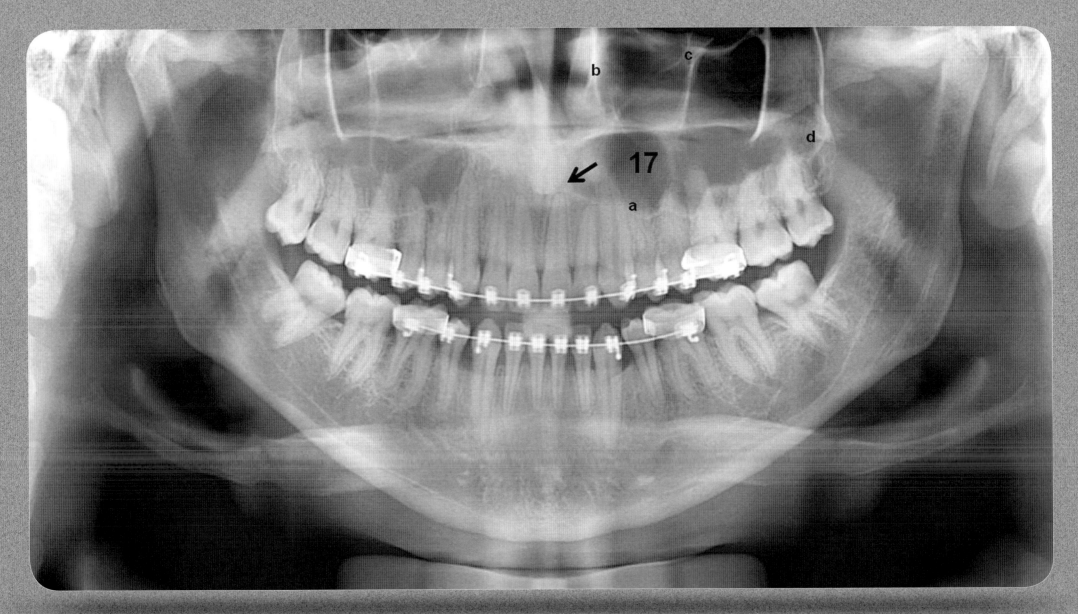

Fig. 1.9 Hiperpneumatização do seio maxilar — Lado esquerdo. (17) Seio maxilar (a. parede inferior, b. medial, c. superior, d. posterior).

Anatomia Craniofacial

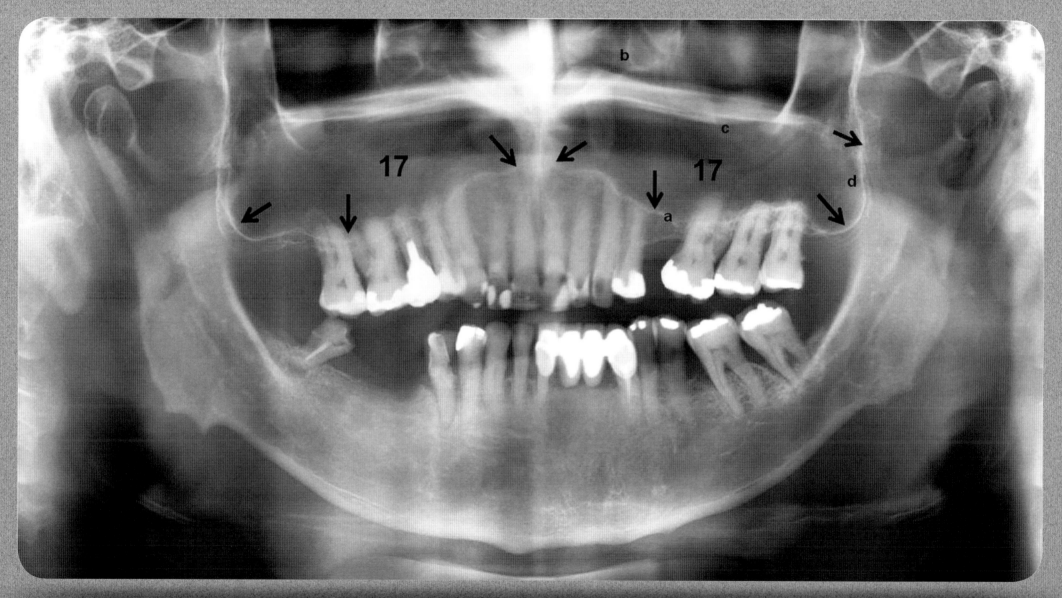

Fig. 1.10 Hiperpneumatização do seio maxilar bilateral. (17) Seio Maxilar (a. parede inferior, b. medial, c. superior, d. posterior).

Atlas de Radiografia Panorâmica para o Cirurgião-Dentista

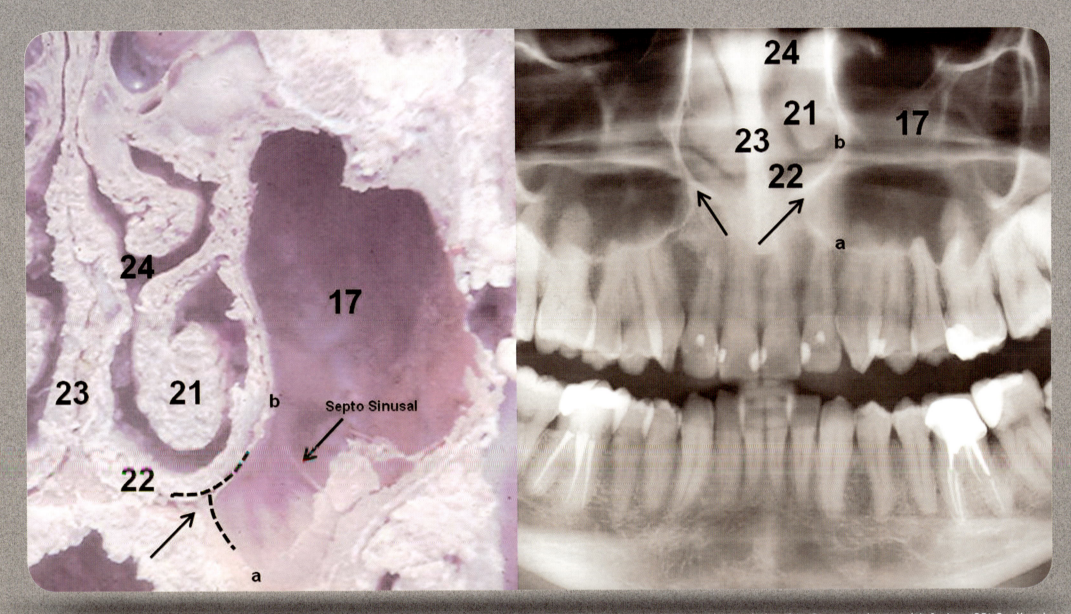

Fig. 1.11 Seta: Y invertido de Ennis (cortical do seio maxilar e cavidade nasal). (17) Seio maxilar (a. parede inferior, b. medial). (21) Osso concha nasal inferior. (22) Soalho da cavidade nasal. (23) Septo nasal ósseo. (24) Cavidade nasal.

Anatomia Craniofacial

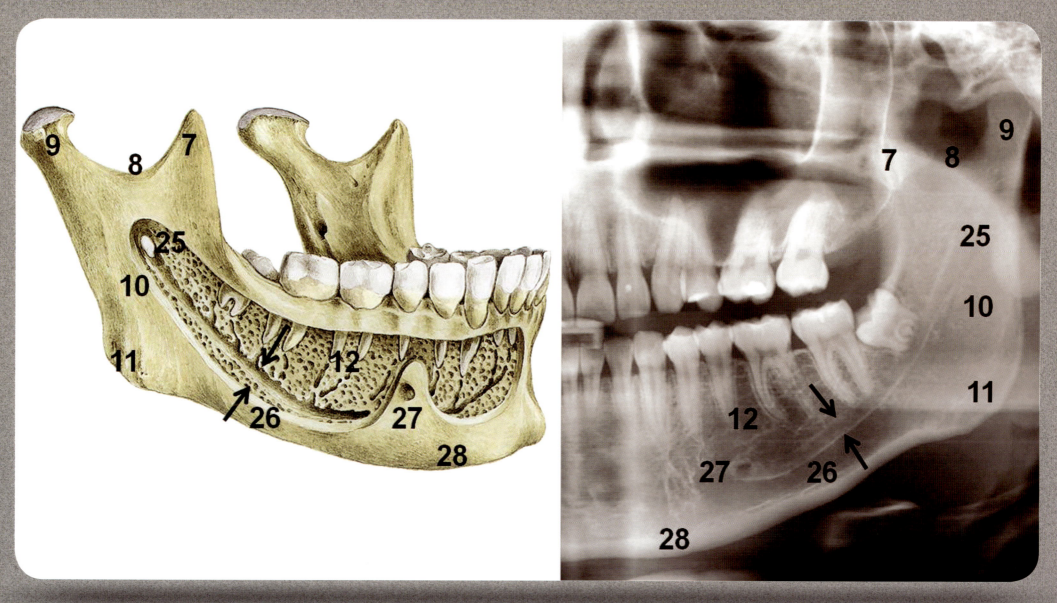

Fig. 1.12 (7) Processo coronoide – Mandíbula. (8) Incisura da mandíbula. (9) Cabeça da mandíbula. (10) Mandíbula – Ramo. (11) Ângulo da mandíbula. (12) Corpo da mandíbula. (25) Forame da mandíbula. (26) Canal mandibular – Cortical superior e inferior. (27) Forame mentual. (28) Base da mandíbula – Contorno superior e inferior da cortical óssea.

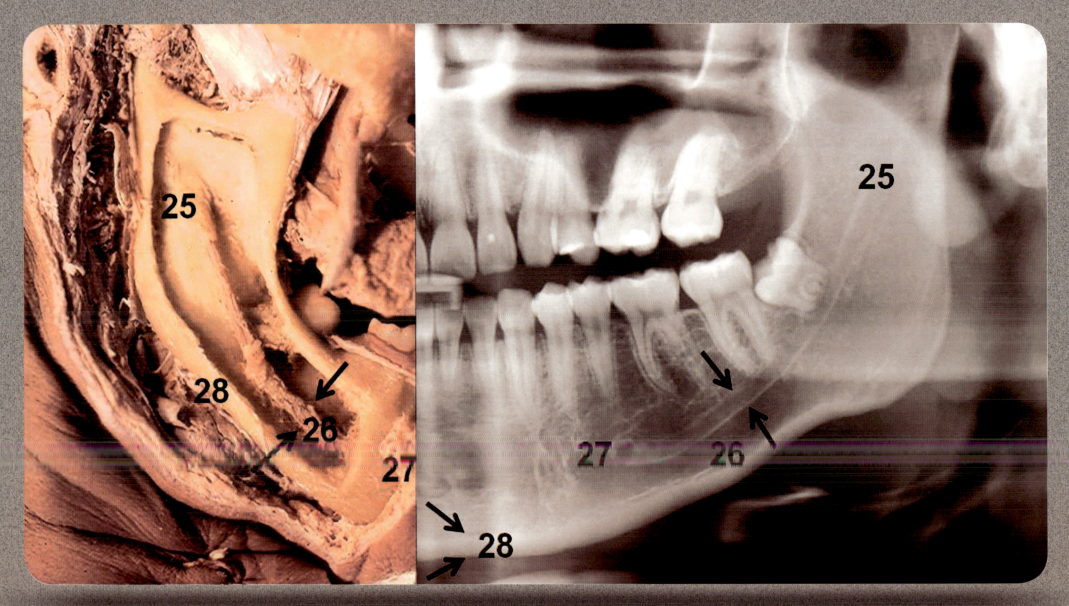

Fig. 1.13 (25) Forame da mandíbula. (26) Canal da mandíbula — Cortical superior e inferior — Feixe vasculonervoso alveolar inferior. (27) Forame mentual — Nervo mentual. (28) Base da mandíbula — Contorno superior e inferior da cortical óssea.

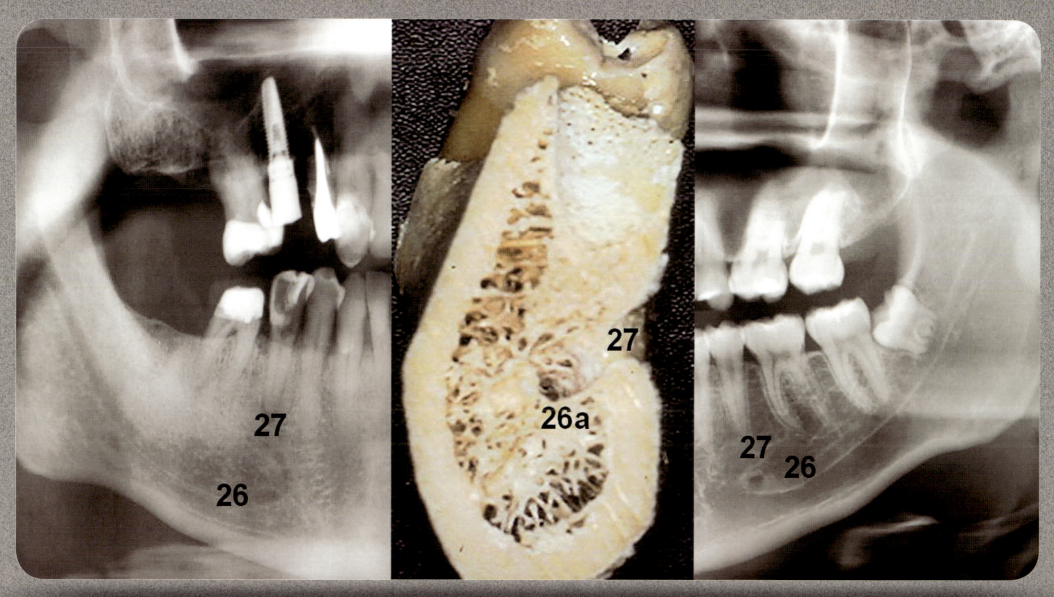

Fig. 1.14 (26) Canal da mandíbula (a. corte transversal). (27) Diferentes aberturas de forame mentual.

Atlas de Radiografia Panorâmica para o Cirurgião-Dentista

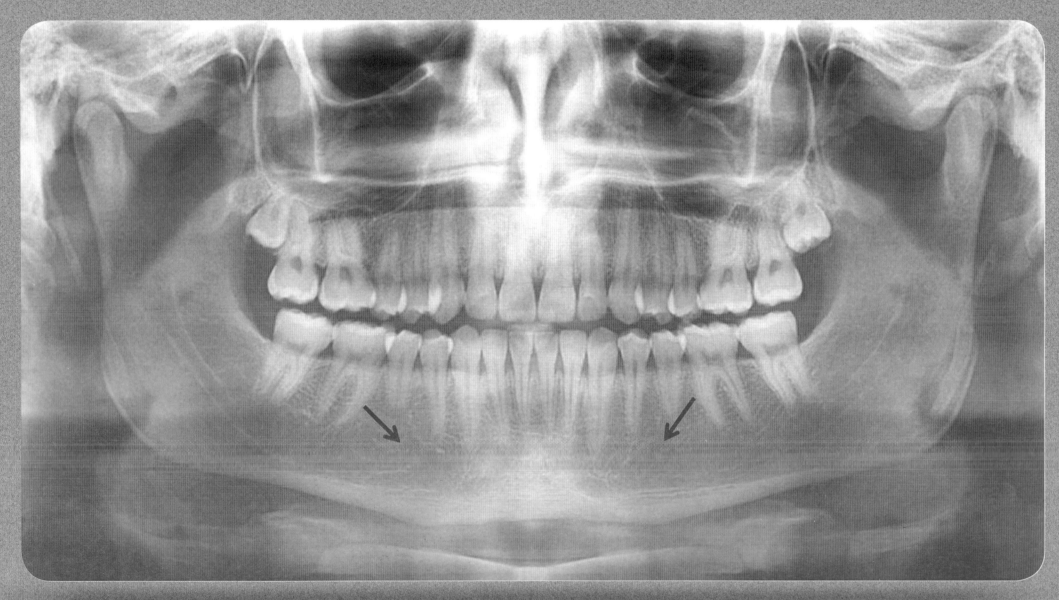

Fig. 1.15 Diferentes aberturas de forame mentual (27).

Anatomia Craniofacial

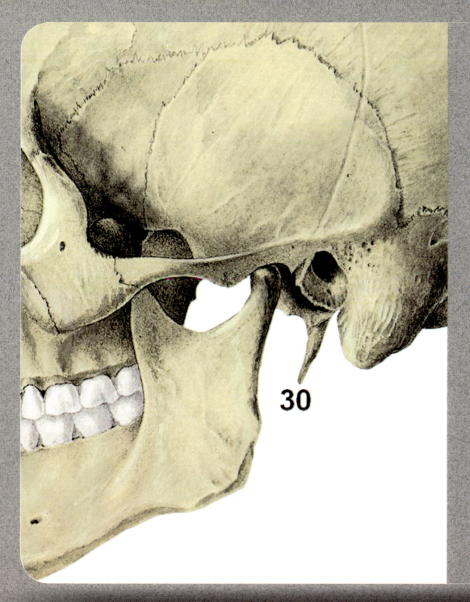 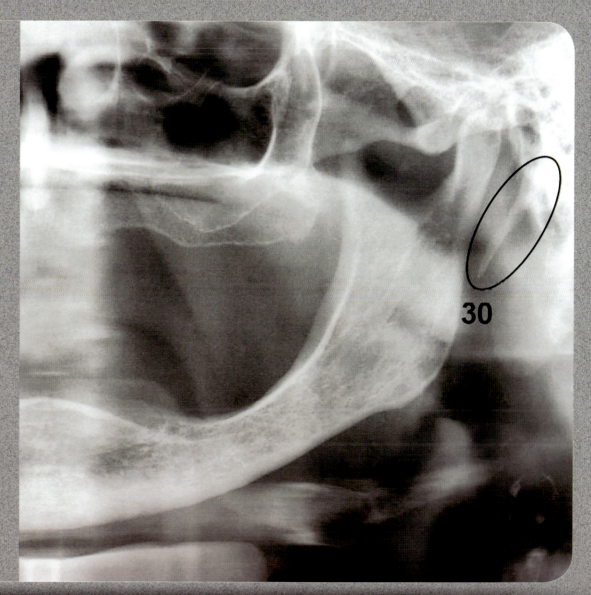

Fig. 1.16 (30) Processo estiloide — Osso temporal.

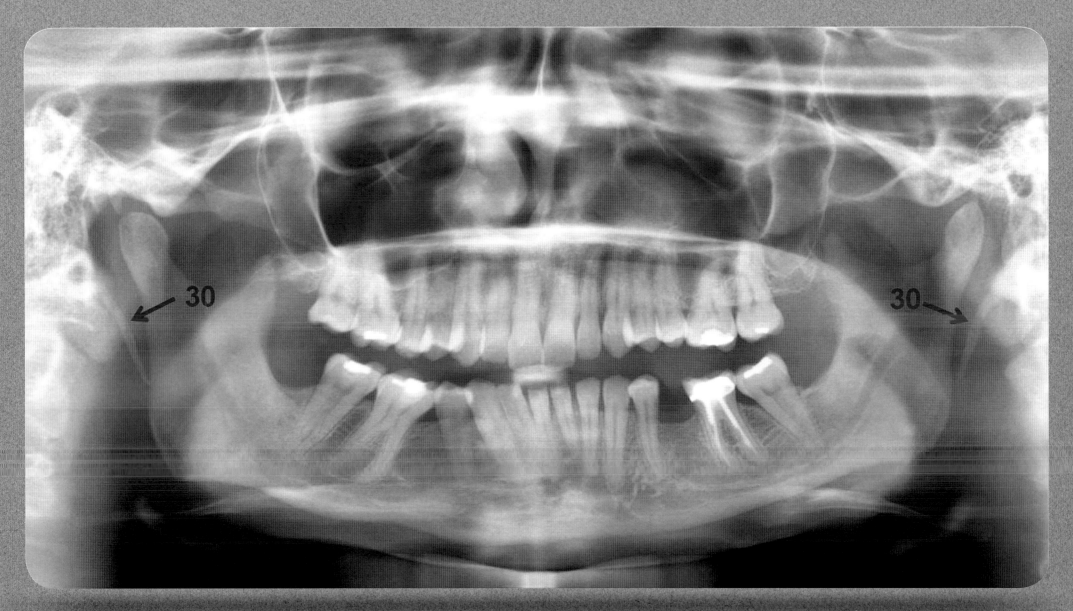

Fig. 1.17 (30) Processo estiloide — Osso temporal. Tem formato puntiforme e apresenta-se com aproximadamente 3 cm nas radiografias panorâmicas, o que equivale à metade da altura da borda posterior da mandíbula.

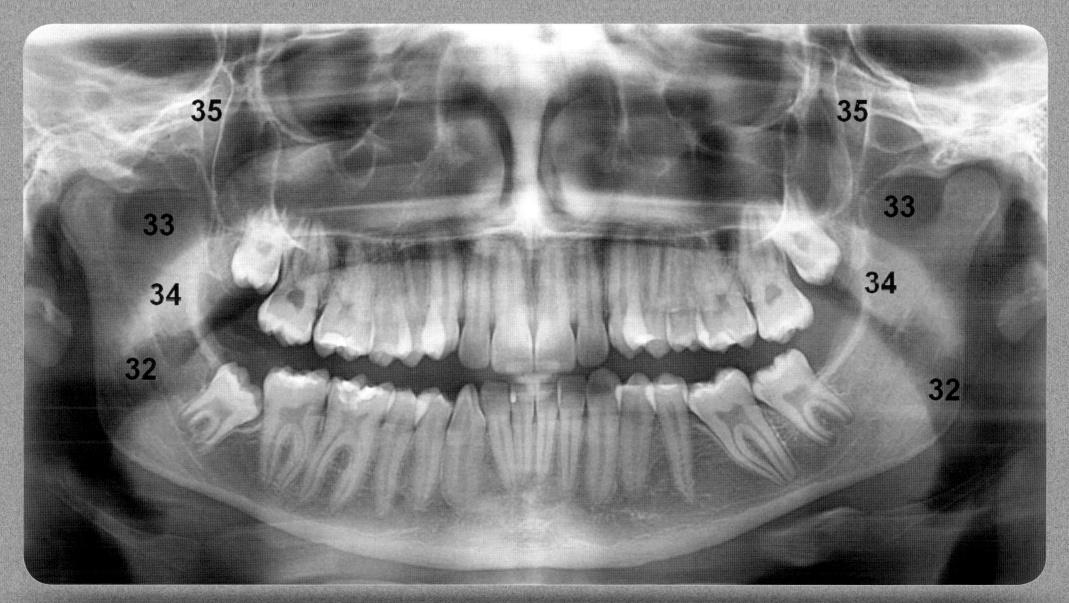

Fig. 1.18 (32) Espaço aéreo orofaríngeo. (33) Espaço aéreo nasofaríngeo. (34) Palato mole. (35) Fissura pterigopalatina.

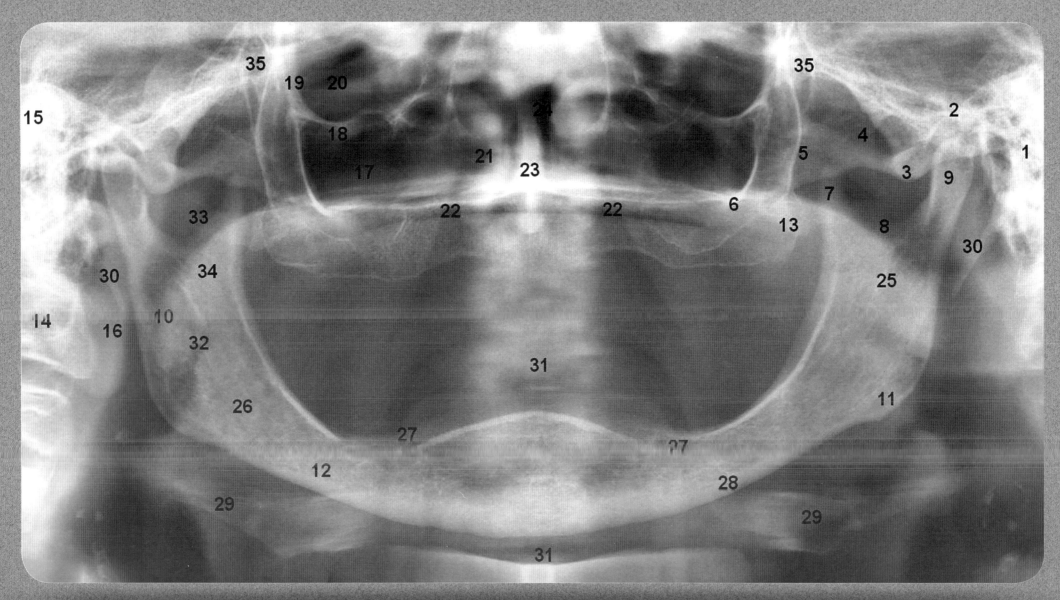

Fig. 1.19 (1) Processo mastoide – Osso temporal. (2) Fossa mandibular – Osso temporal. (3) Tubérculo articular – Osso temporal. (4) Processo zigomático – Osso temporal. (5) Osso zigomático – Corpo. (6) Processo zigomático – Osso maxilar. (7) Processo coronoide – Mandíbula. (8) Incisura mandibular – Mandíbula. (9) Cabeça da mandíbula. (10) Mandíbula – Ramo. (11) Ângulo da mandíbula. (12) Corpo da mandíbula. (13) Túber da maxila. (14) Coluna vertebral. (15) Parte petrosa do osso temporal. (16) Orelha. (17) Seio maxilar. (18) Margem infraorbital. (19) Parede lateral da cavidade orbital. (20) Cavidade orbital. (21) Osso concha nasal inferior. (22) Soalho da cavidade nasal. (23) Septo nasal ósseo. (24) Cavidade nasal. (25) Forame da mandíbula. (26) Canal da mandíbula – Cortical superior e inferior. (27) Forame mentual. (28) Base da mandíbula – Contorno superior e inferior da cortical óssea. (29) Osso hioide. (30) Processo estiloide – Osso temporal. (31) Sobreposição da coluna vertebral – mais presente nesta região em pacientes desdentados. (32) Espaço aéreo orofaríngeo. (33) Espaço aéreo nasofaríngeo. (34) Palato mole. (35) Fissura ptérigo maxilar.

Anatomia Craniofacial

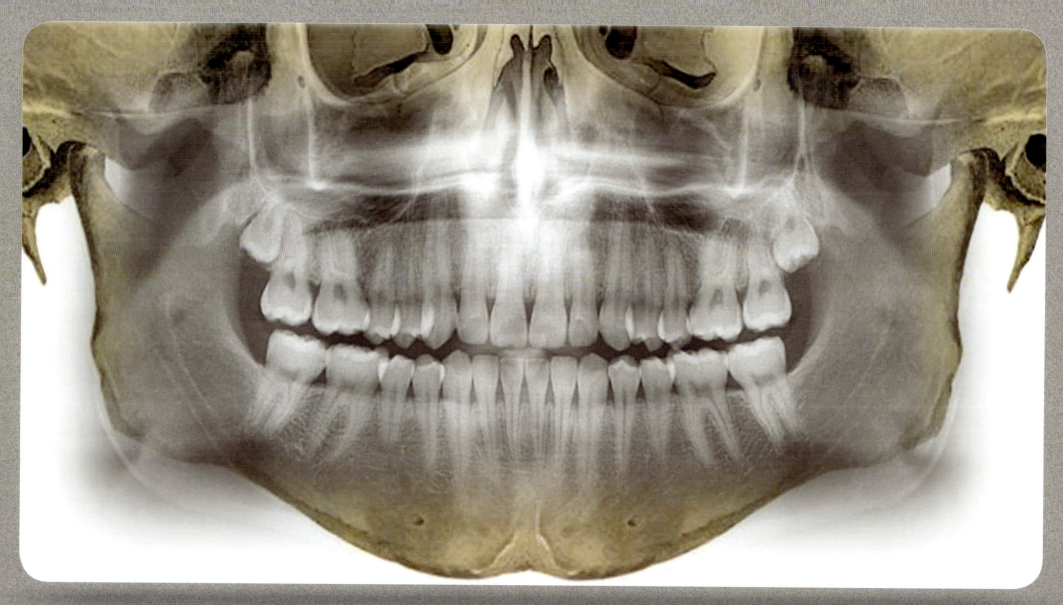

Fig. 1.20 Anatomia craniofacial.

Atlas de Radiografia Panorâmica para o Cirurgião-Dentista

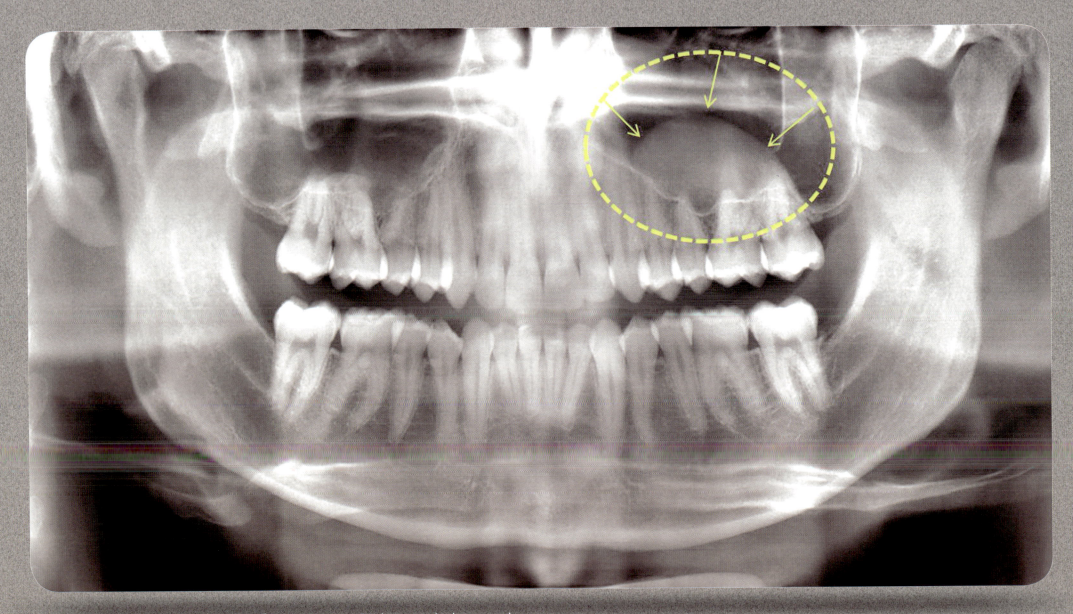

Fig. 1.21 Seio maxilar. Presença de fenômeno de retenção de muco. Lado esquerdo.

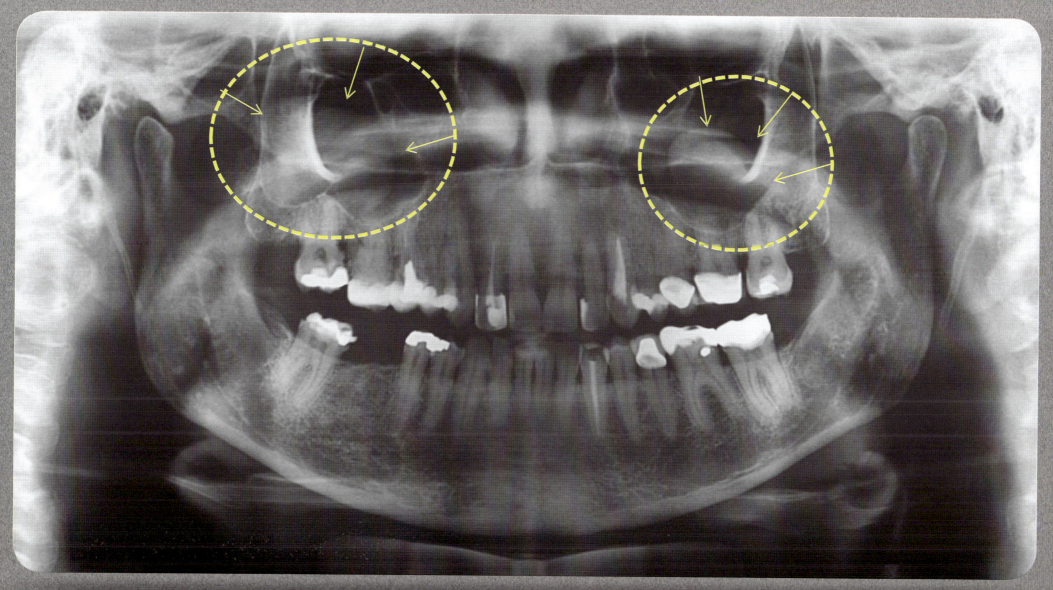

Fig. 1.22 Seio maxilar. Presença de fenômeno de retenção de muco bilateral.

Atlas de Radiografia Panorâmica para o Cirurgião-Dentista

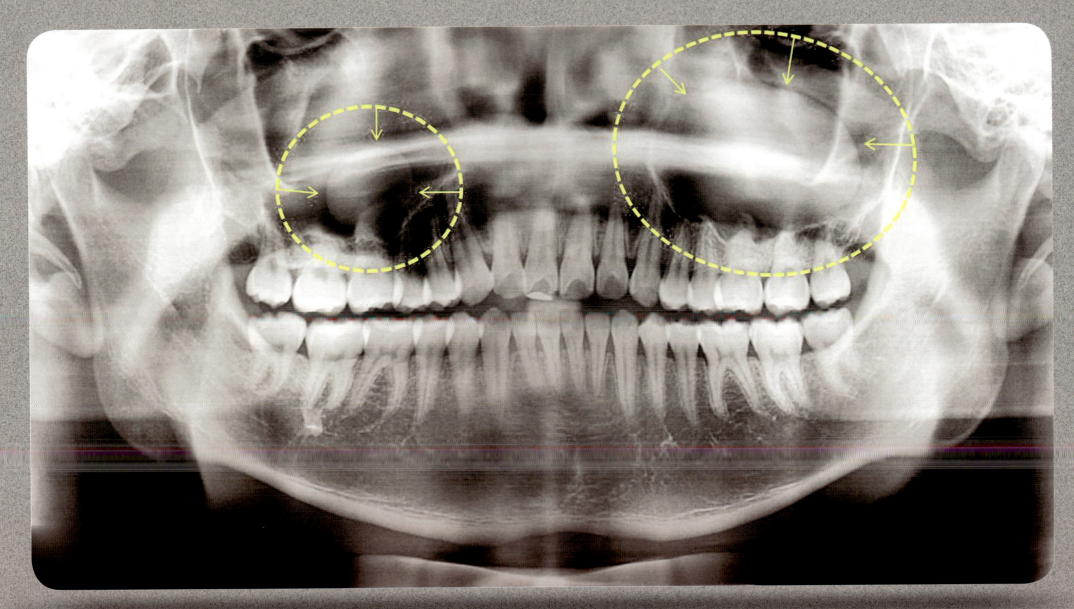

Fig. 1.23 Seio maxilar. Presença de fenômeno de retenção de muco bilateral.

Anatomia Craniofacial

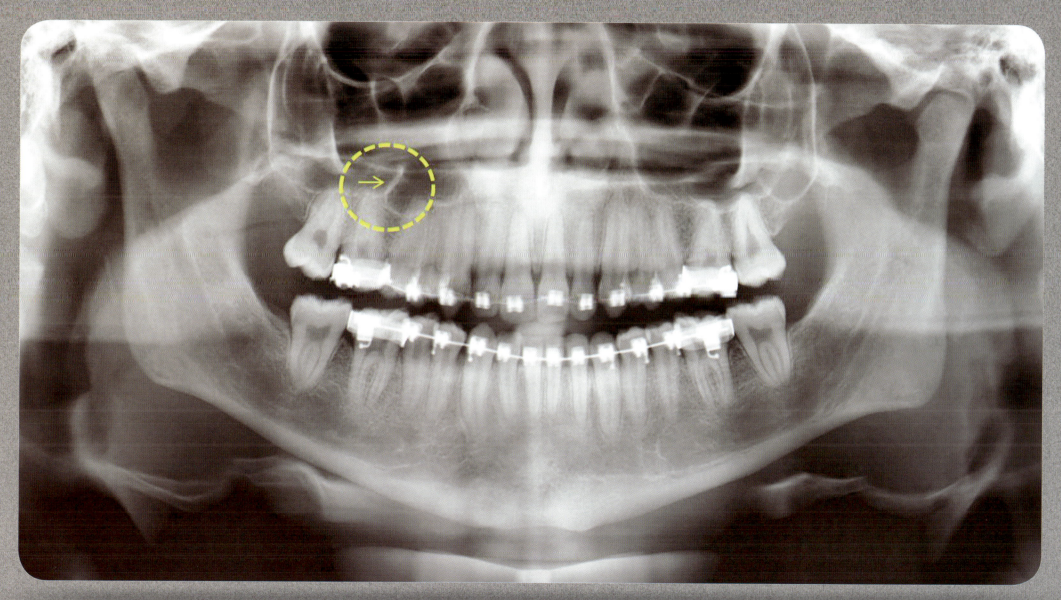

Fig. 1.24 Seio maxilar. Presença de septo lado direito — W sinusal.

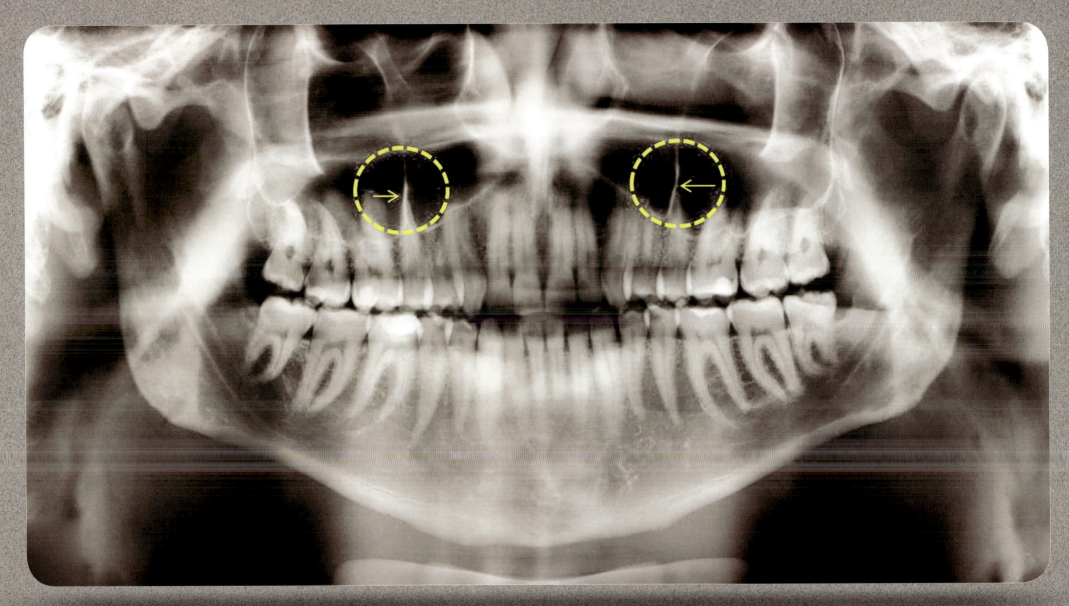

Fig. 1.25 Seio maxilar. Presença de septo bilateral — W sinusal.

Capítulo 2

LESÕES E ALTERAÇÕES DO ÓRGÃO DENTAL

Neste capítulo, estudaremos as lesões e alterações do órgão dental, representadas por imagens radiolúcidas e radiopacas. Agruparemos, inicialmente, aquelas que se constituem em imagens radiolúcidas.

O órgão dental é constituído por esmalte, dentina, cavidade pulpar e cemento. O esmalte pode sofrer alterações patológicas representadas por sua desmineralização, por processos fisiológicos, por agentes químicos, mecânicos etc. Por extensão, pode haver envolvimento dentinário em todos esses processos. Como exemplos, podemos citar:

- **cárie (Figs. 2.1 a 2.7):** a partir da placa bacteriana, desmineraliza o esmalte, podendo, então, invadir a dentina e a câmara pulpar;

- **atrição (Figs. 2.8 e 2.9):** processo de perda das estruturas dentais associado à oclusão ou mastigação (bruxismo);

- **erosão:** processo de perda das estruturas dentais devido à dissolução por ácidos, e não por origem bacteriana. Alimentos cítricos, regurgitação ou mesmo algum tipo de bebida são algumas das principais causas. Os açúcares se transformam em ácidos que removem a proteção de esmalte dos dentes, o que é mais passível de acontecer em pacientes entre 5 e 15 anos de idade;

- **abrasão:** processo de perda das estruturas dentais associado a um processo mecânico anormal, ao uso incorreto da escova dental, ao hábito de palitar os dentes, à utilização de pastas com abrasivos, a hábitos como morder grampo de cabelo **(Fig. 2.10)** ou tampa de caneta, ao uso de cachimbo, entre outros;

- **abfração (Figs. 2.11 e 2.12):** processo de perda das estruturas dentais associado à *stress* mastigatório. Essa força mastigatória causa o rompimento dos cristais de esmalte em forma de triângulo, geralmente nas faces cervicais.

Algumas dessas alterações também podem se apresentar na raiz do órgão dental (cemento).

No tocante às reabsorções radiculares, também de resolução radiolúcida, estas podem ser de aspecto arredondado, ovalado ou mesmo irregular, quando no interior da cavidade pulpar e/ou conduto radicular. Estes são exemplos que caracterizam as assim chamadas reabsorções radiculares internas **(Figs. 2.13 a 2.15)**.

Por sua vez, as reabsorções radiculares externas podem apresentar somente um arredondamento apical, ligado a movimentos ortodônticos, ou podem estar em um estágio mais avançado, podendo acometer alguns dentes **(Figs. 2.16 e 2.17)** ou vários **(Fig. 2.18)**. Existem, ainda, as reabsorções ligadas a agentes inflamatórios / infecciosos **(Fig. 2.19)**, processos insuflativos / lesões osteolíticas **(Fig. 2.20)** e situações ligadas ao processo fisiológico / rizólise **(Fig. 2.21)**.

Existem, ainda, os casos de reabsorções ligadas a agentes traumáticos, nos quais a raiz do dente envolvido se apresenta com reabsorções tanto interna como externa, dificultando a identificação de sua origem **(Fig. 2.22)**.

Ainda no item agente traumático, podemos observar as fraturas, tais como as ligadas à coroa **(Fig. 2.23)**, coronorradiculares **(Fig. 2.24)** e radiculares. Fraturas coronárias são observadas por um simples exame clínico. Já as coronorradiculares e, principalmente, as radiculares só poderão ser observadas através da imagem, nem sempre pelos métodos convencionais, necessitando, portanto, de exames mais acurados.

Elas se constituem em imagens com solução de continuidade, podendo ser transversal **(Figs. 2.25 e 2.26)**, oblíqua **(Fig. 2.27)** e longitudinal **(Figs. 2.28 e 2.29)**.

Os processos iatrogênicos, como a perfuração e/ou trepanação, também são elencados neste capítulo, por se constituírem em imagens radiolúcidas. Como exceção, temos o núcleo intrarradicular **(Figs. 2.30 e 2.31)**, que, mercê de manipulação incorreta, rompe o ligamento periodontal e a cortical alveolar, invadindo o tecido ósseo a partir do conduto radicular, que agora se apresenta radiopaco e de tonalidade compatível com estrutura metálica, po-

dendo, assim, dar origem às rarefações ósseas, que serão exploradas no próximo capítulo.

Como imagens radiopacas, serão citados os nódulos pulpares, calcificações arredondadas ou ovaladas na cavidade pulpar, quer nas câmaras pulpares **(Figs. 2.32 e 2.33)**, quer nos condutos radiculares **(Fig. 2.34)**, como também, em termos gerais, as mineralizações e/ou escleroses pulpares **(Figs. 2.35 e 2.36)**, que seriam as obliterações totais ou parciais dos referidos reparos.

Para finalizar, vale citar ainda a hipercementose **(Figs. 2.37 a 2.39)**, ou seja, o depósito de cemento em torno da raiz, ainda que o espaço pericementário e lâmina dura estejam íntegros.

Lesões e Alterações do Órgão Dental

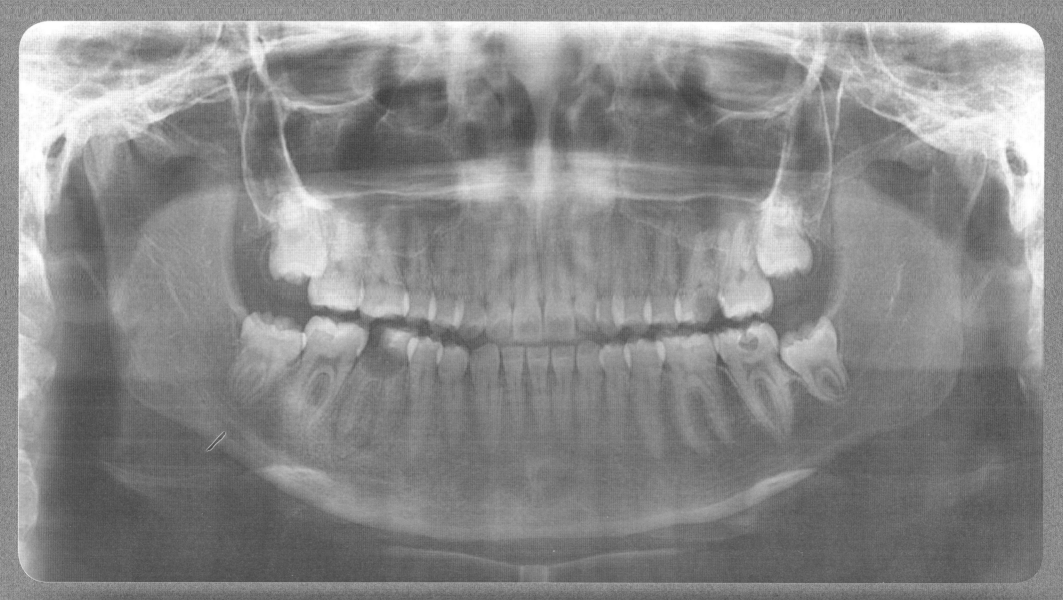

Fig. 2.1 Imagem radiolúcida na coroa nos dentes 26, 37 e 46, sugestiva de cárie.

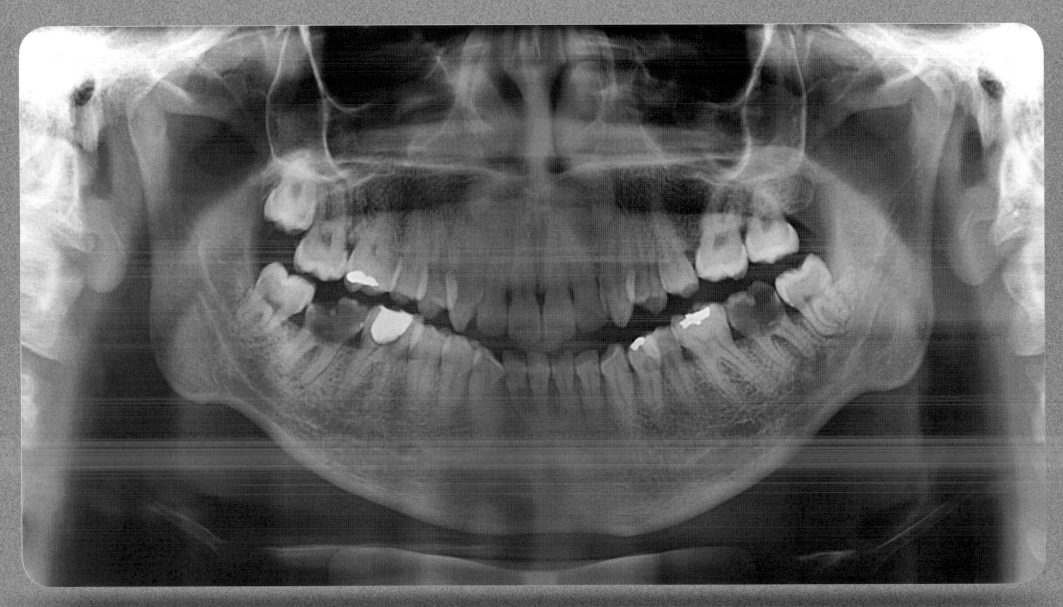

Fig. 2.2 Imagem radiolúcida na coroa nos dentes 37 e 47, sugestiva de cárie, com destruição parcial da coroa.

Lesões e Alterações do Órgão Dental

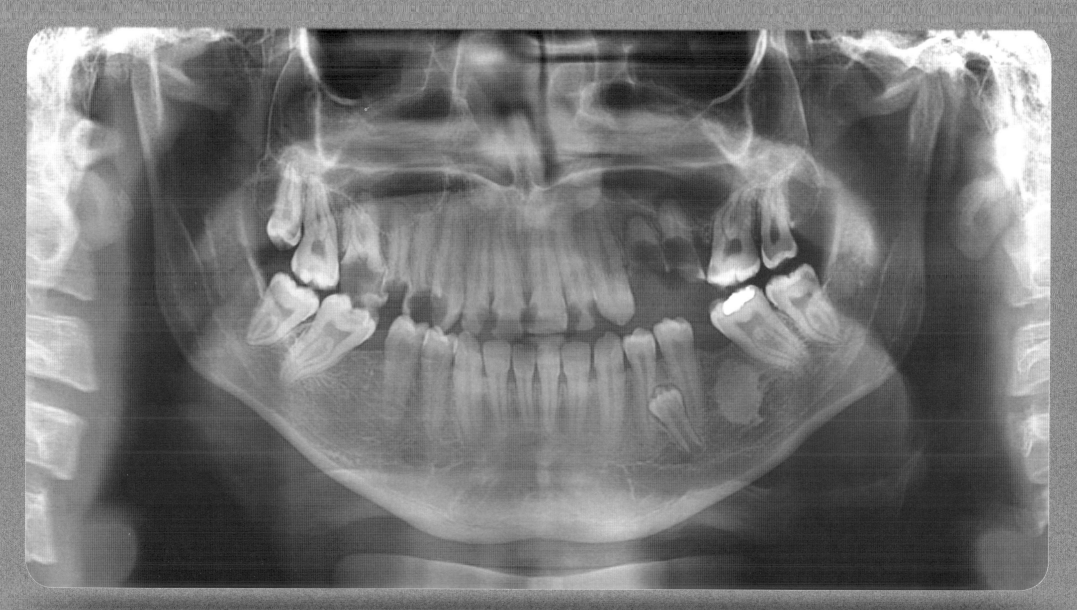

Fig. 2.3 Imagem radiolúcida nas coroas nos dentes da maxila de forma generalizada, sugestiva de cárie. Nota: presença de supranumerário e esclerose óssea em mandíbula do lado esquerdo.

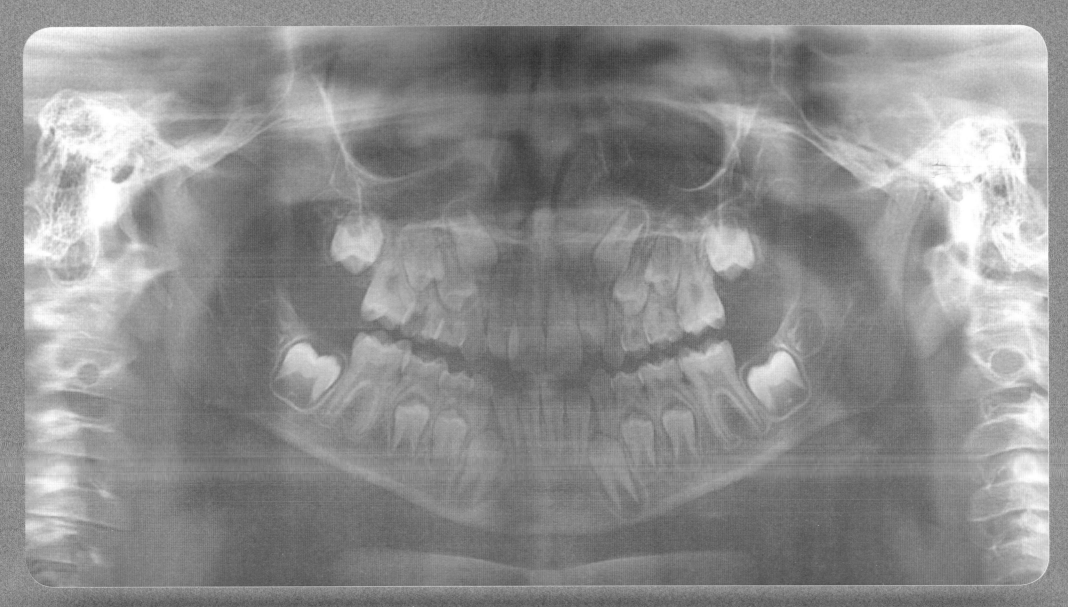

Fig. 2.4 Imagem radiolúcida na coroa no dente 55, sugestiva de cárie.

Lesões e Alterações do Órgão Dental

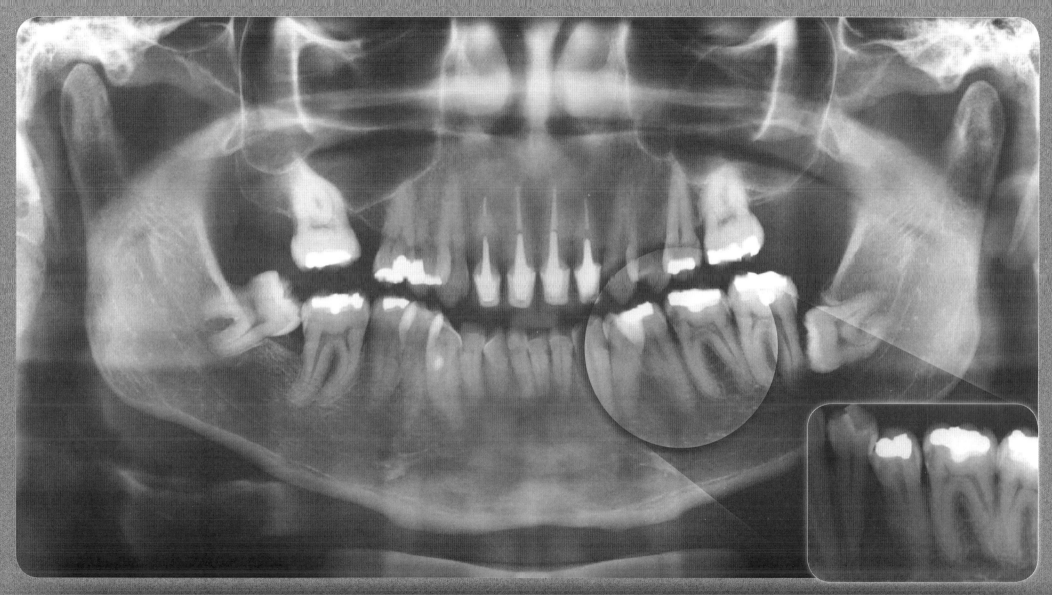

Fig. 2.5 Imagem radiolúcida na face mesial no dente 36, sugestiva de cárie. O detalhe é dado pela radiografia periapical da região.

35

Atlas de Radiografia Panorâmica para o Cirurgião-Dentista

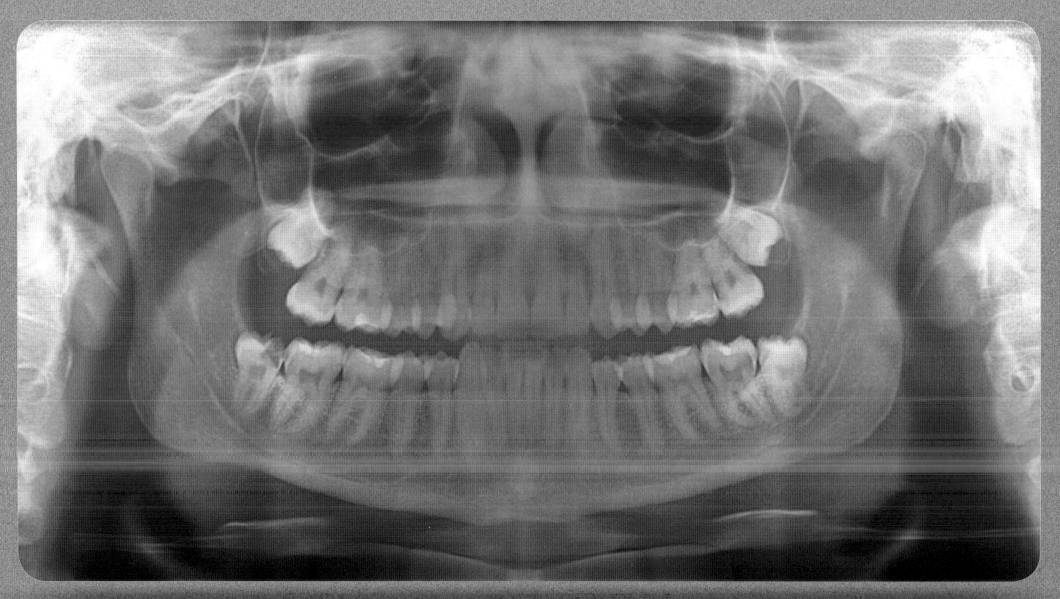

Fig. 2.6 Imagem radiolúcida nas faces proximais nos dentes 37 e 38, 47 e 48, sugestiva de cárie.

Lesões e Alterações do Órgão Dental

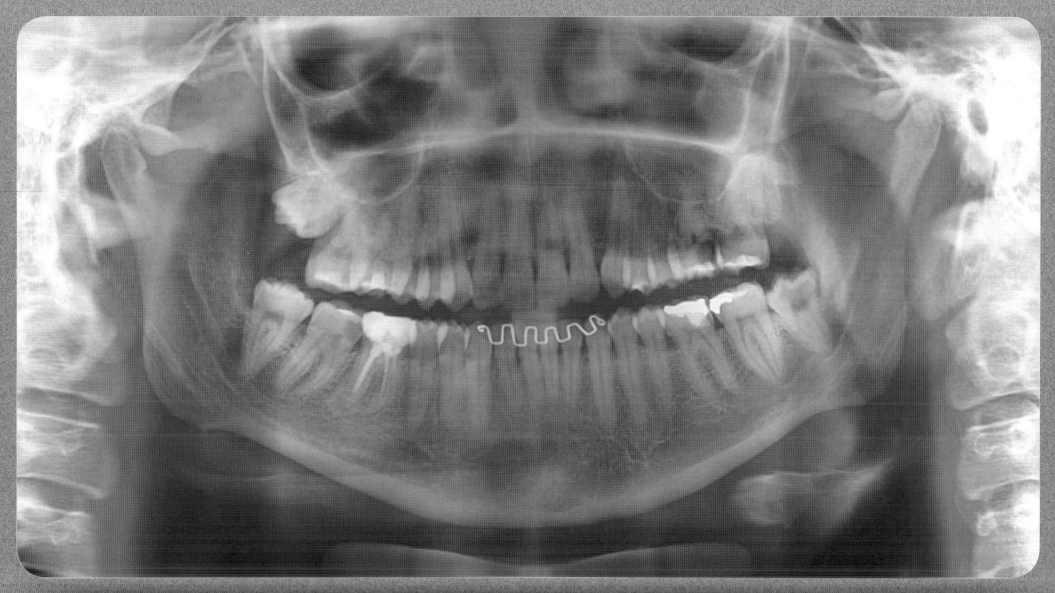

Fig. 2.7 Imagem radiolúcida na face distal no dente 27 e na face mesial no dente 47, sugestiva de cárie.

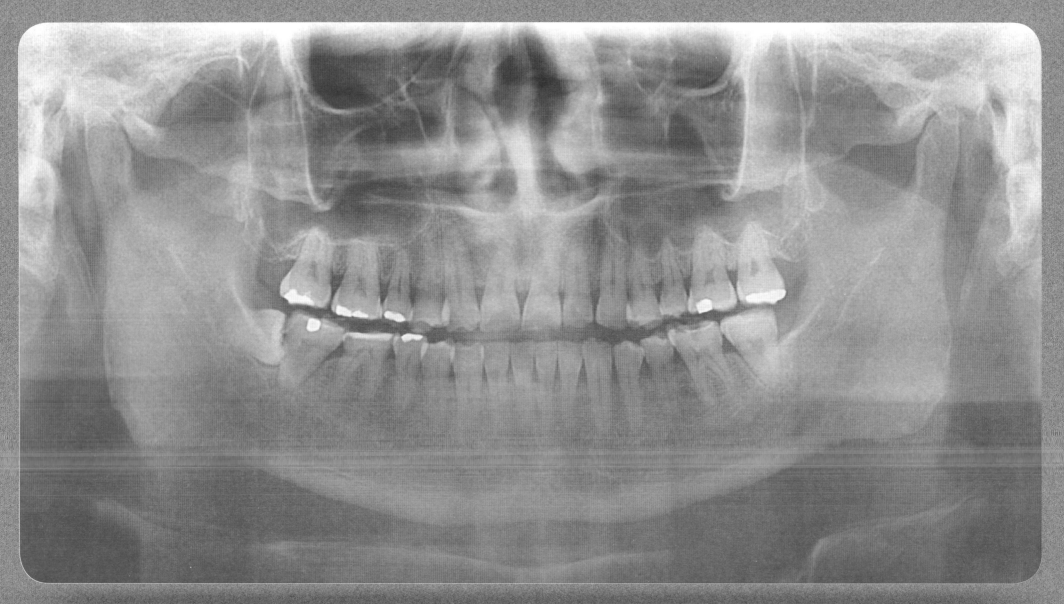

Fig. 2.8 Imagem radiolúcida na coroa na face incisal/oclusal generalizada, sugerindo bruxismo.

Lesões e Alterações do Órgão Dental

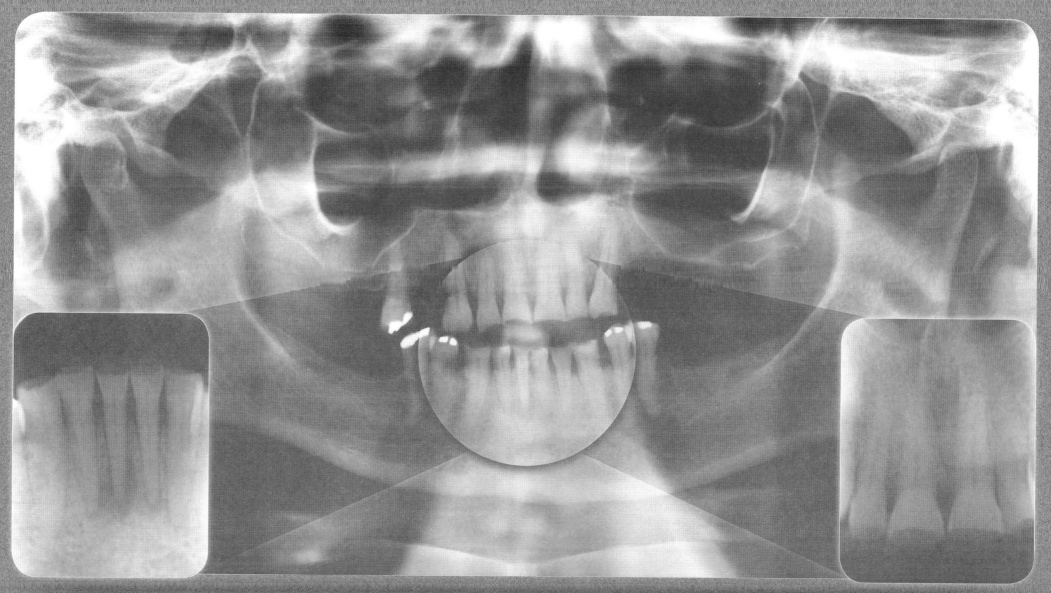

Fig. 2.9 Imagem radiolúcida na face incisal dos dentes anteriores, sugerindo bruxismo. Notar imagem radiolúcida na distal no limite amelocementário no dente 13, sugestiva de abfração, assunto deste capítulo. Notar lesão apical no dente 41. O detalhe é dado pelas radiografias periapicais das regiões.

Atlas de Radiografia Panorâmica para o Cirurgião-Dentista

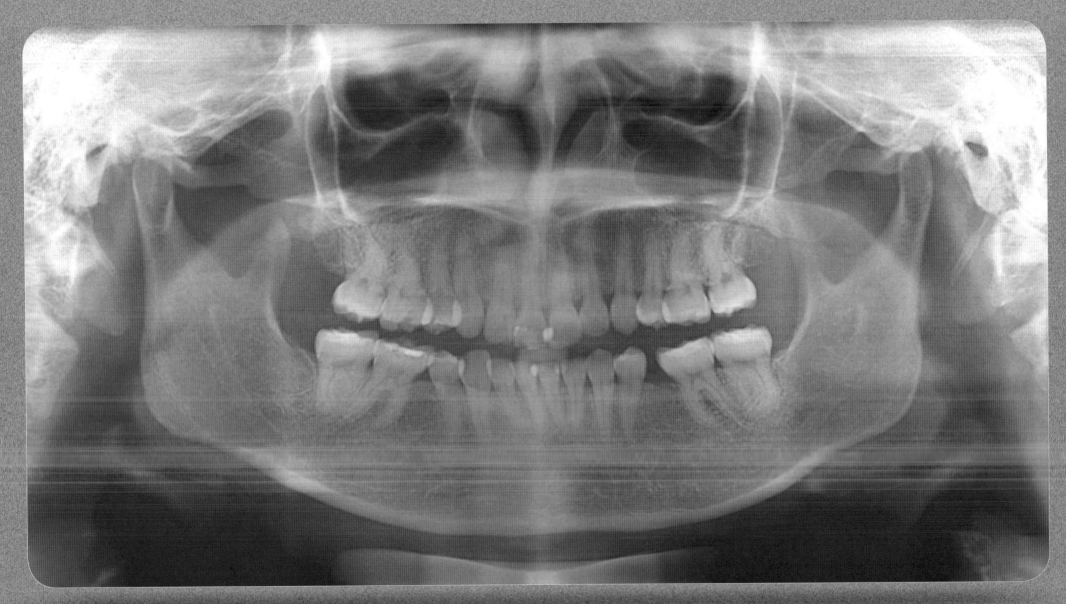

Fig. 2.10 Imagem radiolúcida na face incisal no dente 11. Hábito de abrir o grampo de cabelo.

Lesões e Alterações do Órgão Dental

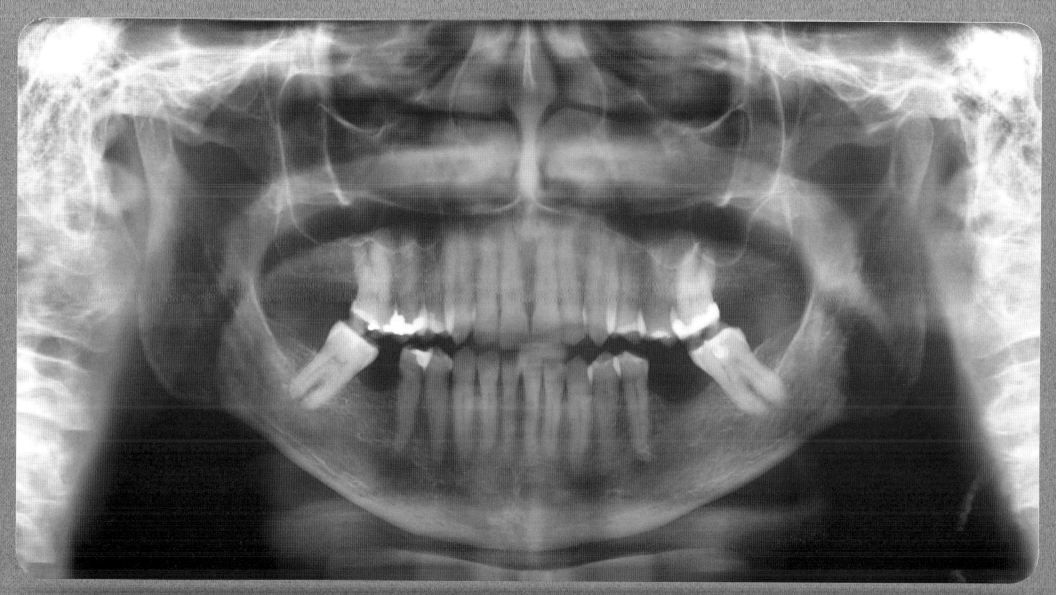

Fig. 2.11 Imagem radiolúcida no limite amelocementário, na face distal no dente 45, sugestiva de abfração.

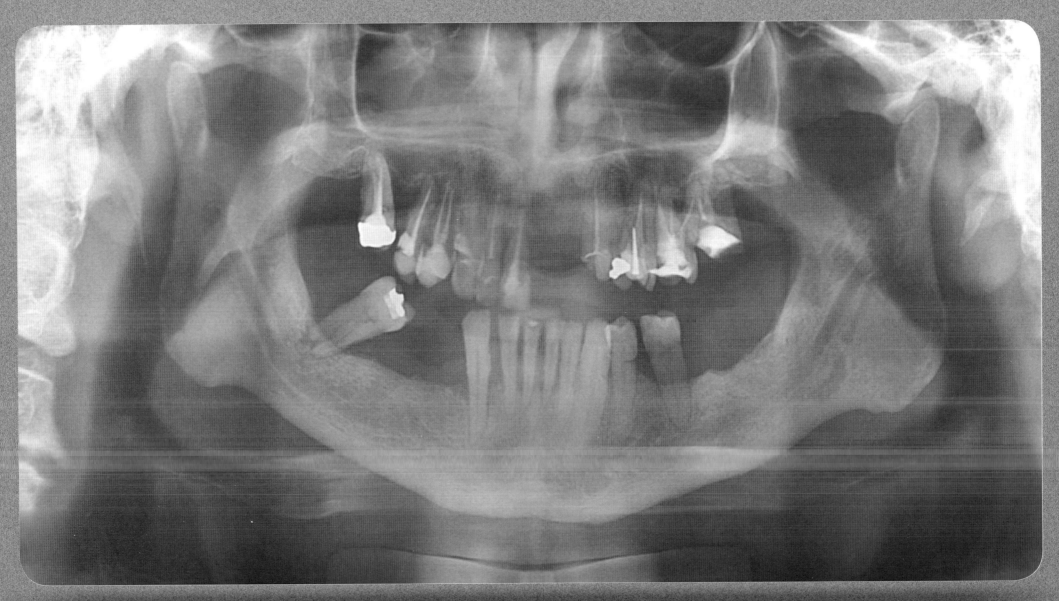

Fig. 2.12 Imagem radiolúcida no limite amelocementário, nas faces proximais nos dentes 34 e 35, sugestiva de abfração.

Lesões e Alterações do Órgão Dental

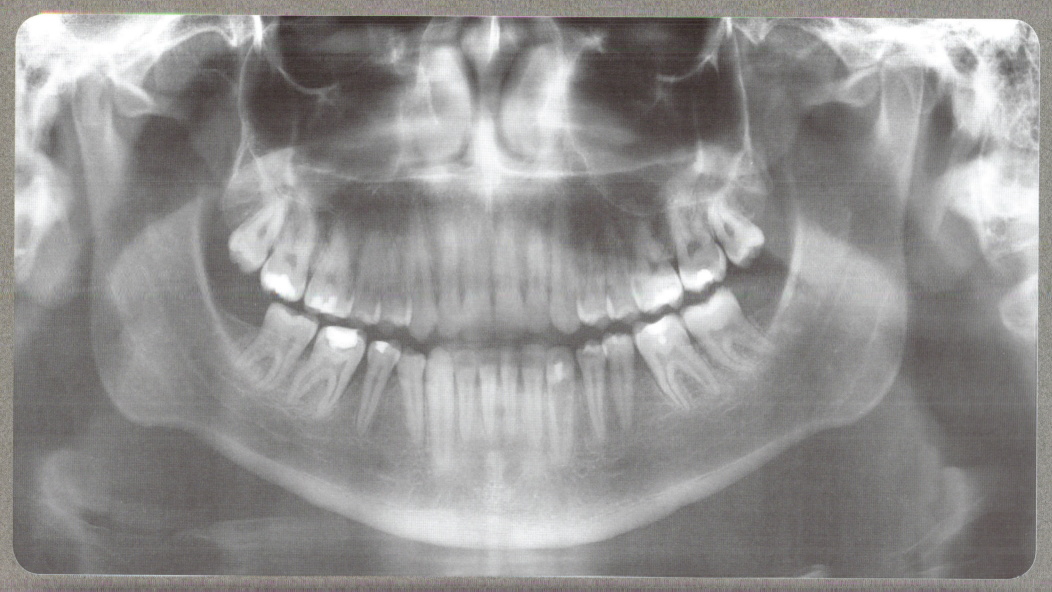

Fig. 2.13 Imagem radiolúcida em câmara pulpar/conduto radicular no dente 33, sugestivo de reabsorção radicular interna.

43

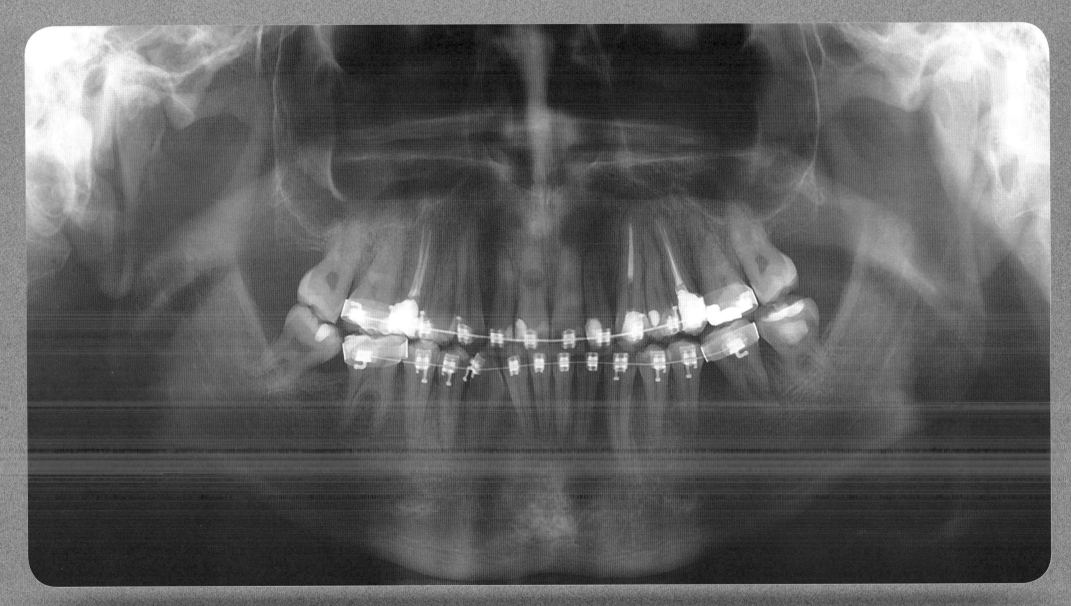

Fig. 2.14 Imagem radiolúcida em conduto radicular no dente 11, sugestivo de reabsorção radicular interna.

Lesões e Alterações do Órgão Dental

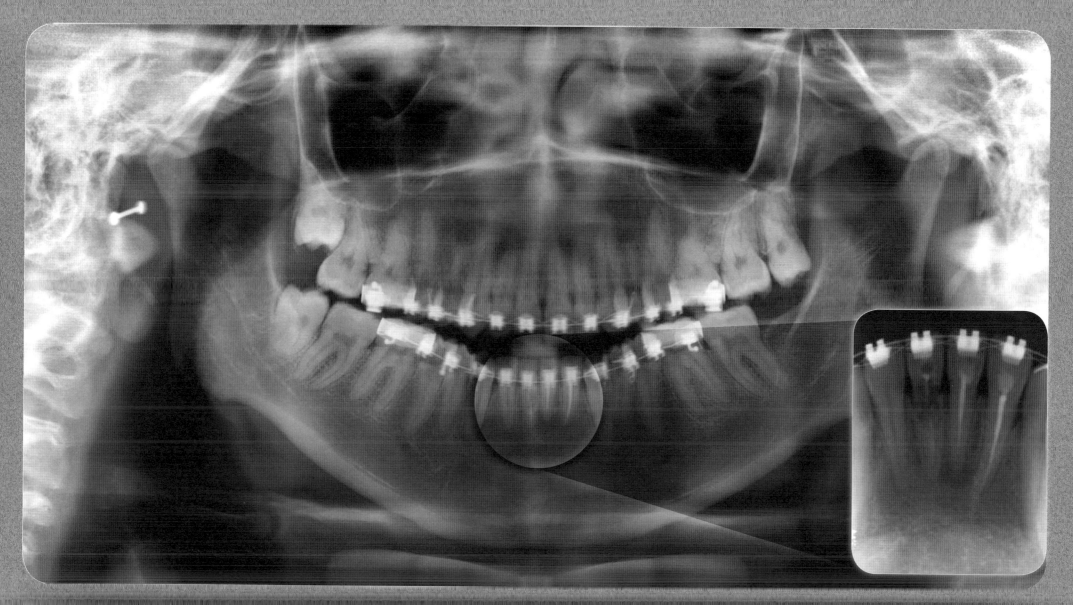

Fig. 2.15 Imagem radiolúcida na raiz no dente 41, sugestiva de reabsorção radicular interna, e solução de continuidade compatível com fratura. O detalhe é dado pela radiografia periapical da região. Presença de *piercing* em orelha direita.

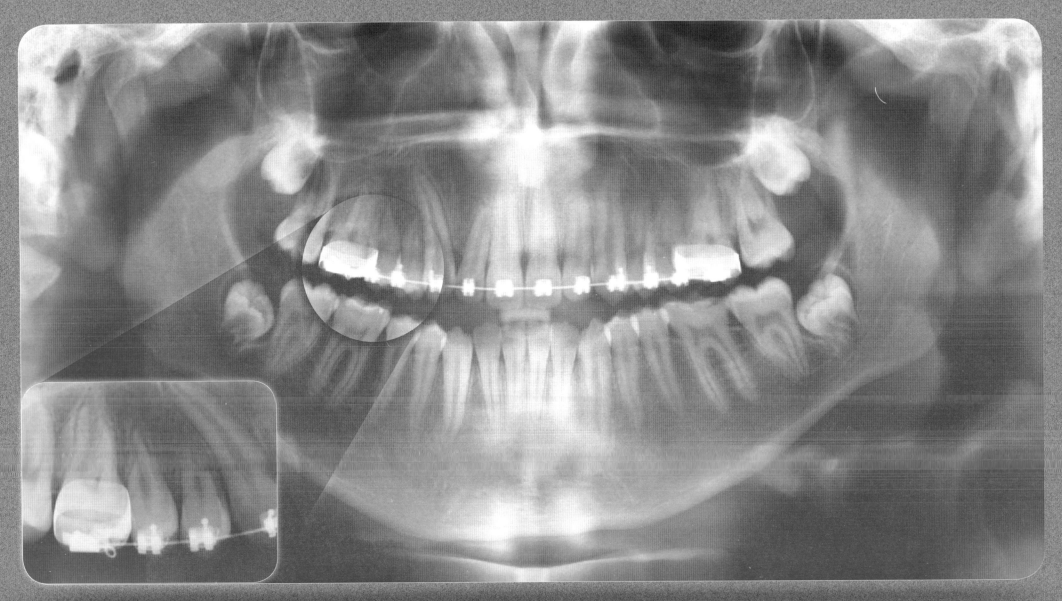

Fig. 2.16 Imagem radiolúcida na raiz nos dentes 14 e 15, sugestiva de reabsorção radicular externa. O detalhe é dado pela radiografia periapical da região.

Lesões e Alterações do Órgão Dental

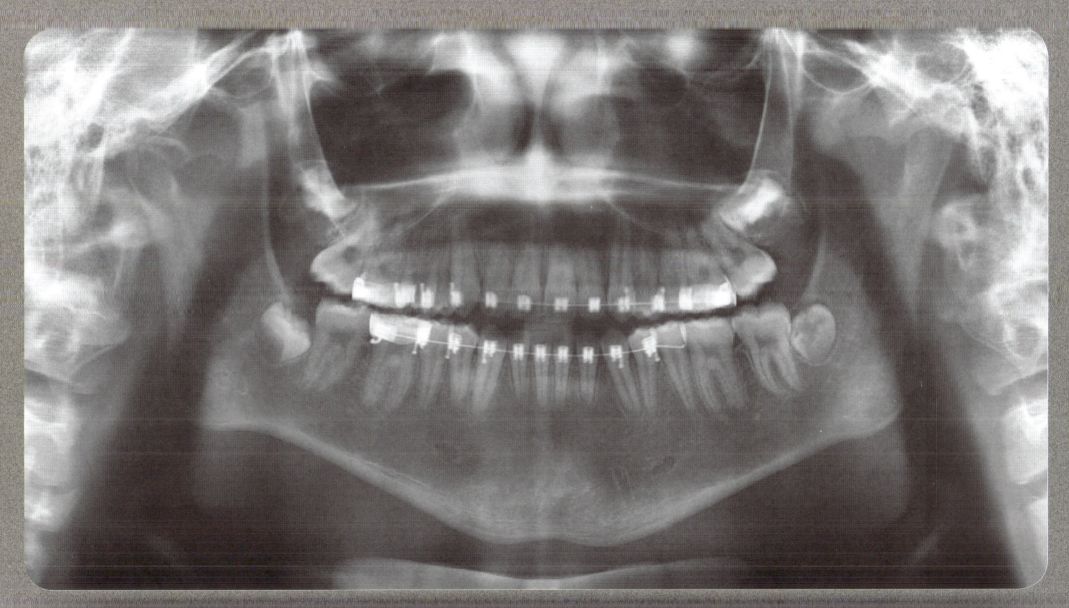

Fig. 2.17 Imagem radiolúcida nas raízes nos dentes anteriores superiores e inferiores, mais evidentes nos incisivos superiores, sugestiva de reabsorção radicular externa.

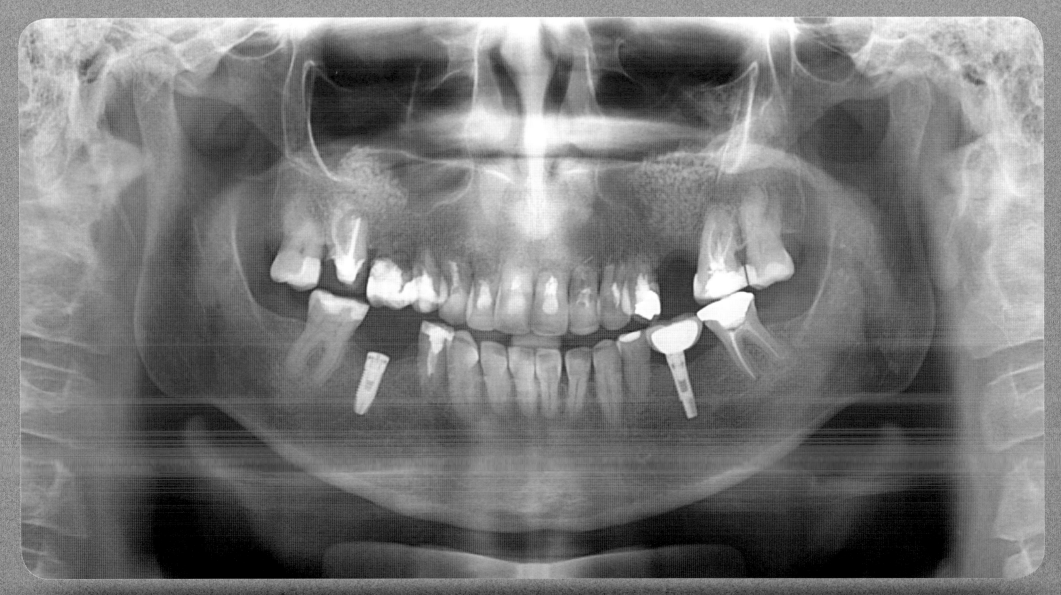

Fig. 2.18 Imagem radiolúcida nas raízes nos dentes 16 a 24, sugestiva de reabsorção radicular externa. Notar presença de material de enxertia em ambas as cavidades sinusais maxilares.

Lesões e Alterações do Órgão Dental

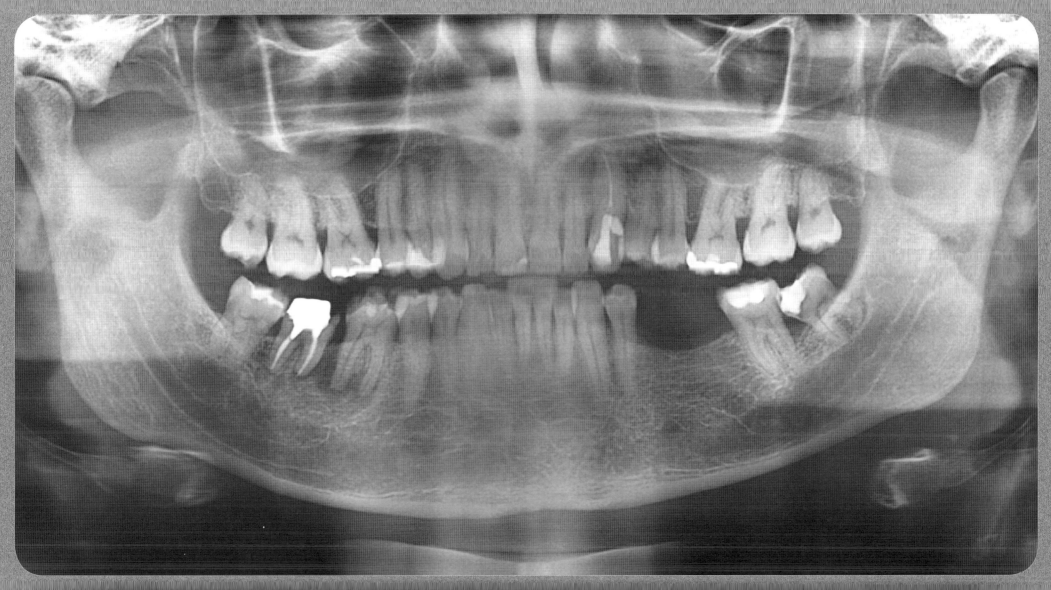

Fig. 2.19 Imagem radiolúcida na raiz no dente 46, sugestiva de reabsorção radicular externa, decorrente de processo inflamatório/infeccioso.

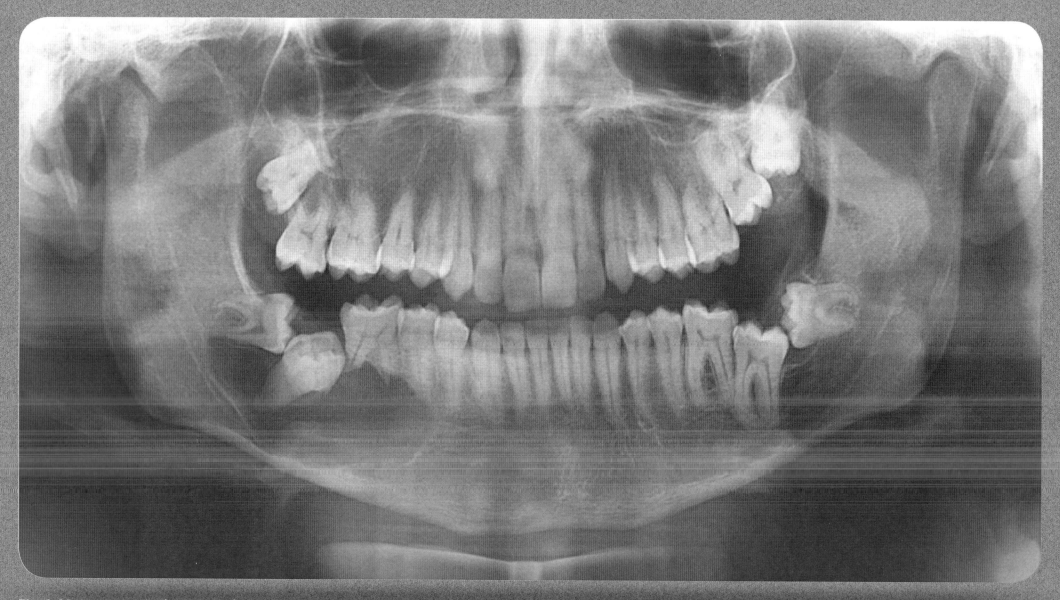

Fig. 2.20 Imagem radiolúcida nas raízes nos dentes 45 e 46, sugestiva de reabsorção radicular externa, decorrente de processo insulflativo da lesão, que será abordado no Capítulo 5.

Lesões e Alterações do Órgão Dental

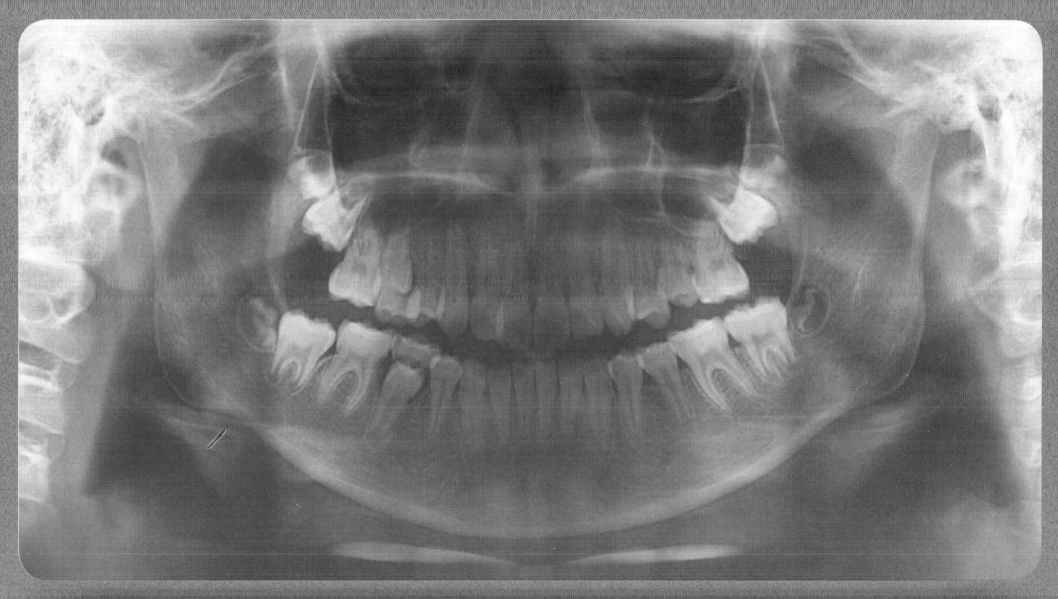

Fig. 2.21 Imagem radiolúcida nas raízes nos dentes 55 e 85, sugestiva de reabsorção radicular externa, decorrente de processo fisiológico (rizólise).

Atlas de Radiografia Panorâmica para o Cirurgião-Dentista

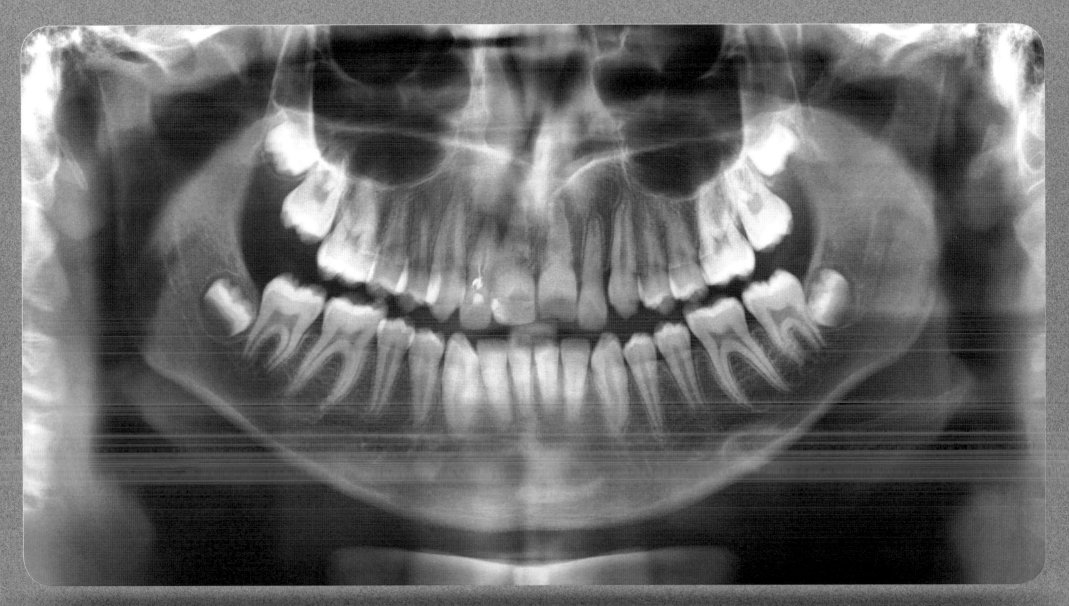

Fig. 2.22 Imagem radiolúcida nas raízes nos dentes 11 e 21, mais evidente no dente 11, sugestiva de reabsorção radicular externa/interna, pós-trauma. Observar lesão apical no dente 12.

Lesões e Alterações do Órgão Dental

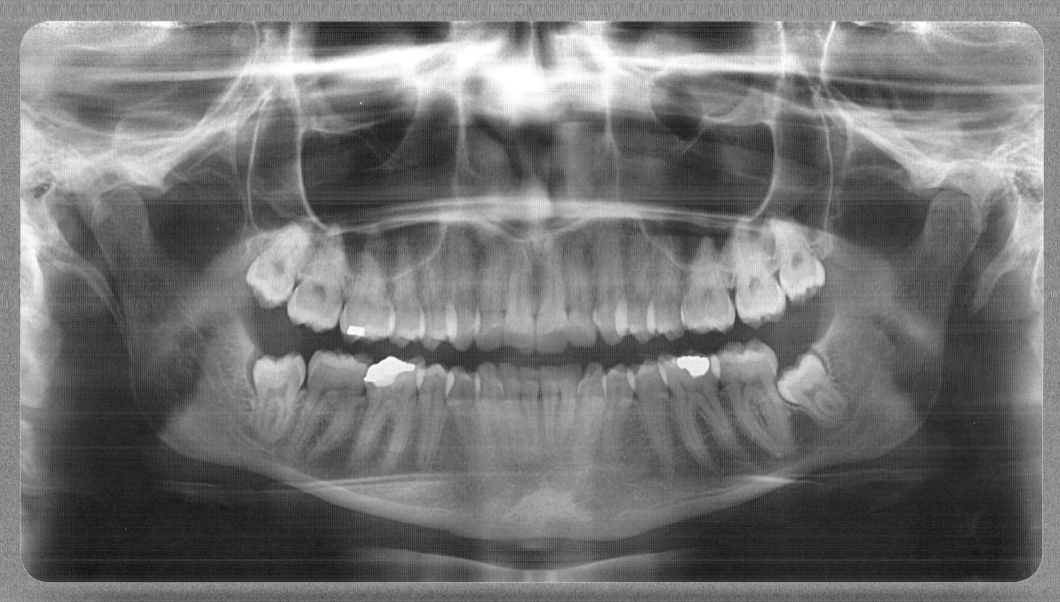

Fig. 2.23 Imagem radiolúcida na coroa no dente 11, sugestiva de fratura incisal.

Atlas de Radiografia Panorâmica para o Cirurgião-Dentista

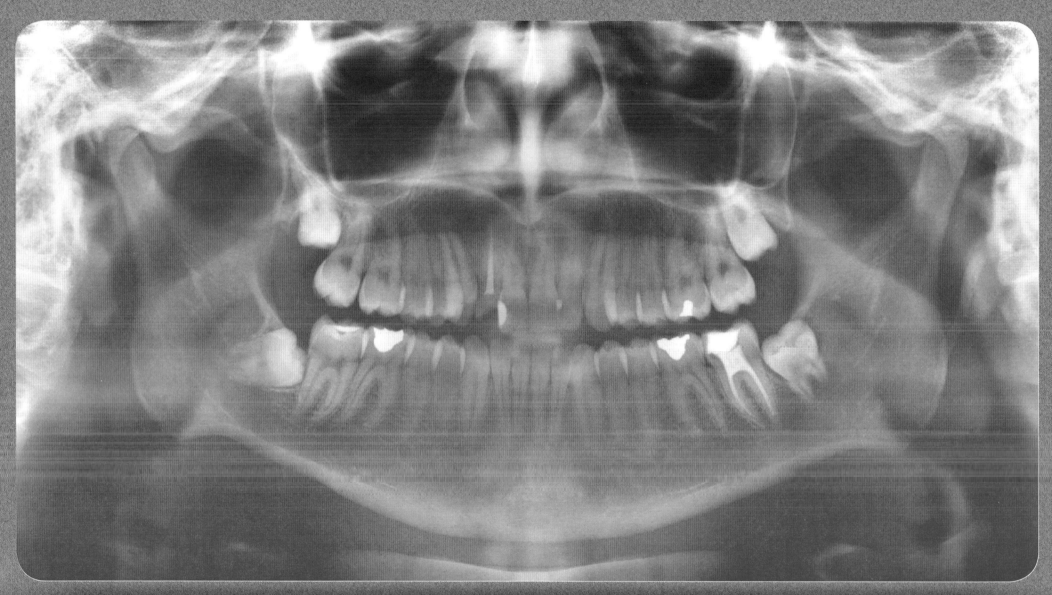

Fig. 2.24 Imagem radiolúcida no dente 12, sugestiva de fratura coronária.

Lesões e Alterações do Órgão Dental

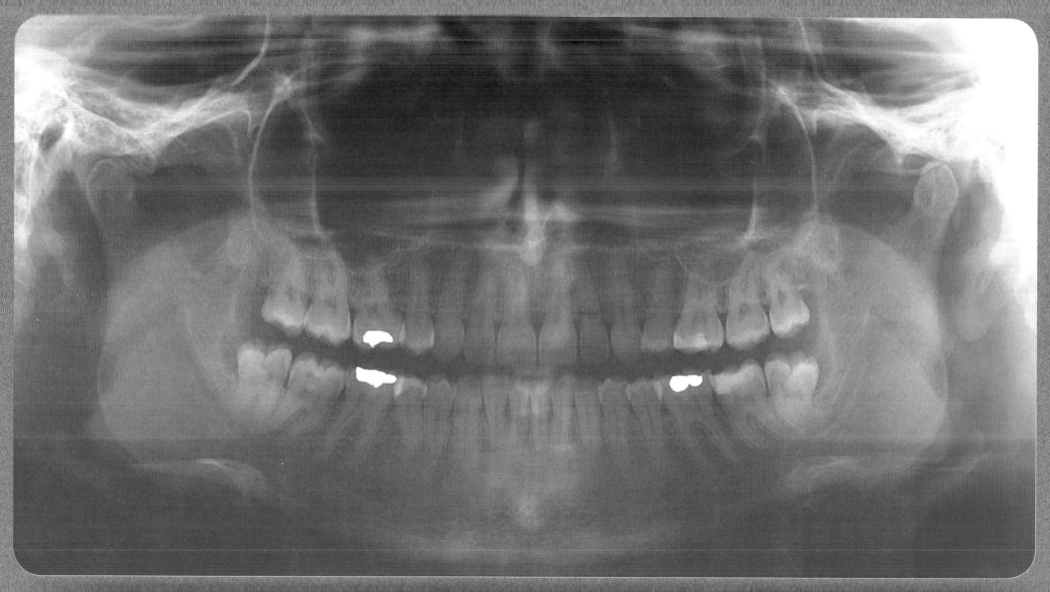

Fig. 2.25 Imagem radiolúcida no terço médio da raiz no dente 22, compatível com fratura.

Atlas de Radiografia Panorâmica para o Cirurgião-Dentista

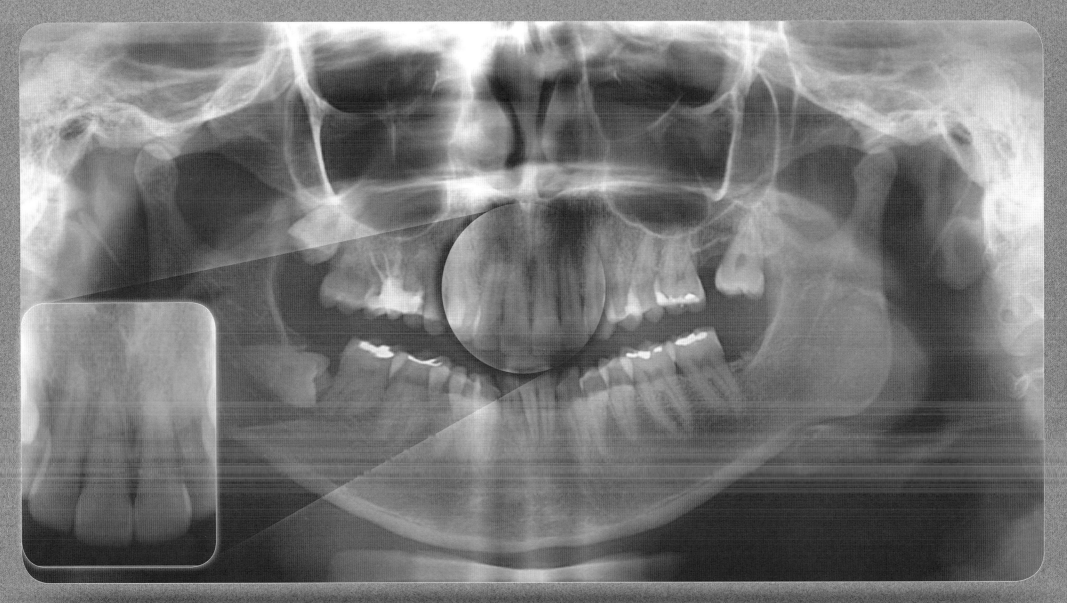

Fig. 2.26 Na radiografia panorâmica nota-se discreta imagem radiolúcida no terço apical do dente 11, com histórico de trauma na região. O detalhe é dado pela radiografia periapical que conclui o histórico do paciente. Imagem compatível com fratura radicular no dente 11.

Lesões e Alterações do Órgão Dental

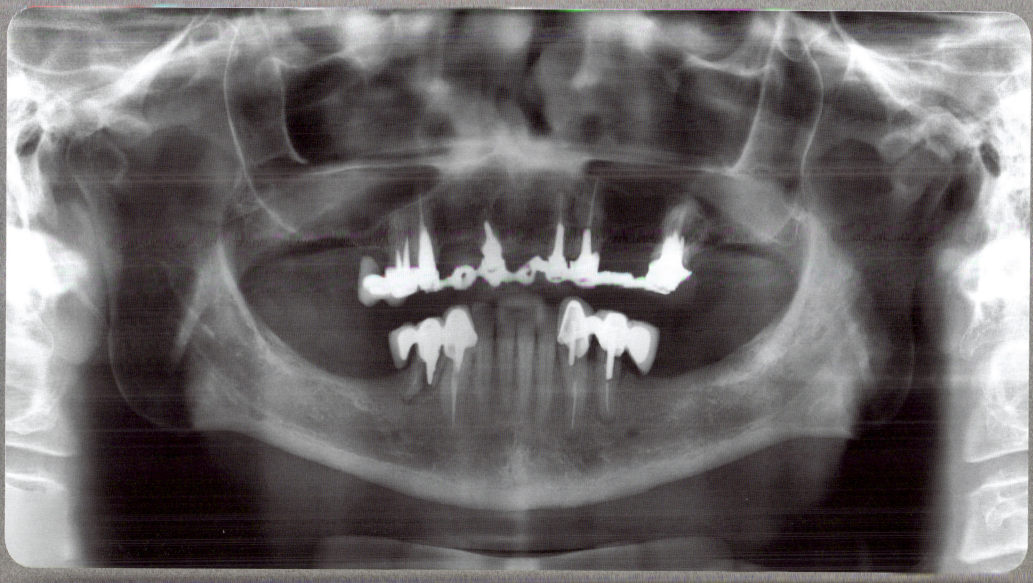

Fig. 2.27 Imagem radiolúcida na raiz no dente 44, compatível com fratura oblíqua.

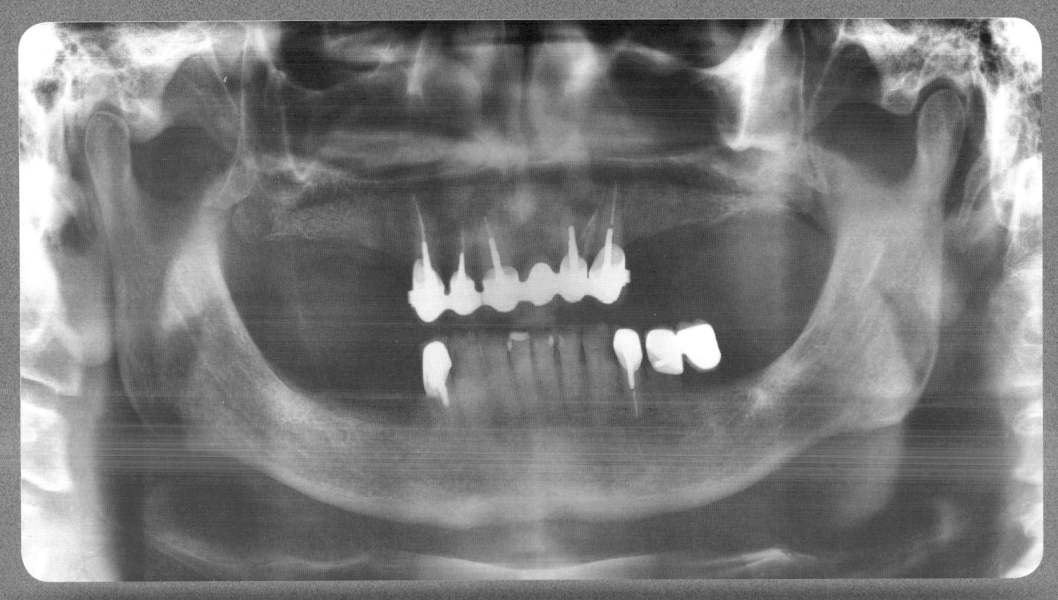

Fig. 2.28 Imagem radiolúcida na raiz no dente 22, compatível com fratura longitudinal.

Lesões e Alterações do Órgão Dental

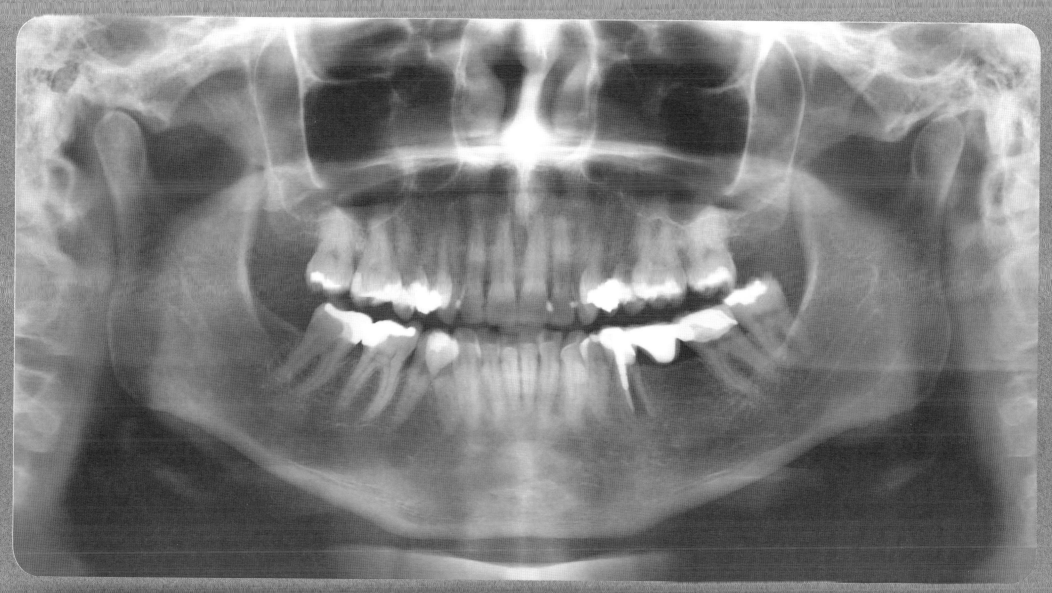

Fig. 2.29 Imagem radiolúcida na raiz no dente 35, compatível com fratura longitudinal.

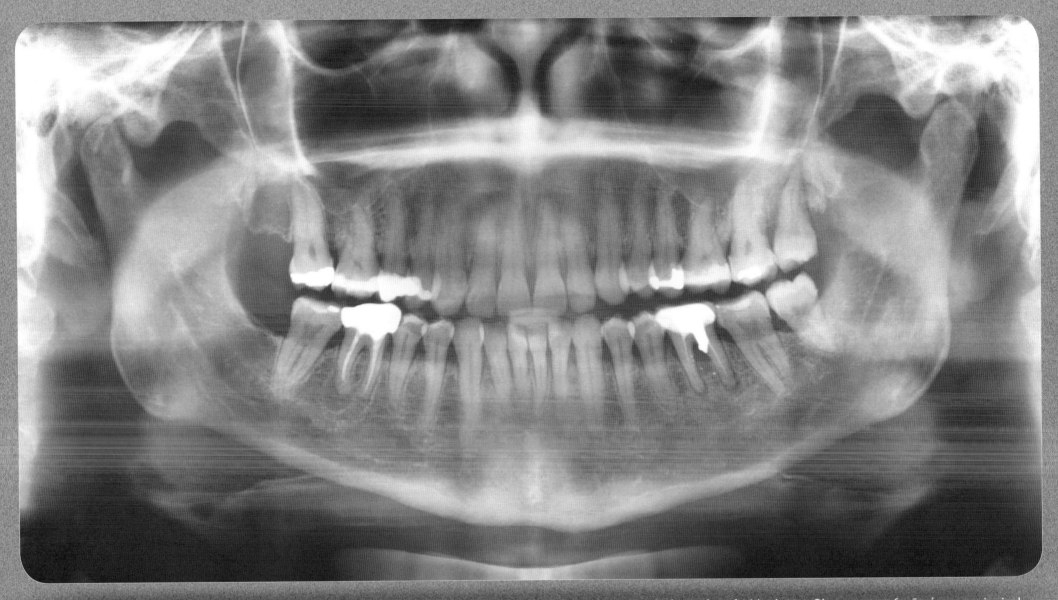

Fig. 2.30 Perfuração/trepanação por pino metálico (núcleo) no dente 36, nota-se rarefação óssea na região de furca do referido dente. Observar rarefação óssea periapical nos dentes 36 e 46.

Lesões e Alterações do Órgão Dental

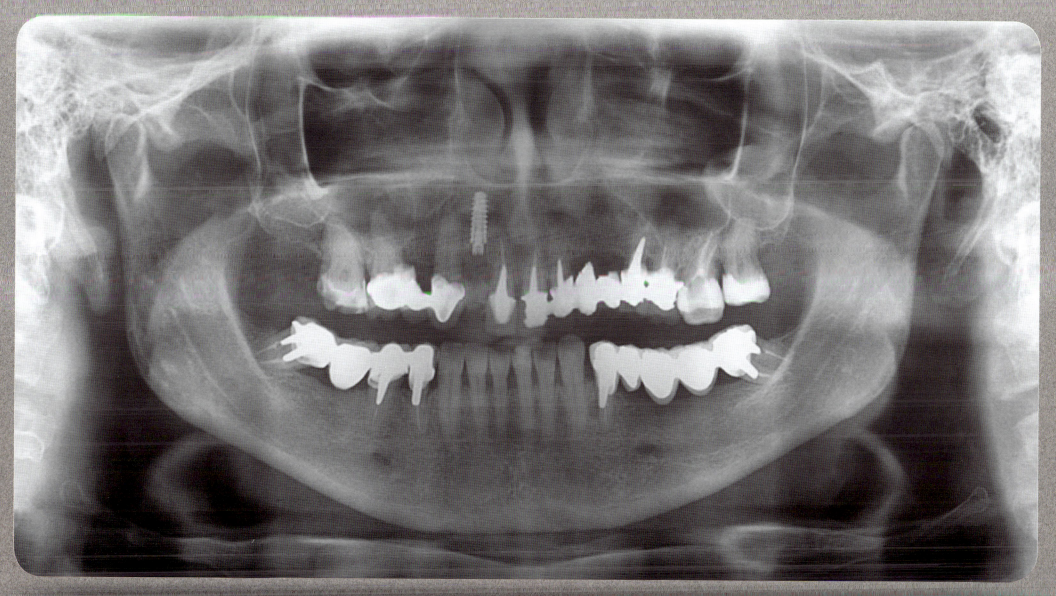

Fig. 2.11 Perfuração/trepanação por pino metálico (núcleo) no dente 34. Nota-se rarefação óssea perirradicular por mesial do referido dente.

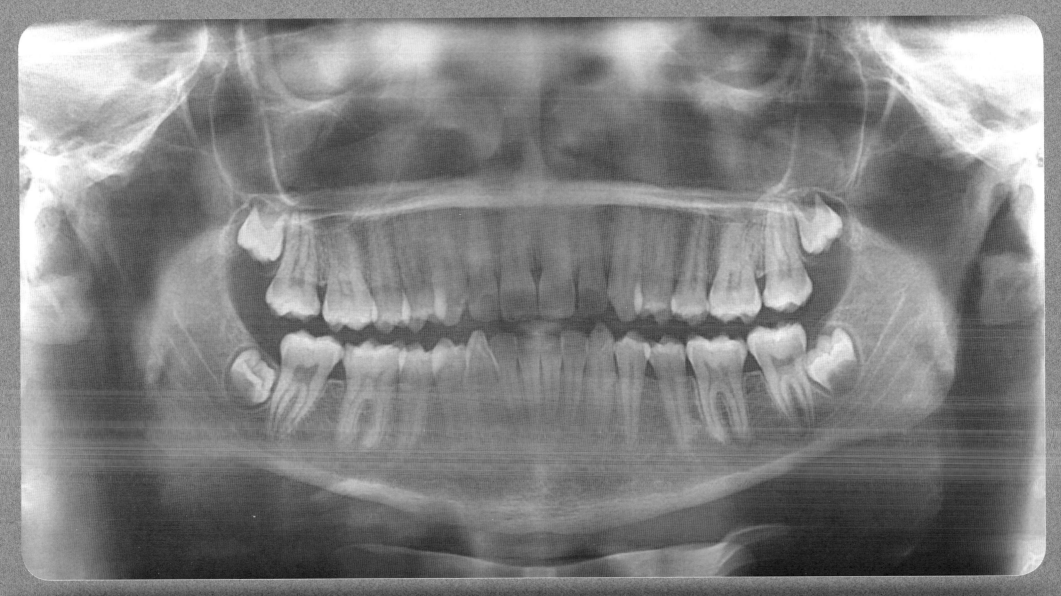

Fig. 2.32 Imagem radiopaca nas câmaras pulpares dos molares, mais evidentes nos superiores, compatível com nódulos pulpares.

Lesões e Alterações do Órgão Dental

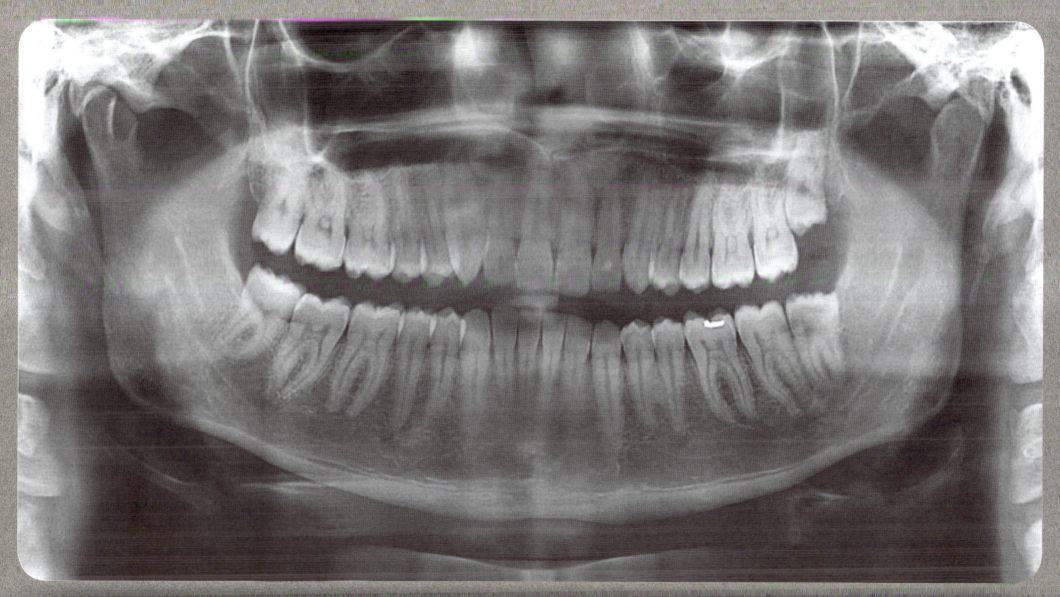

Fig. 2.33 Imagem radiopaca nas câmaras pulpares dos primeiros e segundos e molares superiores e inferiores, compatível com nódulos pulpares.

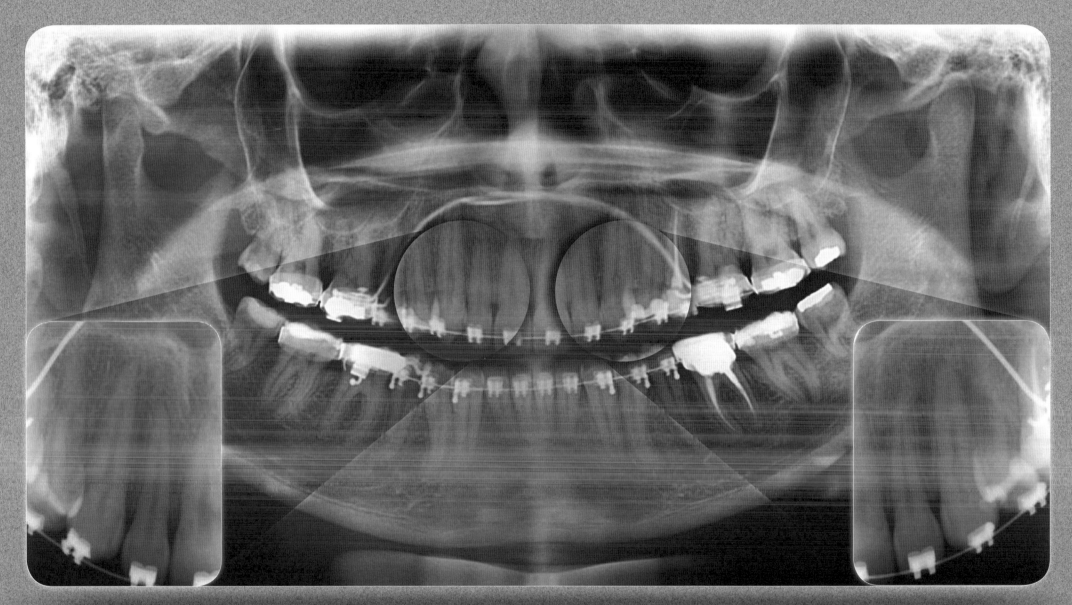

Fig. 2.34 Imagem radiopaca nos condutos radiculares nos dentes 13 e 23, compatível com nódulos pulpares. O detalhe é dado pelas radiografias periapicais das regiões.

Lesões e Alterações do Órgão Dental

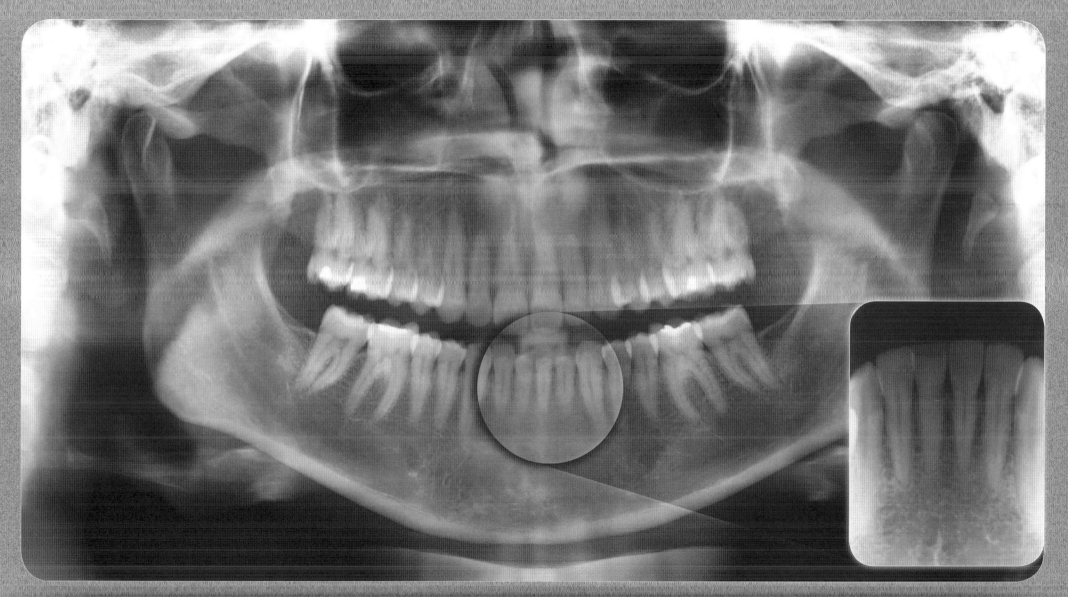

Fig. 2.35 Imagem radiopaca na câmara pulpar e no conduto radicular no dente 41, compatível com mineralização pulpar. O detalhe é dado pela radiografia periapical da região.

Atlas de Radiografia Panorâmica para o Cirurgião-Dentista

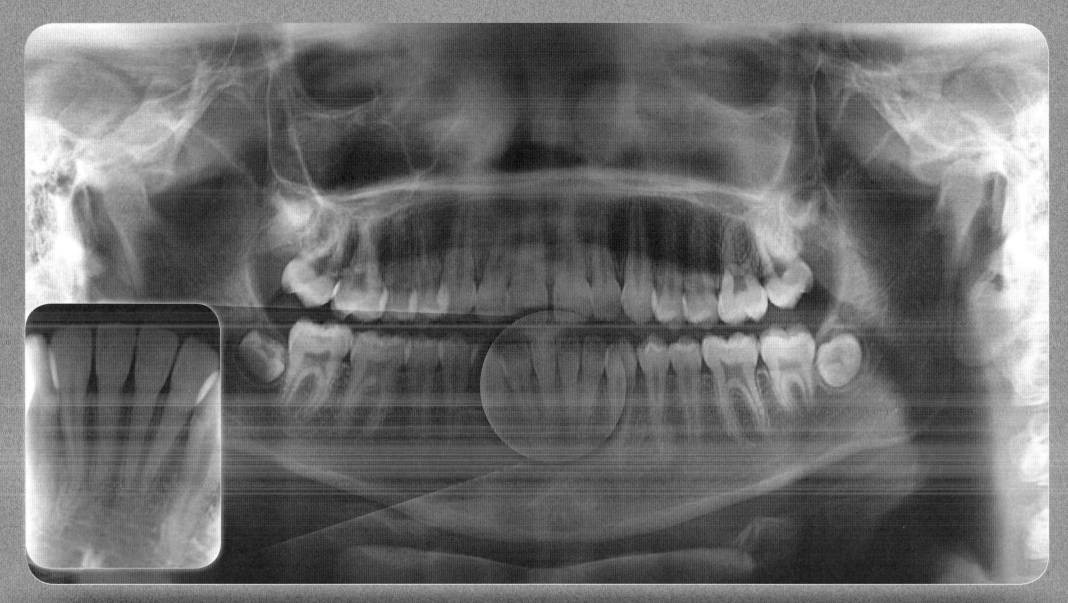

Fig. 2.36 Imagem radiopaca nas câmaras pulpares e nos condutos radiculares nos dentes 32, 31 e 41, compatível com mineralização pulpar. O detalhe é dado pela radiografia periapical da região.

Lesões e Alterações do Órgão Dental

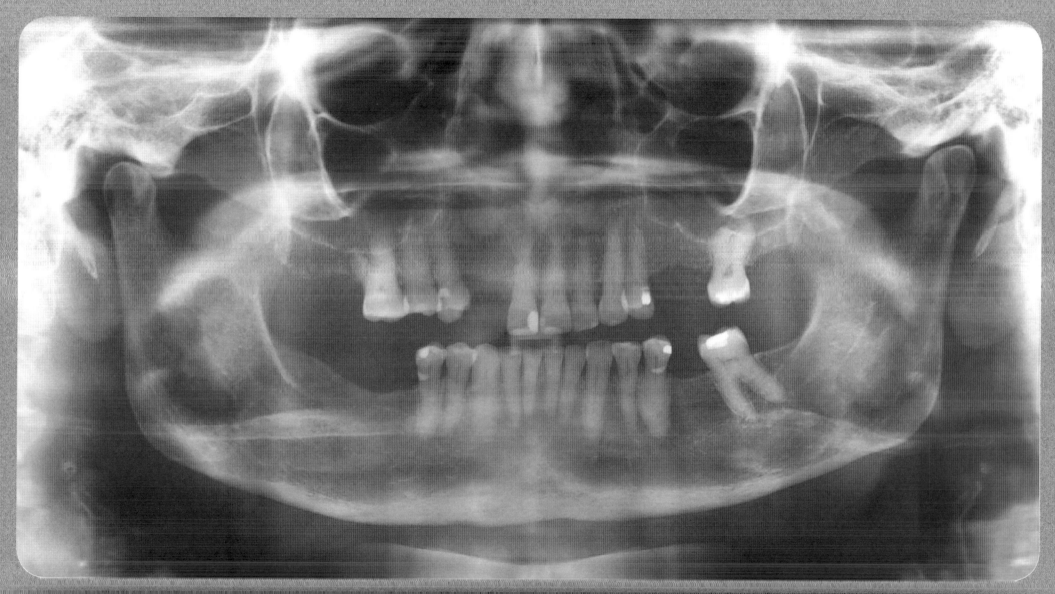

Fig. 2.37 Imagem radiopaca na raiz no dente 35, compatível com hipercementose.

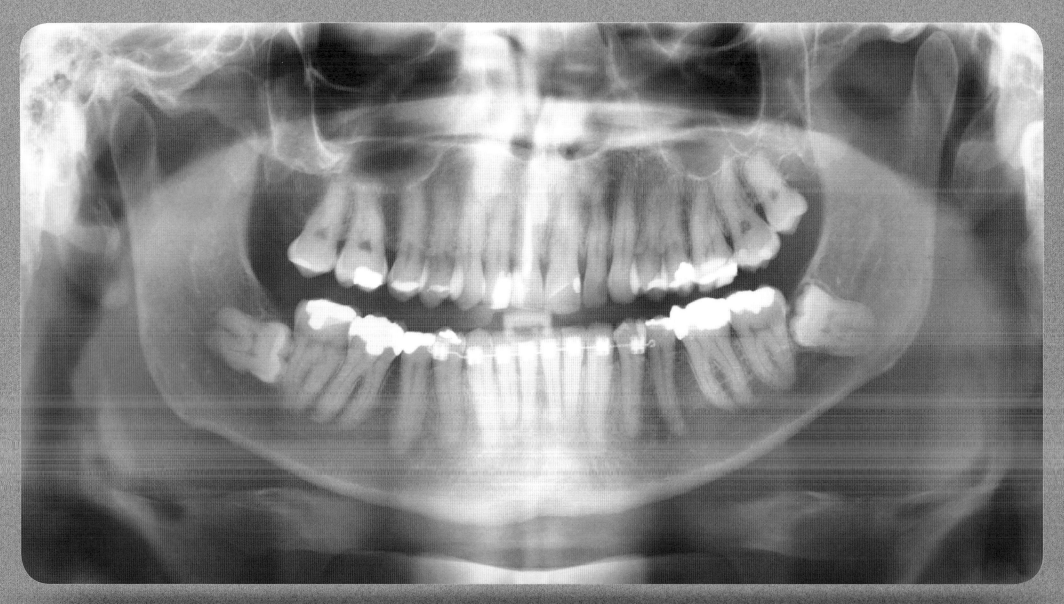

Fig. 2.38 Imagem radiopaca na raiz no dente 45, compatível com hipercementose.

Lesões e Alterações do Órgão Dental

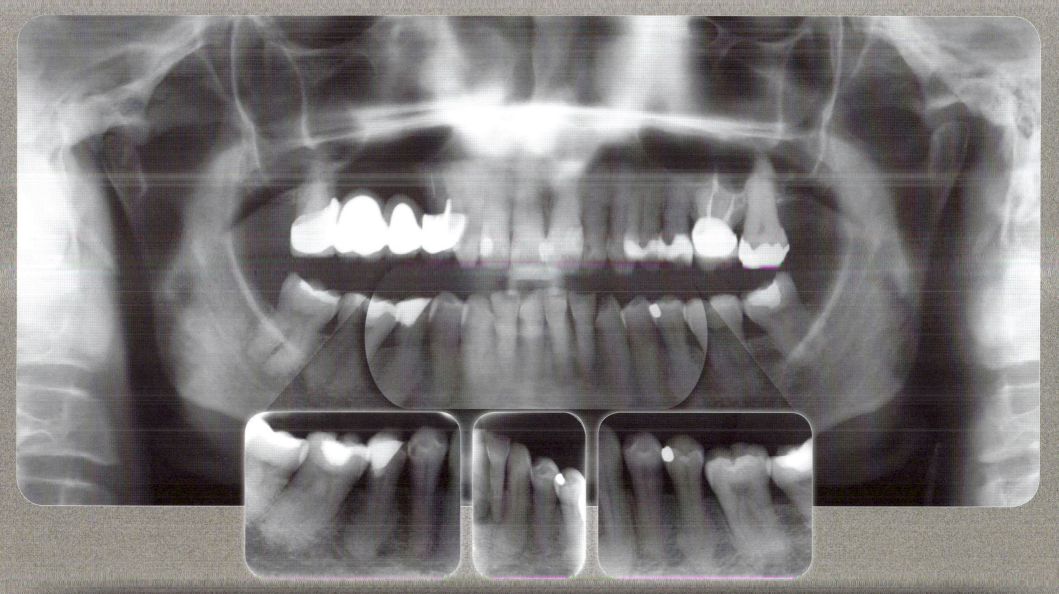

Fig. 2.39 Imagem radiopaca na raiz nos dentes 35, 33 e 45 compatível com hipercementose. Os detalhes são dados pelas radiografias periapicais das regiões.

Capítulo 3

LESÕES DO PERIÁPICE E PERIODONTO

Estudamos no capítulo anterior as alterações patológicas do esmalte representadas pela sua desmineralização, podendo haver envolvimento dentinário e por extensão do tecido pulpar.

Essa alteração patológica evolui para uma pulpite, processo inflamatório agudo. Nessa fase não iremos observar alterações de imagem significativas, podendo haver apenas um aumento do espaço pericementário. Persistindo o processo, ocorrerá o rompimento da lâmina dura e, então, inicia-se a visualização dessas patologias, começando por rarefações ósseas periapicais difusas (Figs. 3.1 a 3.4), imagens radiolúcidas, sendo que nesse momento observamos duplo ou triplo contorno, com dupla ou tripla tonalidade. Histologicamente pode-se transportar essa imagem ao abscesso dentoalveolar crônico.

Sendo o agente agressor de baixa virulência e o hospedeiro de alta resistência, o processo continua evoluindo, e essa imagem difusa agora começa a se circunscrever em uma única tonalidade, contendo em seu interior tecido de granulação, que radiograficamente chamamos de rarefações ósseas periapicais circunscritas (Figs. 3.5 a 3.9). A imagem radiolúcida começa a se definir em forma oval ou esférica, imagem essa que não ultrapassa 10 mm. Histologicamente pode-se chamar de granuloma, fase essa assintomática, diferente da anterior, em que o processo é muito doloroso.

Nessa fase assintomática, é comum que o processo evolua, aumentando de tamanho, definindo portanto a imagem radiolúcida. Inicia-se um processo reacional do organismo, epitelizando todo seu contorno e uma área fina de esclerose óssea (halo), reações orgânicas de um processo crônico, que radiograficamente chama-

mos de rarefações ósseas periapicais circunscritas envoltas por halo radiopaco (Figs. 3.10 a 3.14), caracterizando histologicamente os cistos periapicais. Por ser epitelizado e sua concentração/pressão interna ser maior que os tecidos normais circundantes, esse crescimento é lento e progressivo, podendo apresentar um volume normalmente superior a 10 mm.

As lesões do periodonto se resumem nas reabsorções das cristas ósseas alveolares, imagens radiolúcidas, sejam fisiológicas ou patológicas as mais comuns, que têm como causa o cálculo ou tártaro (Figs. 3.16 a 3.17).

As reabsorções ósseas podem se apresentar de algumas formas: uniformes (Figs. 3.18 a 3.20), irregulares, em arco (Fig. 3.21) e, em alguns casos, duas (Fig. 3.22) ou mesmo três (Figs. 3.23 a 3.25) formas de reabsorções.

Quando presenciamos as rarefações e as reabsorções num mesmo momento, em um dente ou mais, teremos as chamadas lesões endopério (BT) (Figs. 3.26 a 3.32), que consistem em imagem radiolúcida que envolve o periápice e o periodonto. Nesse momento não observamos mais a lâmina dura do(s) referido(s) dente(s).

Vale lembrar que em alguns tumores malignos (carcinoma intraósseo), em que os dentes estejam envolvidos, podemos nos deparar com a mesma situação.

No item rarefações, vamos citar nesse capítulo, as rarefações ósseas peri-implantares (Figs. 3.33 e Fig.3.34), que são imagens radiolúcidas ao redor do(s) implante(s).

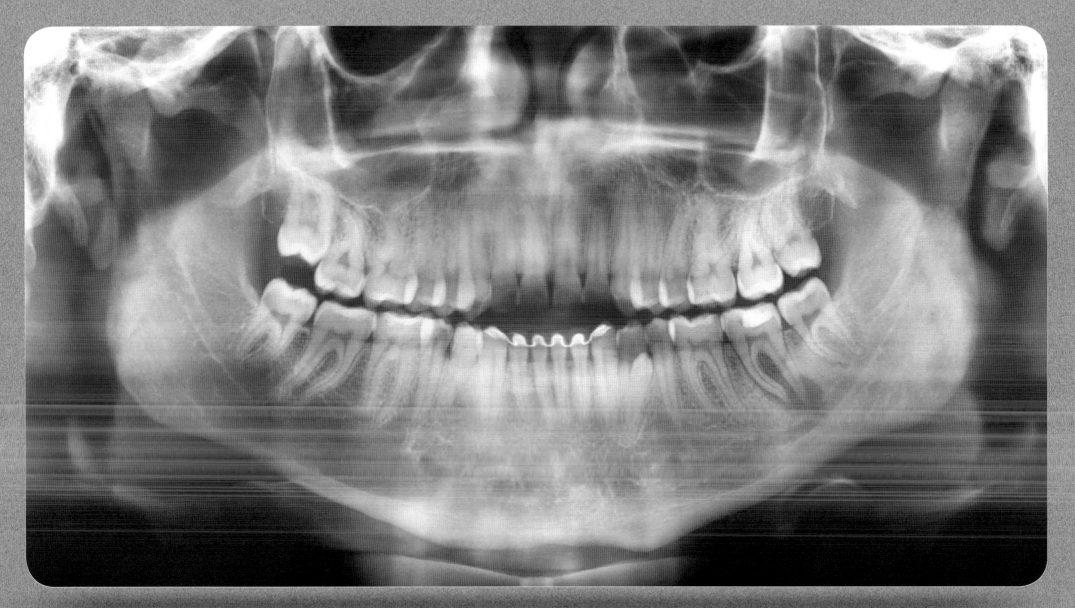

Fig. 3.1 Rarefação óssea periapical difusa no dente 37, sugestiva de abscesso dentoalveolar. Notar presença de supranumerário na região de pré-molar inferior esquerdo.

Lesões do Periápice e Periodonto

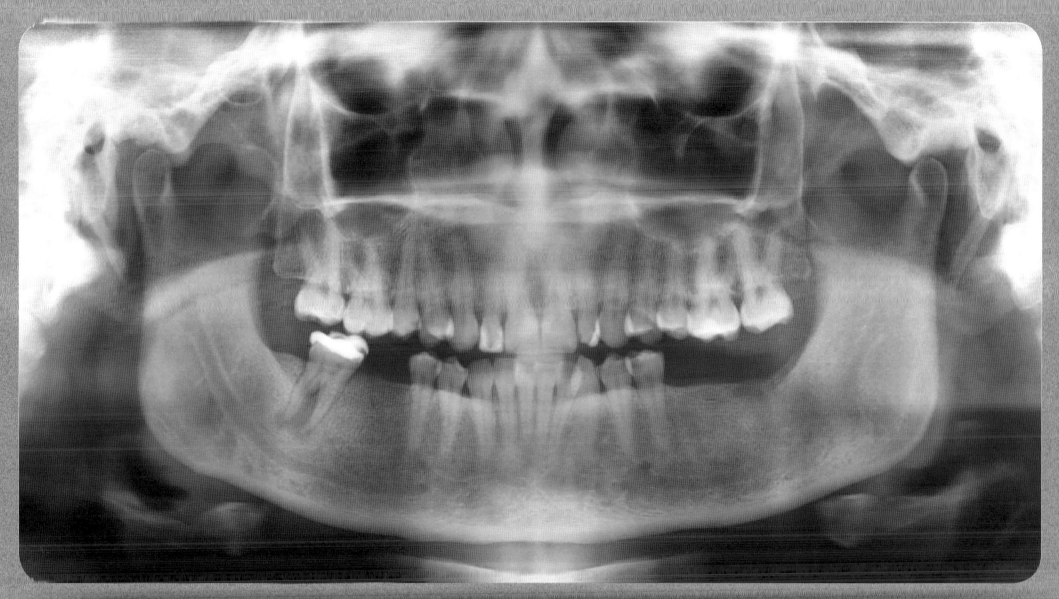

Fig. 3.2 Rarefação óssea periapical difusa no dente 47, sugestiva abscesso dentoalveolar.

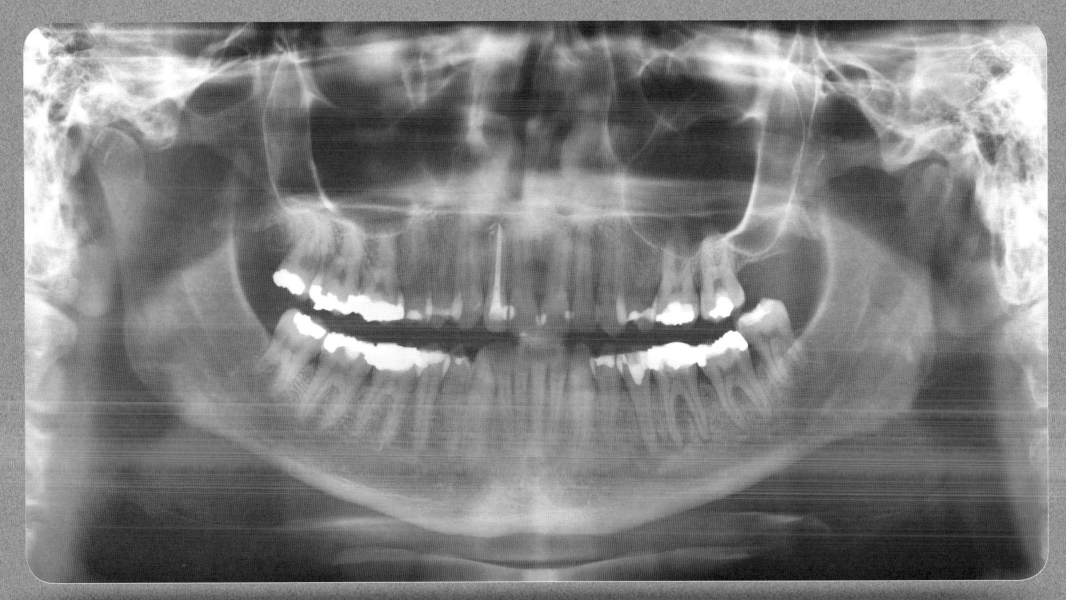

Fig. 3.3 Rarefação óssea periapical difusa nos dentes 35 e 36, sugestiva abscesso dentoalveolar.

Lesões do Periápice e Periodonto

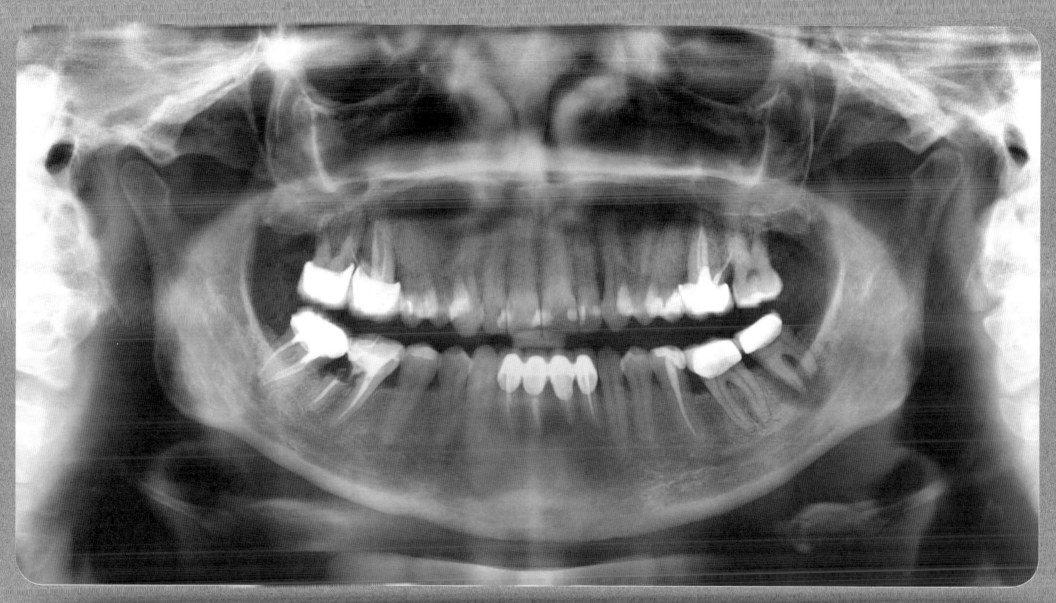

Fig. 3.1 Rarefação óssea periapical difusa no dente 37, sugestiva abscesso dentoalveolar.

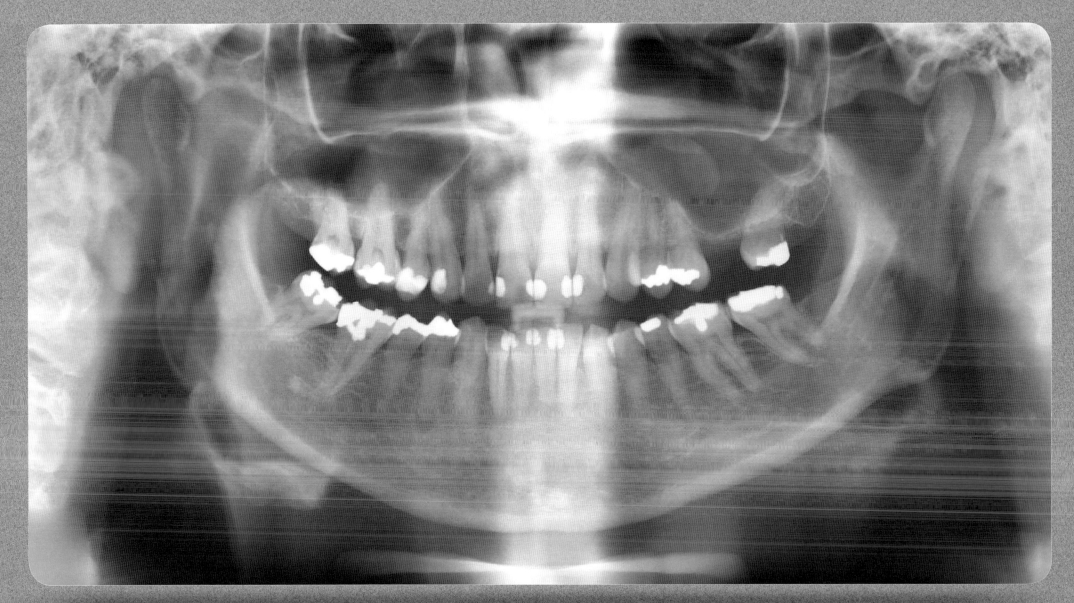

Fig. 3.5 Rarefação óssea periapical circunscrita no dente 44, sugestiva de granuloma.

Lesões do Periápice e Periodonto

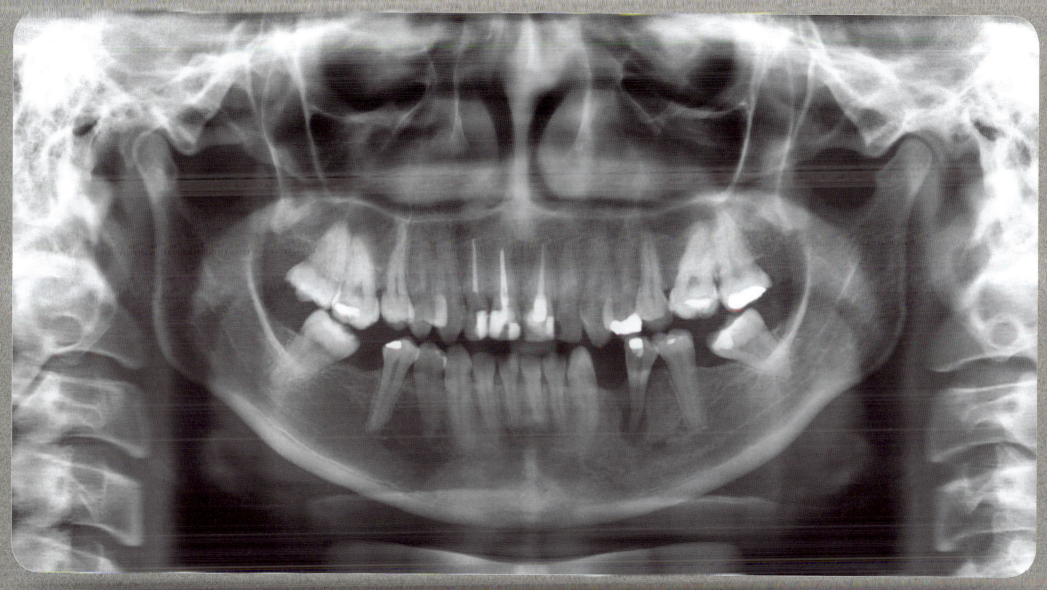

Fig. 3.6 Rarefação óssea periapical circunscrita no dente 34, sugestiva de granuloma.

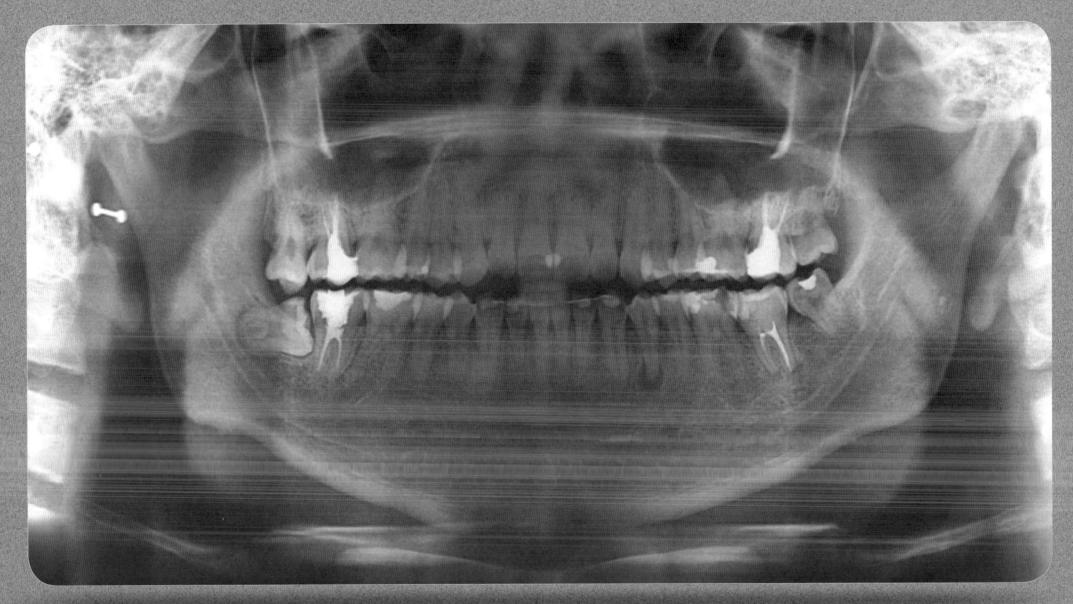

Fig. 3.7 Rarefação óssea periapical circunscrita no dente 34, sugestiva de granuloma. Nota-se presença de *piercing* na orelha direita.

Lesões do Periápice e Periodonto

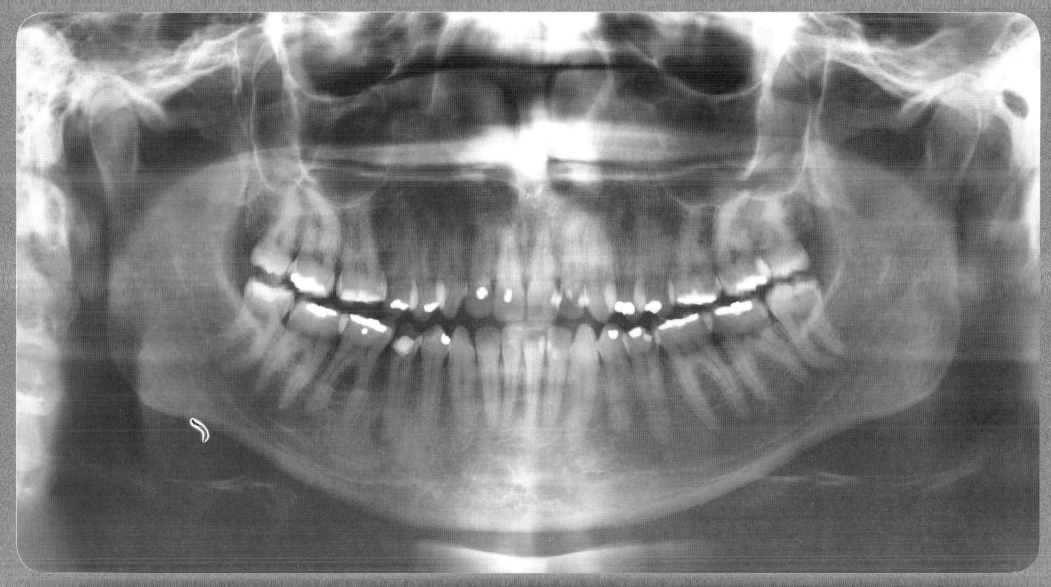

Fig. 3.8 Rarefação óssea periapical circunscrita no dente 45, sugestiva de granuloma.

Atlas de Radiografia Panorâmica para o Cirurgião-Dentista

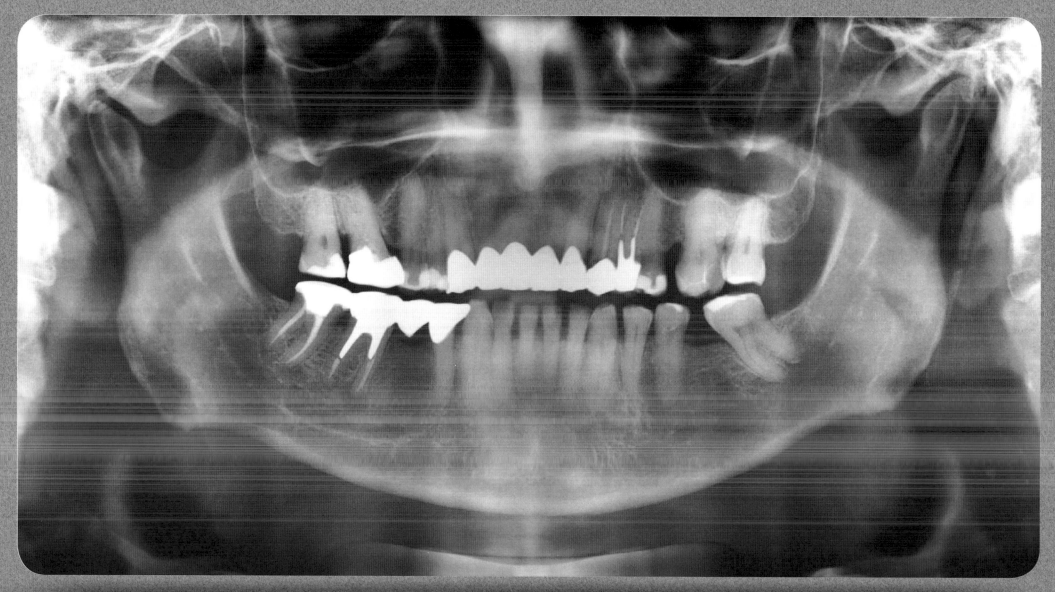

Fig. 3.9 Rarefação óssea periapical circunscrita na raiz mesial no dente 46, sugestiva de granuloma e ou tecido cicatricial.

Lesões do Periápice e Periodonto

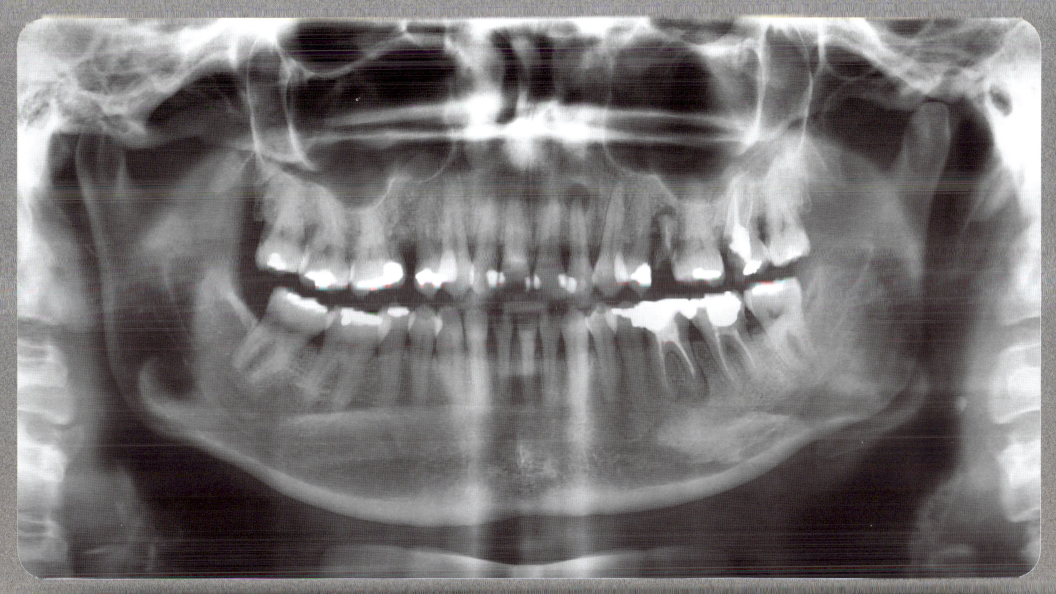

Fig. 3.10 Rarefação óssea periapical circunscrita envolta por halo radiopaco no dente 22, sugestiva de cisto apical.

Atlas de Radiografia Panorâmica para o Cirurgião-Dentista

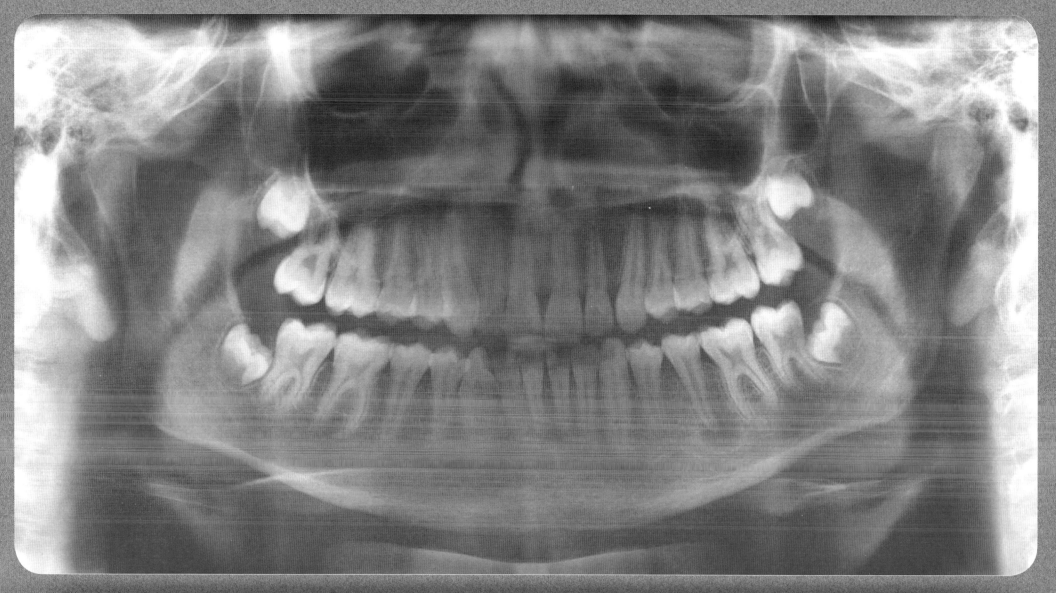

Fig. 3.11 Rarefação óssea periapical circunscrita envolta por halo radiopaco no dente 35, sugestiva de cisto apical.

Lesões do Periápice e Periodonto

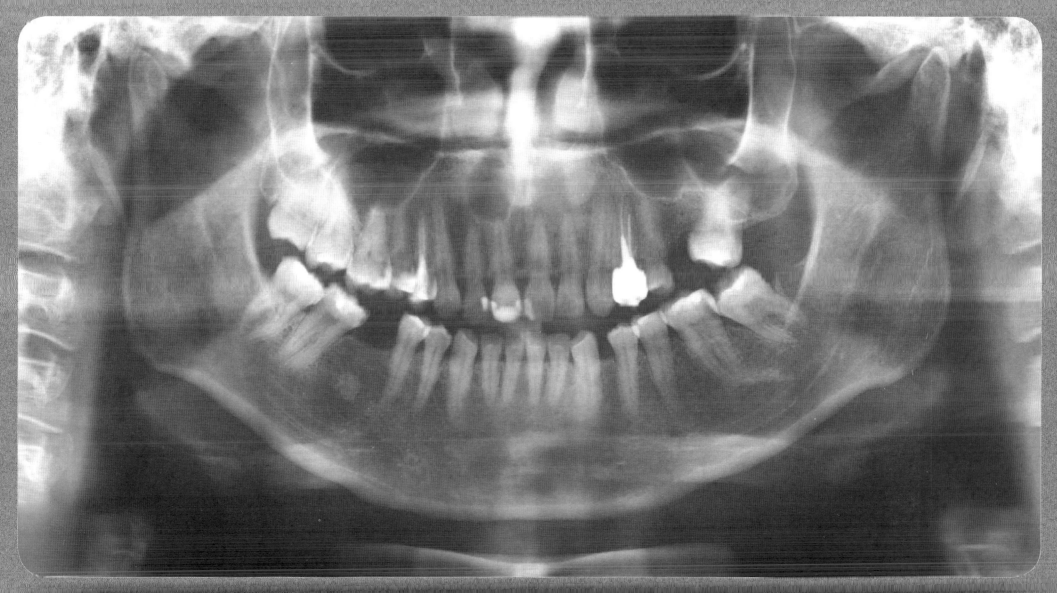

Fig. 3.12 Rarefação óssea periapical circunscrita envolta por halo radiopaco no dente 11, sugestiva de cisto apical.

Atlas de Radiografia Panorâmica para o Cirurgião-Dentista

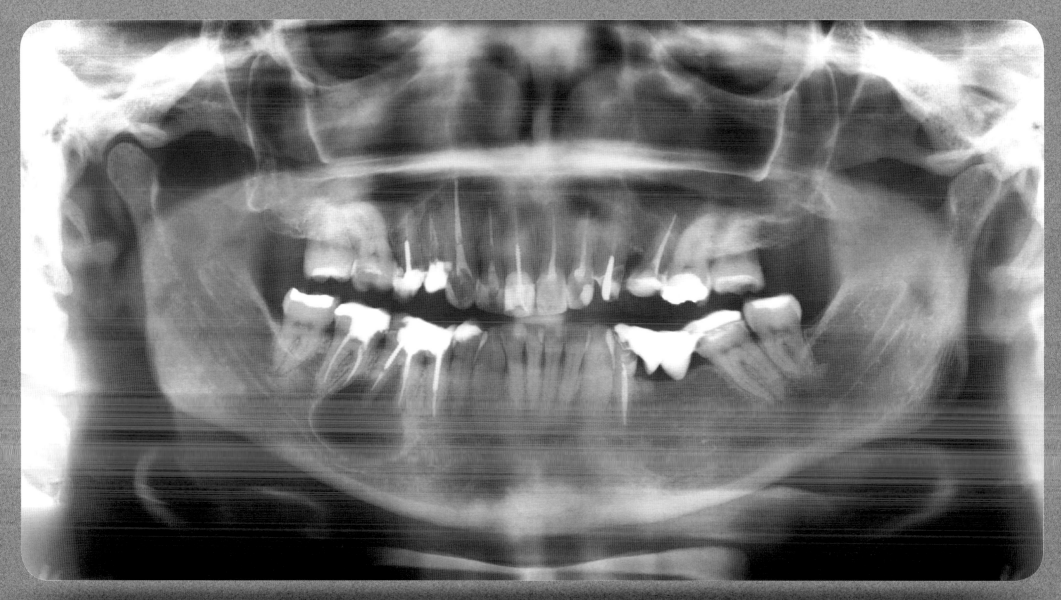

Fig. 3.13 Rarefação óssea periapical circunscrita envolta por halo radiopaco no dente 46, sugestiva de cisto apical.

Lesões do Periápice e Periodonto

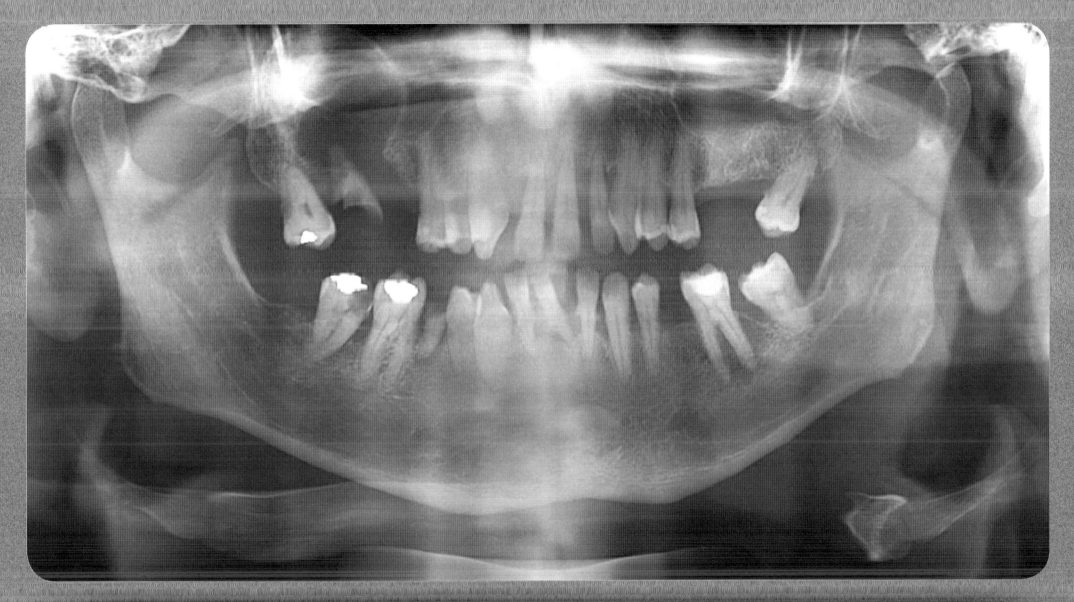

Fig. 3.14 Rarefação óssea periapical circunscrita envolta por halo radiopaco no dente 17, sugestiva de cisto apical.

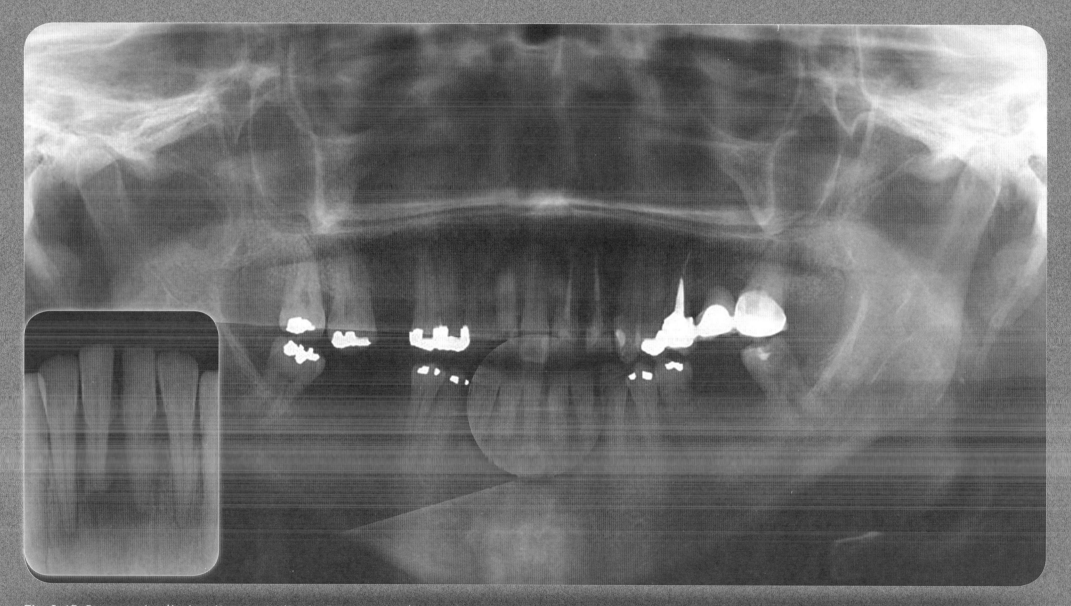

Fig. 3.15 Presença de cálculo salivar generalizado. Presença de cálculo salivar na região apical no dente 41. Notar reabsorção radicular externa mais evidente no referido dente. Detalhe dado pela radiografia periapical da região.

Lesões do Periápice e Periodonto

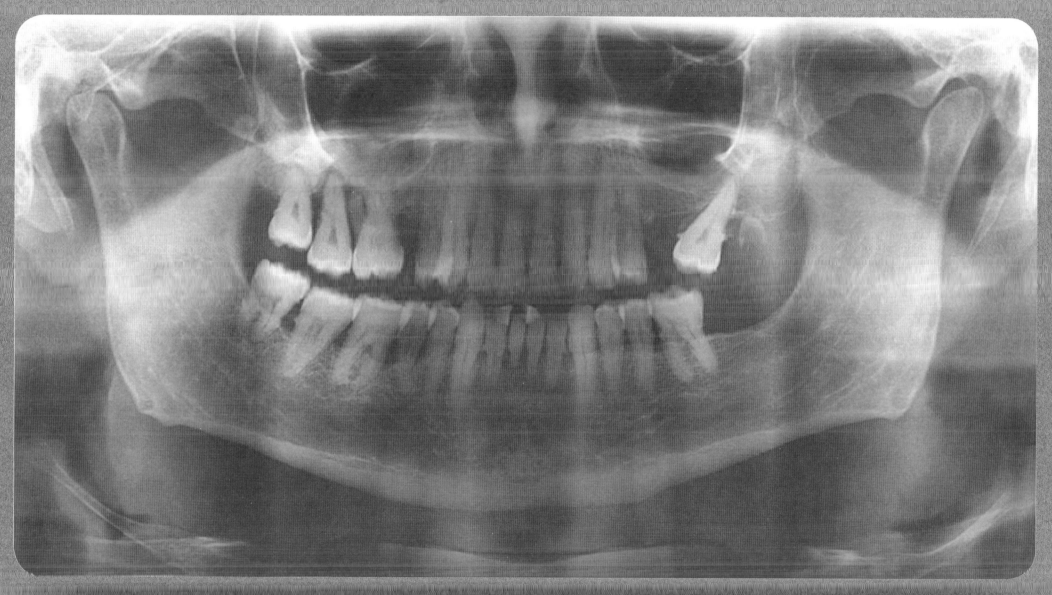

Fig. 3.16 Presença de cálculo salivar e reabsorção da crista óssea alveolar do tipo uniforme generalizada.

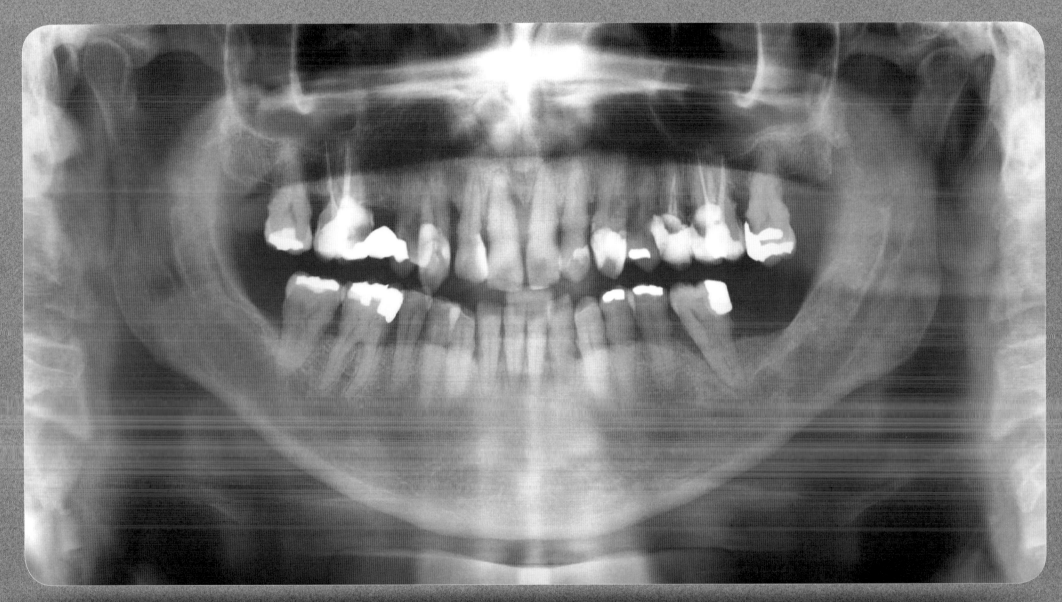

Fig. 3.17 Presença de cálculo salivar e reabsorção da crista óssea alveolar do tipo uniforme generalizada.

Lesões do Periápice e Periodonto

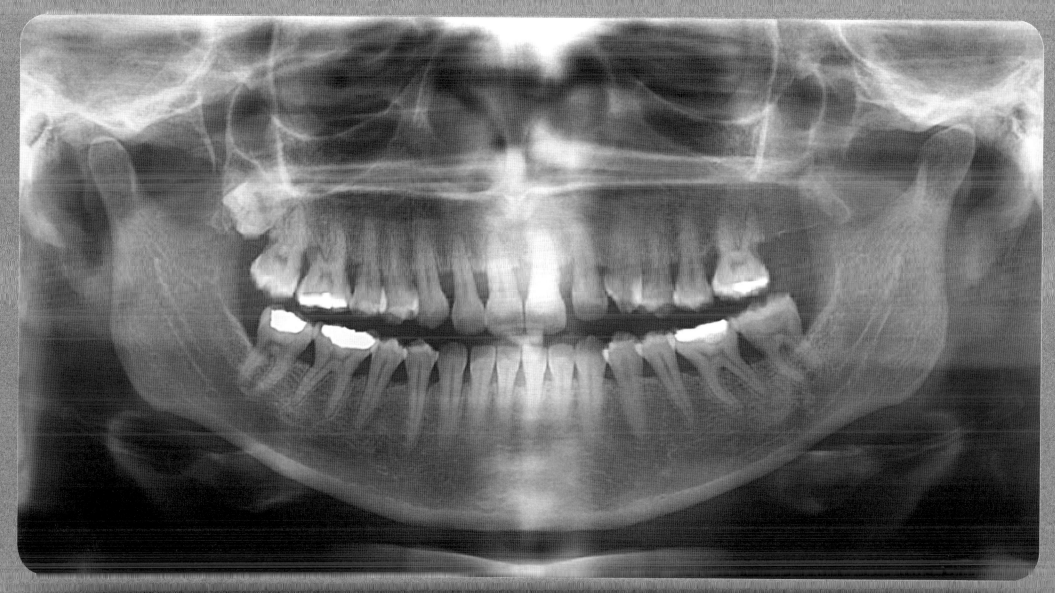

Fig. 3.18 Reabsorção da crista óssea alveolar do tipo uniforme generalizada.

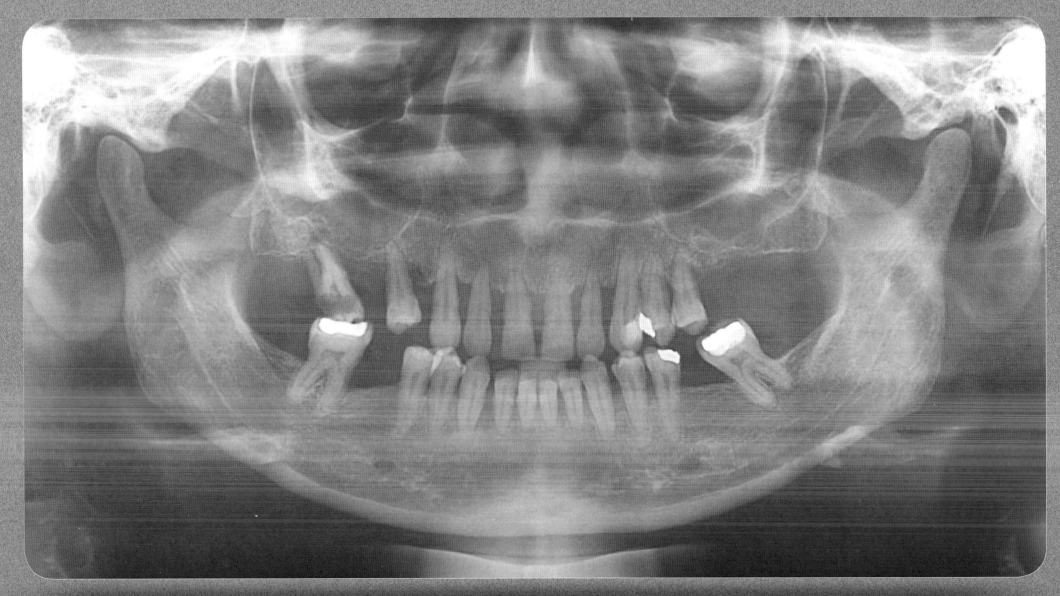

Fig. 3.19 Reabsorção da crista óssea alveolar do tipo uniforme generalizada.

Lesões do Periápice e Periodonto

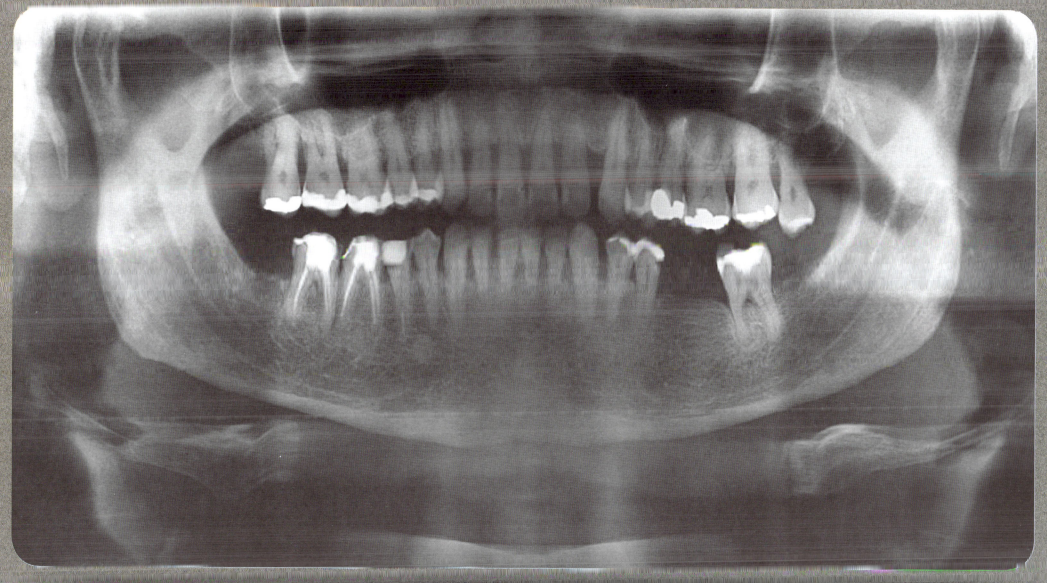

FIG. 3.20. Reabsorção da crista óssea alveolar do tipo uniforme generalizada.

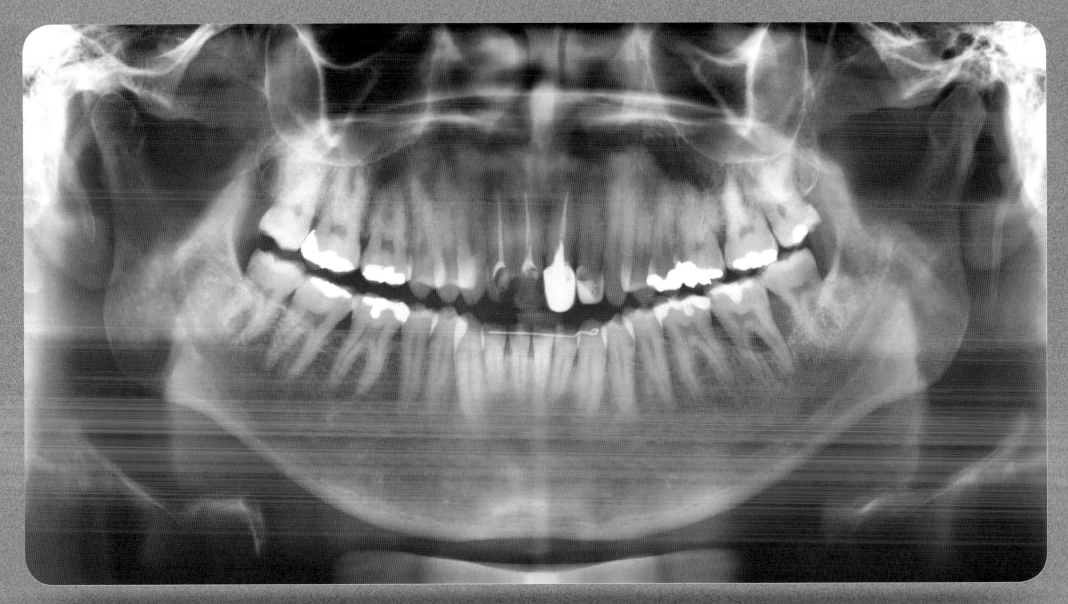

Fig. 3.21 Reabsorção da crista óssea alveolar do tipo em arco no dente 37.

Lesões do Periápice e Periodonto

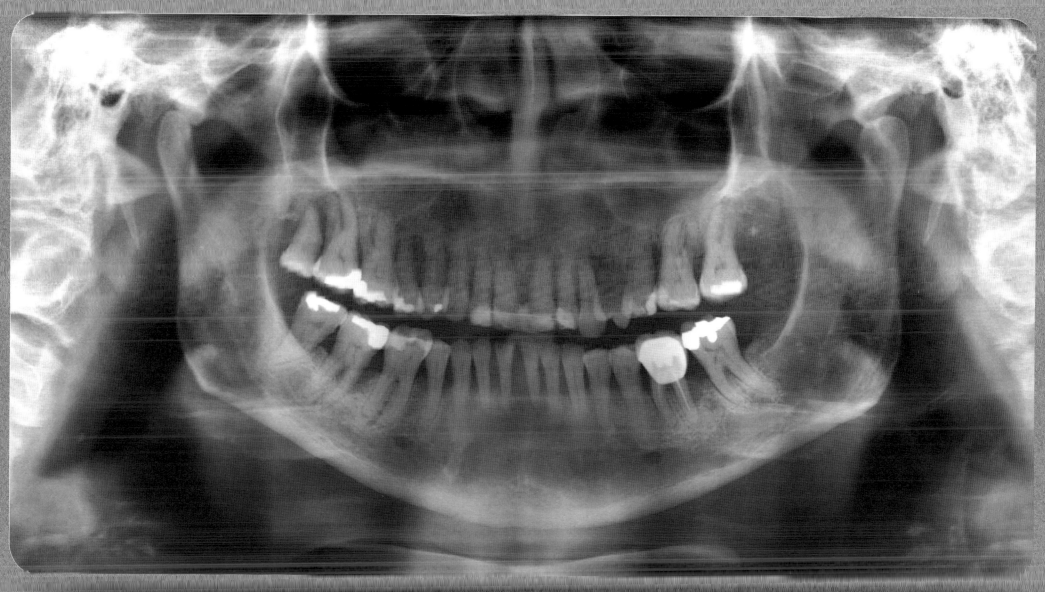

Fig. 3.22 Reabsorção da crista óssea alveolar do tipo uniforme e irregular generalizada.

Atlas de Radiografia Panorâmica para o Cirurgião-Dentista

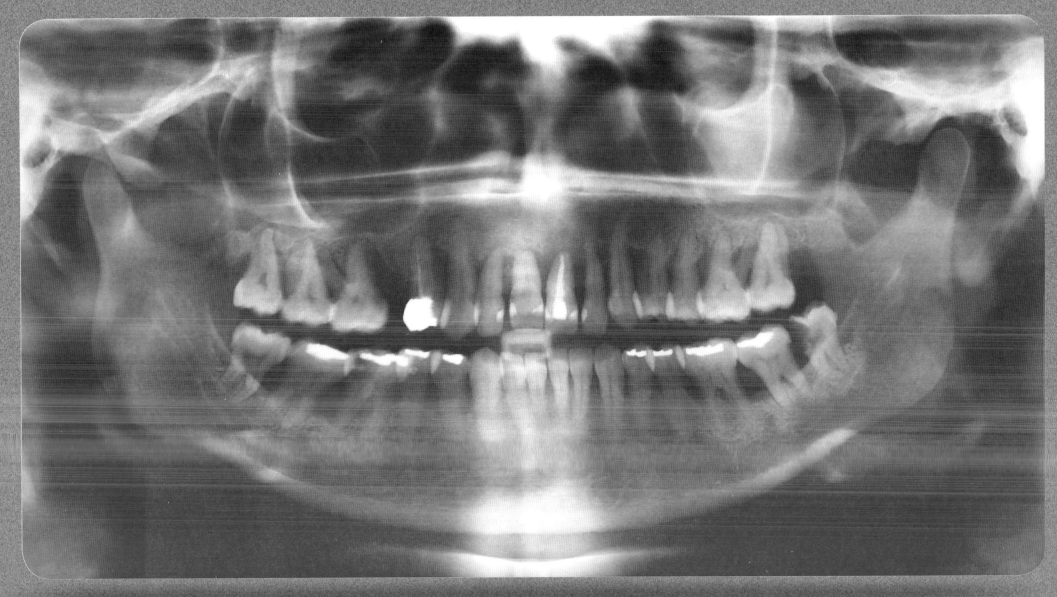

Fig. 3.23 Reabsorção da crista óssea alveolar do tipo uniforme, irregular e em arco generalizada.

Lesões do Periápice e Periodonto

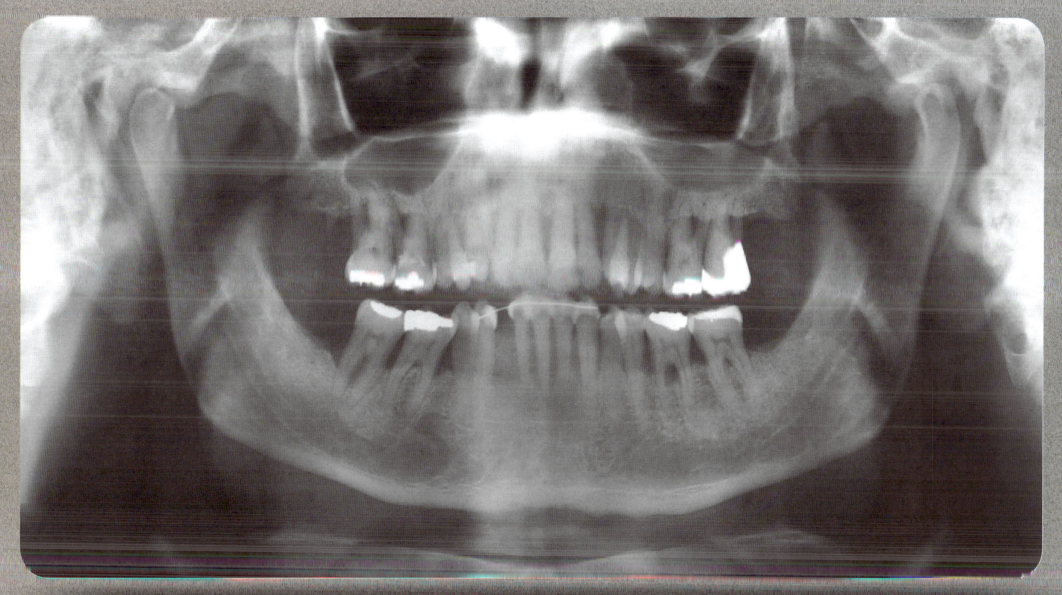

Fig. 3.24 Reabsorção da crista óssea alveolar do tipo uniforme, irregular e em arco generalizada.

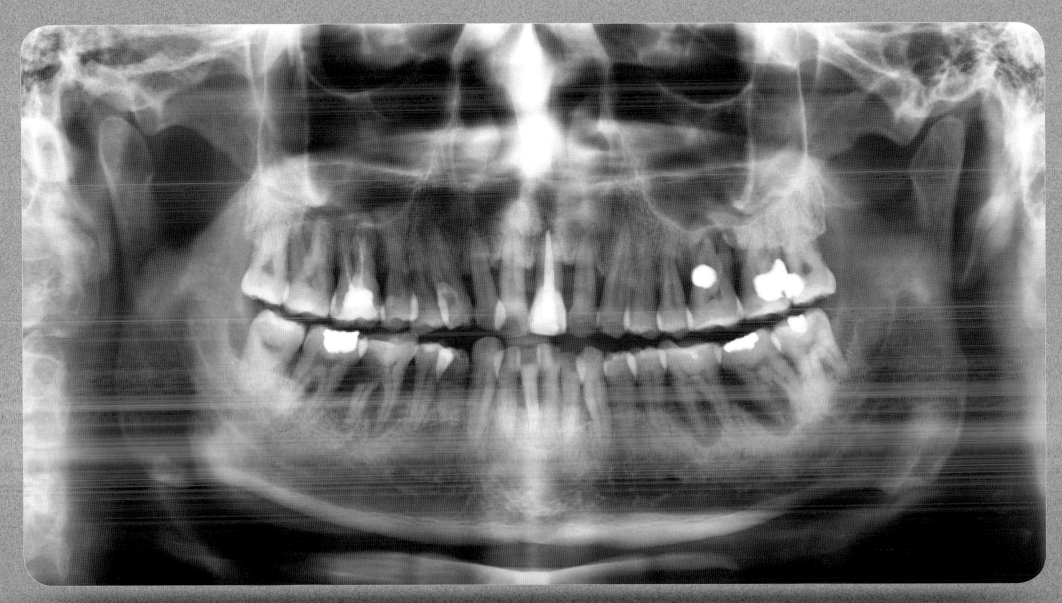

Fig. 3.25 Reabsorção da crista óssea alveolar do tipo uniforme, irregular e em arco generalizada.

Lesões do Periápice e Periodonto

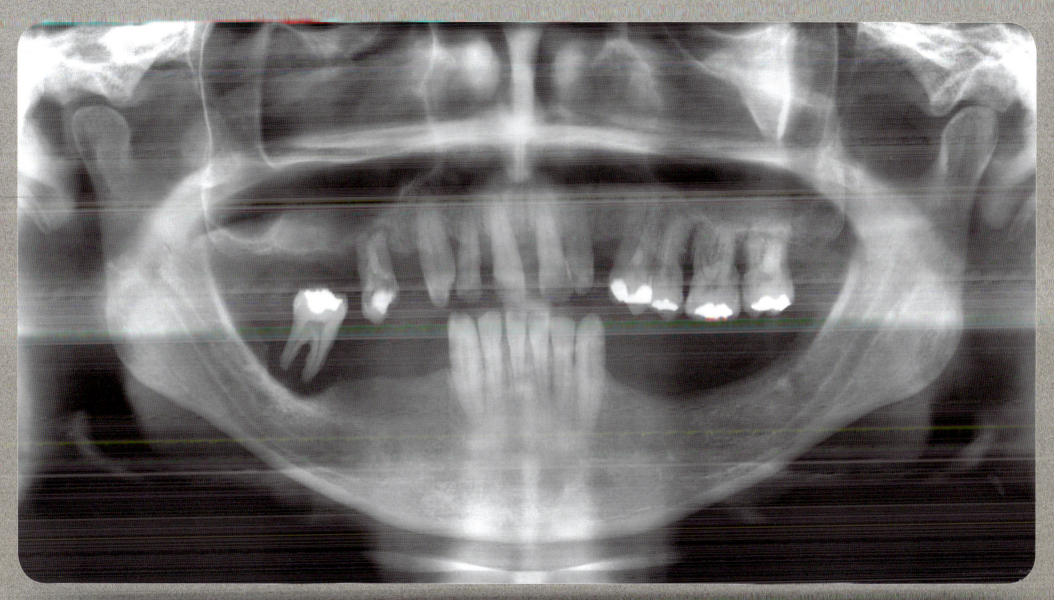

Fig. 3.26 Rarefação óssea periapical e reabsorção da crista óssea alveolar no dente 47, sugerindo lesão do endoperio.

Atlas de Radiografia Panorâmica para o Cirurgião-Dentista

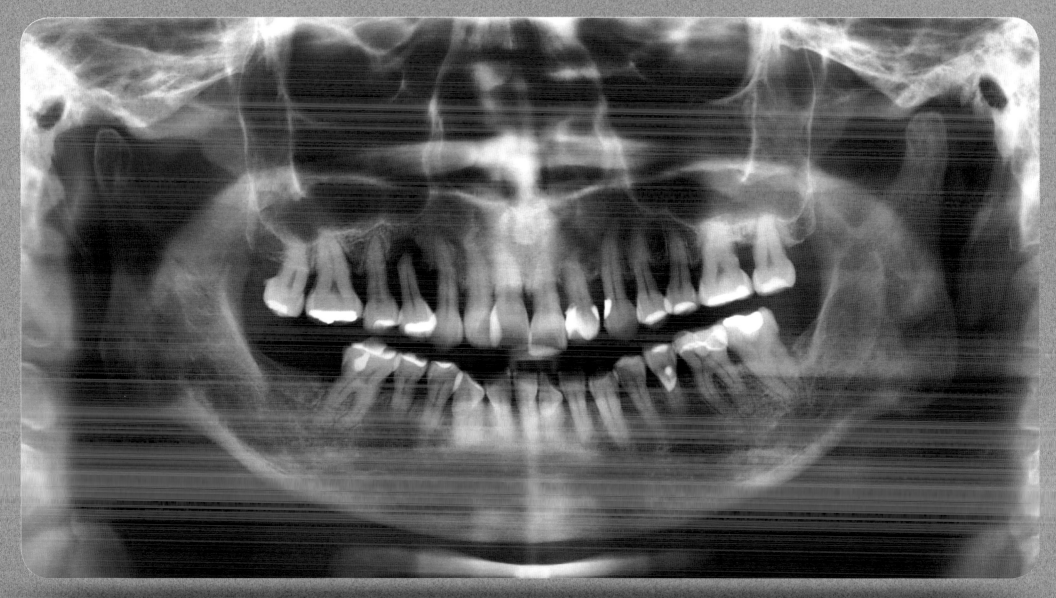

Fig. 3.27 Rarefação óssea periapical e reabsorção da crista óssea alveolar no dente 14, sugerindo lesão do endopério.

Lesões do Periápice e Periodonto

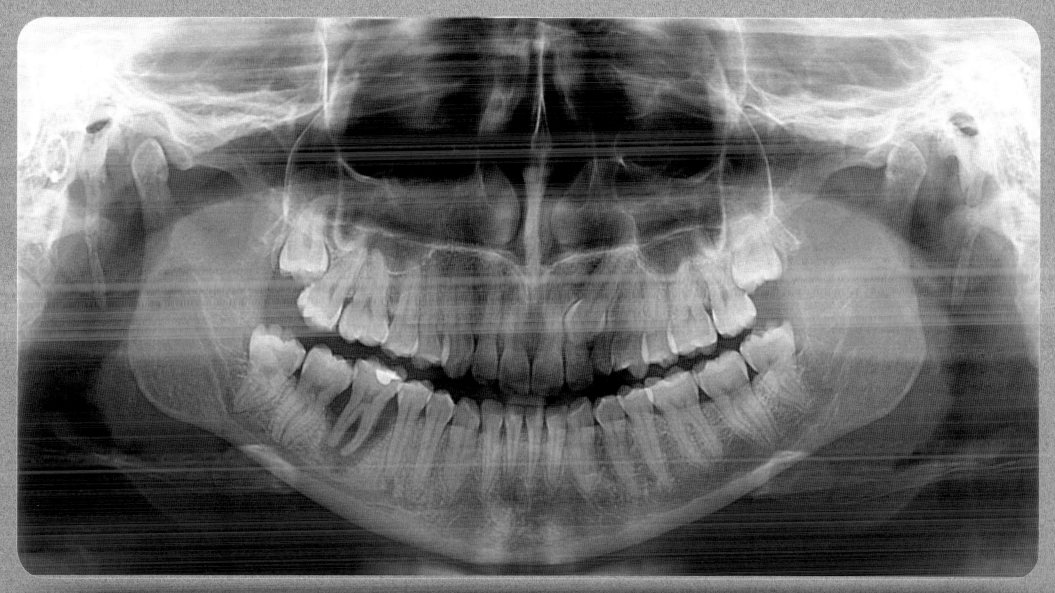

Fig. 3.28 Rarefação óssea periapical e reabsorção da crista óssea alveolar no dente 37, sugerindo lesão do endopério.

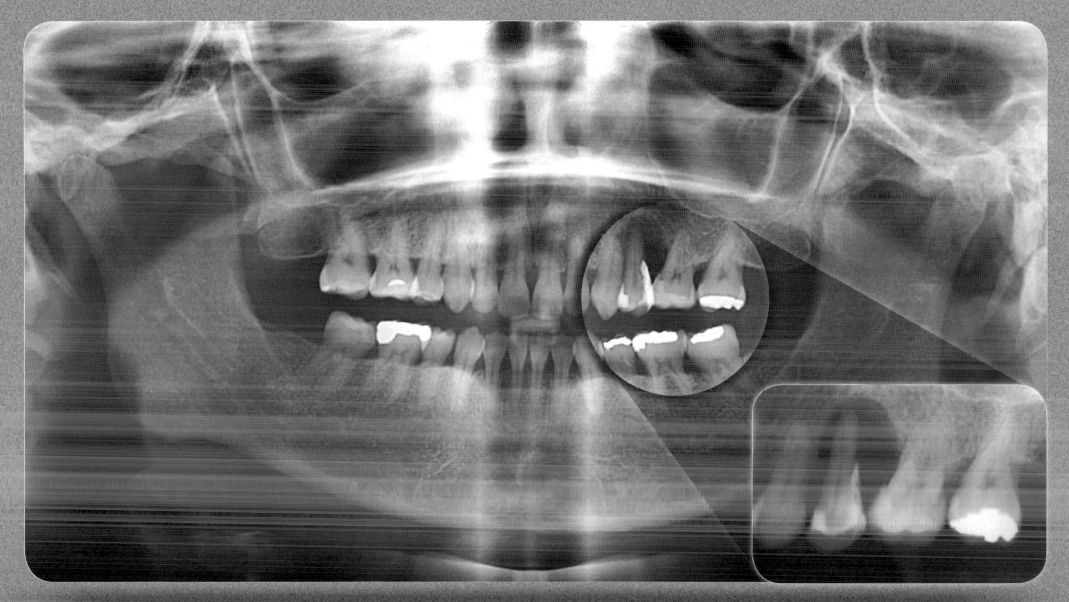

Fig. 3.29 Rarefação óssea periapical e reabsorção da crista óssea alveolar no dente 25, sugerindo lesão do endopério. Detalhe dado pela radiografia periapical da região.

Lesões do Periápice e Periodonto

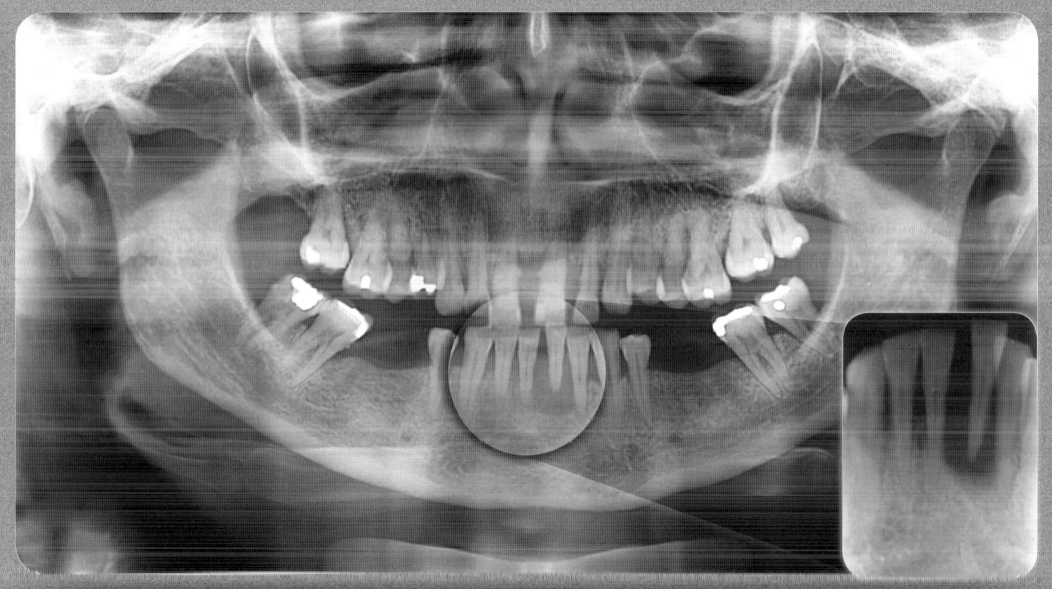

Fig. 3.30 Rarefação óssea periapical e reabsorção da crista óssea alveolar no dente 31, sugerindo lesão do endopério. Presença de cálculo salivar e reabsorção da crista óssea alveolar do tipo uniforme generalizada. Detalhe dado pela radiografia periapical da região.

Atlas de Radiografia Panorâmica para o Cirurgião-Dentista

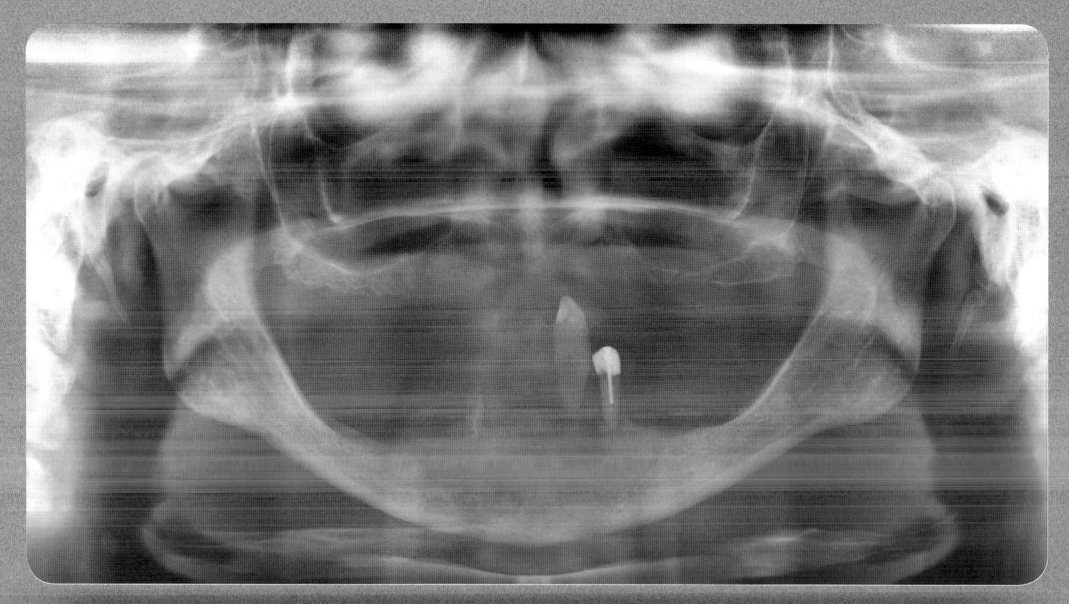

Fig. 3.31 Rarefação óssea periapical e reabsorção da crista óssea alveolar no dente 33, sugerindo lesão do endopério. Notar extrusão do referido dente.

Lesões do Periápice e Periodonto

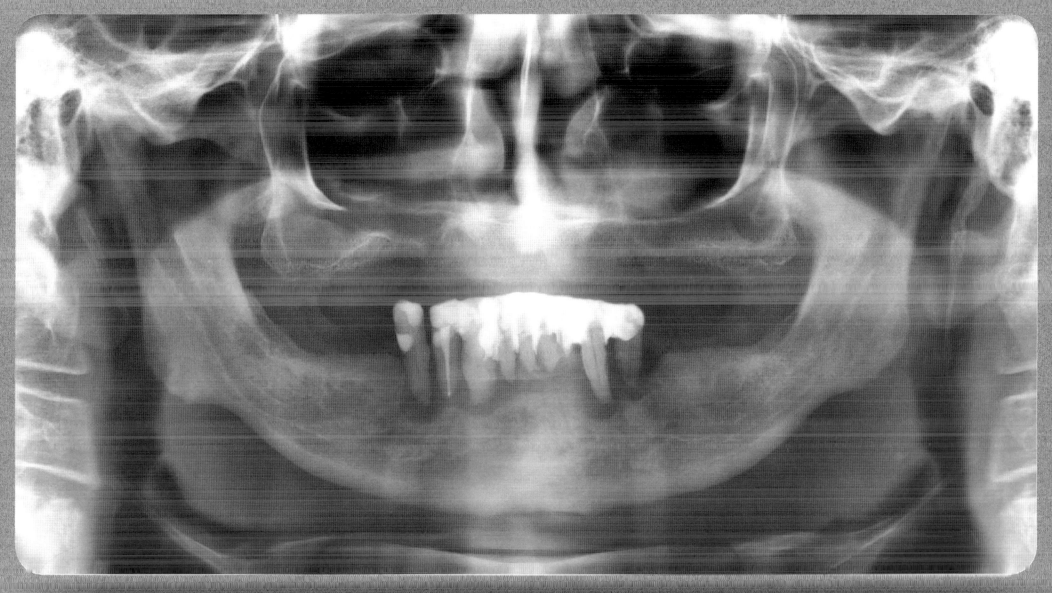

Fig. 3.32 Rarefação óssea periapical e reabsorção da crista óssea alveolar generalizada nos dentes remanescentes na mandíbula, sugerindo lesões do endopério.

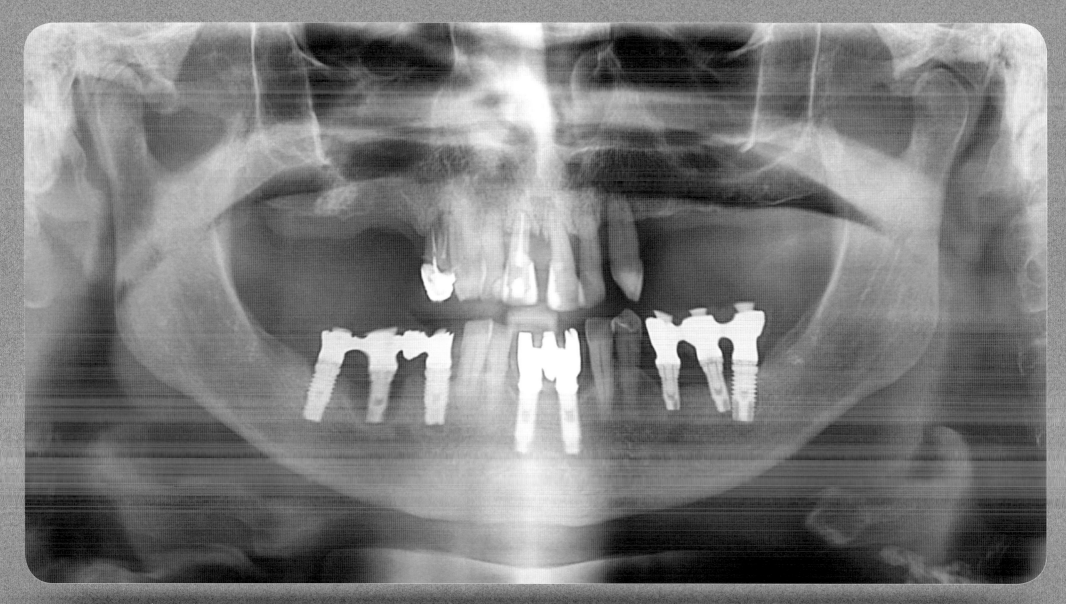

Fig. 3.33 Rarefação óssea peri-implantar na região outrora do dente 45.

Lesões do Periápice e Periodonto

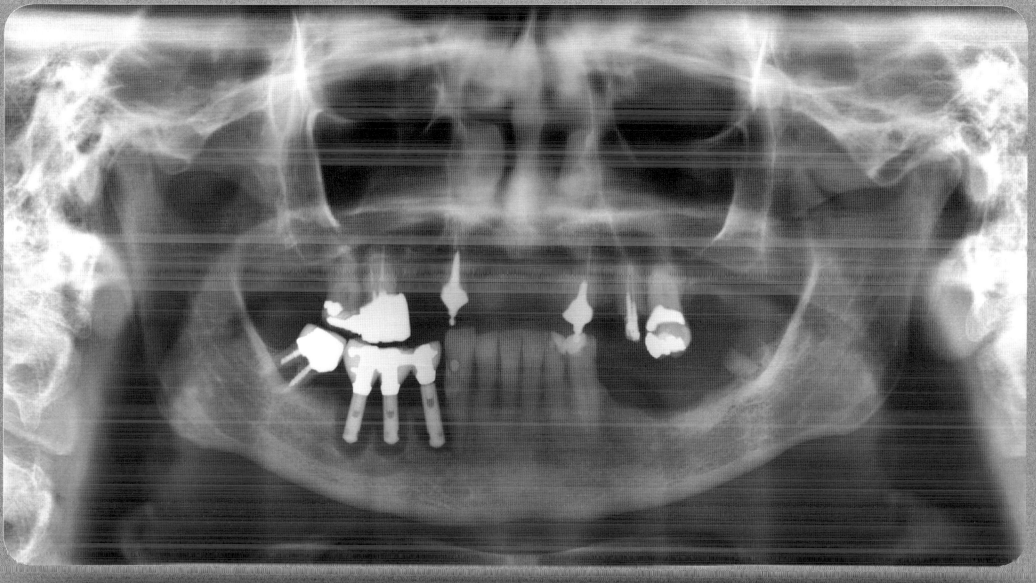

Fig. 3.34 Rarefação óssea peri-implantar na região outrora dos dentes 44, 45 e 46.

Capítulo 4

ANOMALIAS DENTAIS E MAXILARES

As anomalias dentais podem ser divididas em: de desenvolvimento, quando do início da formação do dente, por volta de seis semanas de vida; e adquirida, quando existem mudanças após a formação dental.

Estudos mostram que os dentes permanentes são mais afetados por essas anomalias dentais, talvez pela posição mais secundária da lâmina dental em relação aos dentes decíduos.

Aspectos clínicos podem elucidar os casos, sendo que muitas vezes necessitamos de outros exames complementares. Nesse momento, lançamos mão dos exames imaginológicos, ainda que não haja um "diagnóstico definitivo"

Optamos por classificar as anomalias baseando-nos na morfologia. Teremos, portanto: alterações de forma, número e erupção.

ALTERAÇÕES DE FORMA

Macrodontia: A própria palavra define como dente de volume aumentado quando comparado com um dente análogo, podendo ser detectado no exame clínico (Figs. 4.1 a 4.3). Pacientes com hipertrofia hemifacial podem ser acometidos pela macrodontia localizada. Já a generalizada pode ocorrer em pacientes com gigantismo hipofisário.

Microdontia: São dentes de volume menor do que os normais. Os dentes mais acometidos pela microdontia localizada são os incisivos laterais superiores (Figs. 4.4 e 4.5), os terceiros molares (Fig. 4.6) e, por último, os pré molares (Fig. 4.7). Também temos os casos de microdontia generalizada, acometendo os pacientes portadores de nanismo hipofisário.

Geminação: É a tentativa do elemento dental de se dividir. Há apenas uma invaginação da coroa, com uma divisão parcial da mesma, redundando em um dente com duas câmaras pulpares e um único conduto radicular (Figs. 4.8 e 4.9).

Fusão: É a união de dois elementos dentais, seja somente pelo esmalte seja pelo esmalte e cemento. Radiograficamente, serão observados dois dentes com duas câmaras pulpares e dois condutos radiculares (Figs. 4.10 a 4.12). A maior incidência dessa anomalia ocorre nos asiáticos e nos índios americanos.

Concrescência: é a união de dois elementos dentais apenas pelo cemento (Fig. 4.13).*

Dens in dente: É a invaginação do esmalte para dentro do dente, a partir do cíngulo/cúspide, que pode se apresentar apenas na coroa e, em alguns casos, invadindo o conduto radicular (Figs. 4.14 e 4.15). A literatura também relata dente invaginado ou dens invaginatus. Cabe, nesse item, falarmos do cíngulo desenvolvido, que é uma evaginação do próprio cíngulo. Os dentes anteriores superiores são os mais acometidos (Figs. 4.16 a 4.18).

Hipoplasia de esmalte: É um defeito no esmalte do elemento dental, causado por trauma ou mesmo uma infecção. A imagem revela áreas radiolúcidas na coroa dental, podendo ser de forma uniforme ou irregular (Fig. 4.19).

Amelogênese imperfeita: É um defeito no esmalte dental que acomete um grupo de dentes, podendo ser generalizada (Figs.

---

*Na classificação, essa anomalia estaria em erupção, mas, por entender que didaticamente facilitaria a compreensão, optamos por encaixá-la no item anomalia de forma.

4.20 e 4.21). Trata-se de uma hipoplasia hereditária, na maioria das vezes de forma autossômica dominante, ligada ao cromossomo X. A imagem nos mostra ausência ou uma camada muito fina de esmalte e, em casos mais avançados, quando há abfração, pode ocorrer obliteração da câmara pulpar

Dentinogênese imperfeita: Também de característica hereditária dominante, ocorrendo através da má formação da dentina, sendo que o esmalte, ainda que normal, pode se destacar do dente com facilidade. A imagem revela coroa bulbosa com uma constrição na cervical, atresia na câmara pulpar e conduto radicular, além de apresentar raízes curtas e cônicas.

Dentes de Hutchinson: Associado à sífilis congênita, mostra uma hipoplasia dental que acometem os incisivos permanentes que se apresenta com a borda incisal menor que a borda cervical, dando um aspecto de uma "chave de fenda". Os molares também apresentam seu terço oclusal menor que o cervical. As cúspides são menores e malformadas, com a aparência clínica de uma "amora".

Taurodontia: É caracterizada pelo aumento vertical da câmara pulpar, podendo se aproximar da região apical do dente, com o acompanhamento da furca. Apesar de a câmara pulpar estar ampliada, a coroa do dente se mostra de forma e tamanho normal. Os molares são os dentes mais acometidos, podendo se apresentar tanto nos decíduos (Fig. 4.22) como nos permanentes (Figs. 4.23 a 4.25). O nome é dado pelo fato de os dentes lembrarem remotamente os dentes dos ungulados (touros). A tomografia, nesse caso, é de importância fundamental no processo diagnóstico.

Dilaceração: É a mudança de direção da coroa ou da raiz, sendo nessa região do dente a maior incidência, formando um ângulo ou curvatura (Figs. 4.26 a 4.29), podendo estar associada a um trauma ou anomalia de desenvolvimento quando da formação do dente.

ALTERAÇÕES DE NÚMERO

Anodontia: Ausência de um (Figs. 4.30 a 4.32) ou mais elementos dentais (Figs. 4.33 a 4.36), podendo ser parcial, causada por mecanismo patológico, ou apenas pela falha no desenvolvimento do germe dental. As anodontias totais, segundo alguns autores, estão associadas a transtornos endócrinos e a doenças hereditárias, e têm envolvimento com o ectoderma, sendo, por isso chamada de displasia ectodérmica (Figs. 4.37 e 4.38). Seus portadores possuem pele seca, unhas quebradiças e cabelos ralos, ou seja, tecidos oriundos do ectoderma se apresentam comprometidos.

Dentes supranumerários: Dentes que se desenvolvem além da dentição normal, 20 na dentição decídua e 32 na dentição permanente. Também conhecidos por extranumerários, podendo se apresentar da mesma forma que o dente adjacente, ou ainda de formas variadas, principalmente do aspecto conoides (Figs. 4.39 a 4.48). Os dentes supranumerários podem se apresentar próximos a estruturas anatômicas radiopacas do maxila, como a espinha nasal anterior e o palato duro (Figs. 4.49 a 4.51), às vezes "mascarando" a presença dos mesmos. Presença de vários supranumerários não irrompidos pode estar associada à displasia cleidocraniana (Figs. 4.52 e 4.53), acompanhada de outras anomalias como fontanela aberta, braquicefalia, hipodesenvolvimento dos ossos parietais e, principalmente, aplasia ou má formação da clavícula.

Raízes supranumerárias: Raízes suplementares ou ainda raízes bifurcadas, dada à anatomia dental, podendo acometer a dentição decídua (Fig. 4.54) ou a dentição permanente (Figs. 4.55 a 4.57). Somente um exame de imagem irá mostrar essa importante anomalia, recurso fundamental ao endodontista e ao cirurgião bucomaxilofacial.

ALTERAÇÃO DE ERUPÇÃO

Dente não irrompido: O dente pode estar retido no osso alveolar, por não ter força eruptiva ou mesmo por estar acomodido de uma anquilose. Pode também se apresentar impactado, impossibilitado de erupcionar por haver alguma barreira, seja representada por outro dente seja uma lesão qualquer. O que nos leva a tal suspeita é a ausência desse elemento dental na arcada. O dente não irrompido pode se apresentar em várias posições ectópicas desde sua posição dita original vertical, até uma posição mais complexa, segundo a classificação de Winter (Figs. 4.58 a 4.72). As técnicas radiográficas de localização intrabucais podem localizar o elemento dental, porém, caso se façam necessários, teremos que lançar mão de exames de imagem mais precisos. A tomografia computadorizada mostra o elemento dental intraósseo em sua posição fidedigna.

Migração: Quando um elemento dental se desloca da sua posição original, indo para outra região (Figs. 4.73 a 4.75), podendo estar irrompido ou não. No caso de dente intraósseo, o exame tomográfico se torna imprescindível para sua localização topográfica.

Transposição: Quando dois dentes trocam de posição entre si. Comumente podemos observar a troca de posição entre os caninos e os primeiros pré-molares superiores (Figs. 4.76 a 4.78). Não existe relato na dentição decídua. Tal condição é observada através do exame clínico.

ANOMALIAS DOS MAXILARES

Fissura palatina: Trata-se de uma falha na fusão dos processos palatinos ou destes com o processo frontonasal. O aparecimento dessa anomalia pode ser de origem hereditária, por distúrbios nutricionais (ácido fólico ausente no pré-natal), estresse ou ainda o tabagismo materno. Essas anomalias podem vir acompanhadas também da fenda labial, conhecida como lábio leporino, e de algumas anomalias dentais como anodontia, normalmente do incisivo lateral, supranumerário, podendo se apresentar unilateral (Figs. 4.79 a 4.81) ou bilateral (Fig. 4.82). A imagem se mostra radiolúcida, ou seja, apresenta uma fissura na região da pro maxila, podendo se estender ou incluir o assoalho da cavidade nasal.

Macrognatia: Pode ser hereditário, representando o desenvolvimento de um ou mais ossos da face, com discreto aumento de volume. A radiografia panorâmica não é a radiografia de eleição para identificar tal anomalia. A telerradiografia ou a tomografia mostra uma projeção do osso da mandíbula. Esse caso será ilustrado com uma telerradiografia (Figs. 4.83 A e 4.83 B).

Micrognatia: Também de causa hereditária, está associada ou não a algumas síndromes (Treacher-Collins/Crouzon), podendo também ser adquirida, o que ocorre quando existe alteração no desenvolvimento das cabeças da mandíbula. A radiografia panorâmica não é a radiografia de eleição para identificar tal anomalia. A telerradiografia ou a tomografia mostra uma redução da região anterior da mandíbula, lembrando o "perfil de um pássaro". Iremos ilustrar esse caso com uma telerradiografia (Fig. 4.84).

Atlas de Radiografia Panorâmica para o Cirurgião-Dentista

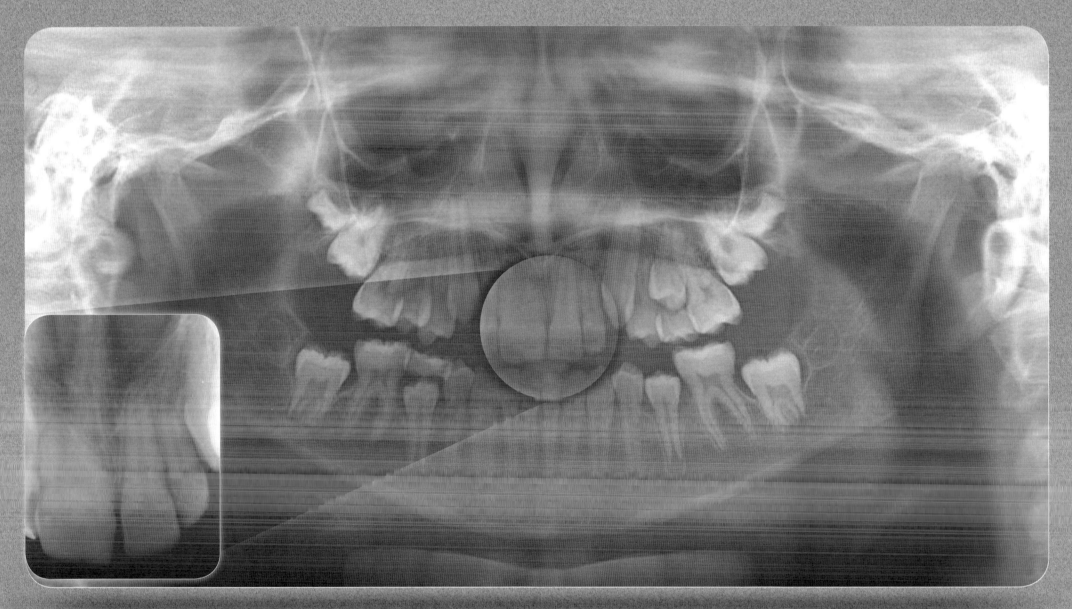

Fig. 4.1 Macrodontia no dente 11. Detalhe dado pela radiografia periapical da região.

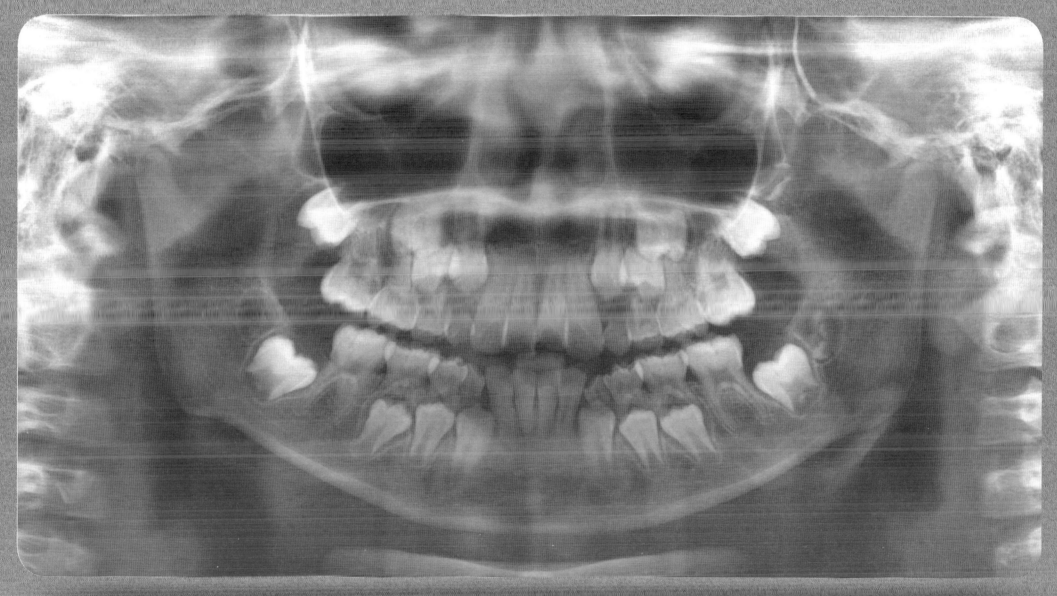

Fig. 4.2 Macrodontia nos dentes 12 e 22.

Atlas de Radiografia Panorâmica para o Cirurgião-Dentista

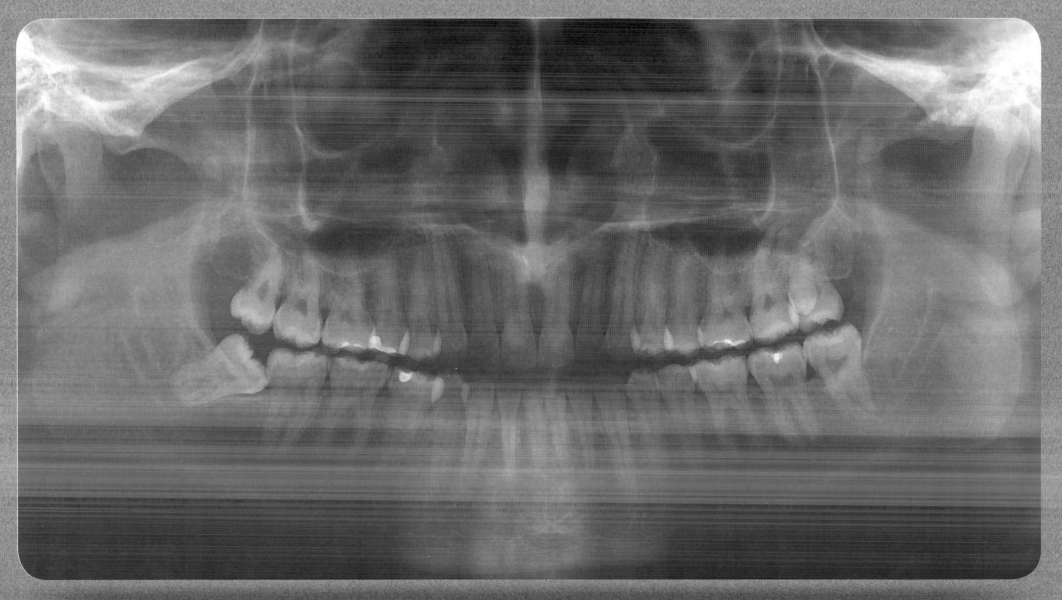

Fig. 4.3 Macrodontia no dente 45. Presença de supranumerário na região do dente 28.

Anomalias Dentais e Maxilares

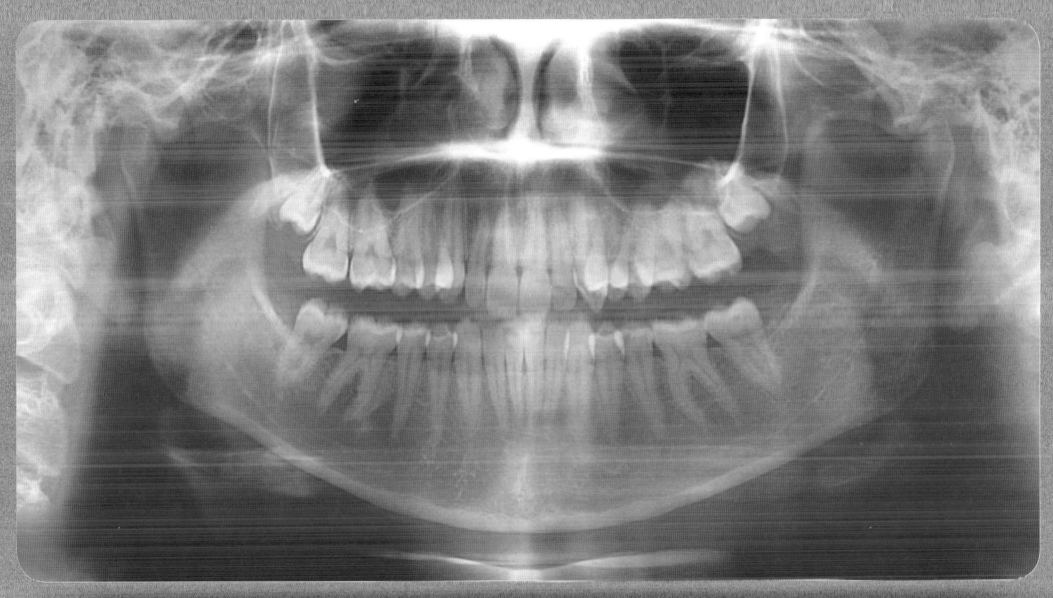

Fig. 4.4 Microdontia no dente 12.

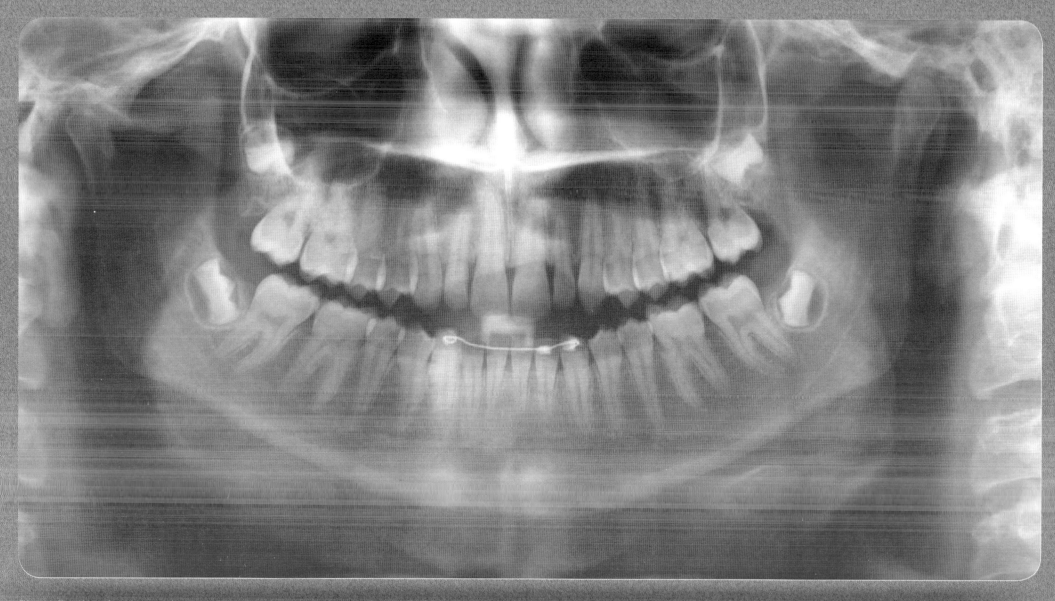

Fig. 4.5 Microdontia nos dentes 12 e 22.

Anomalias Dentais e Maxilares

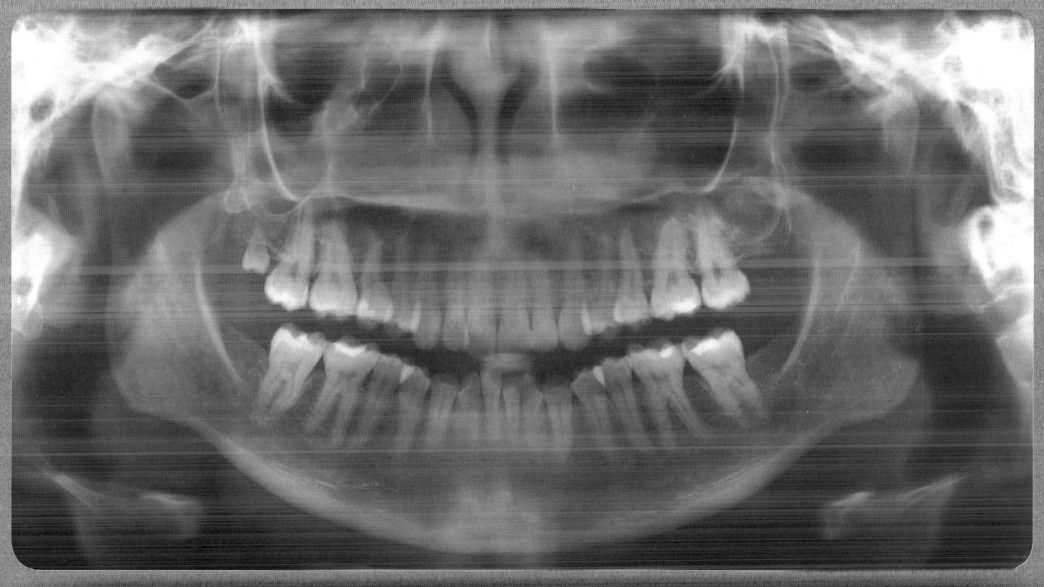

Fig. 4.6 Microdontia no dente 18.

115

Atlas de Radiografia Panorâmica para o Cirurgião-Dentista

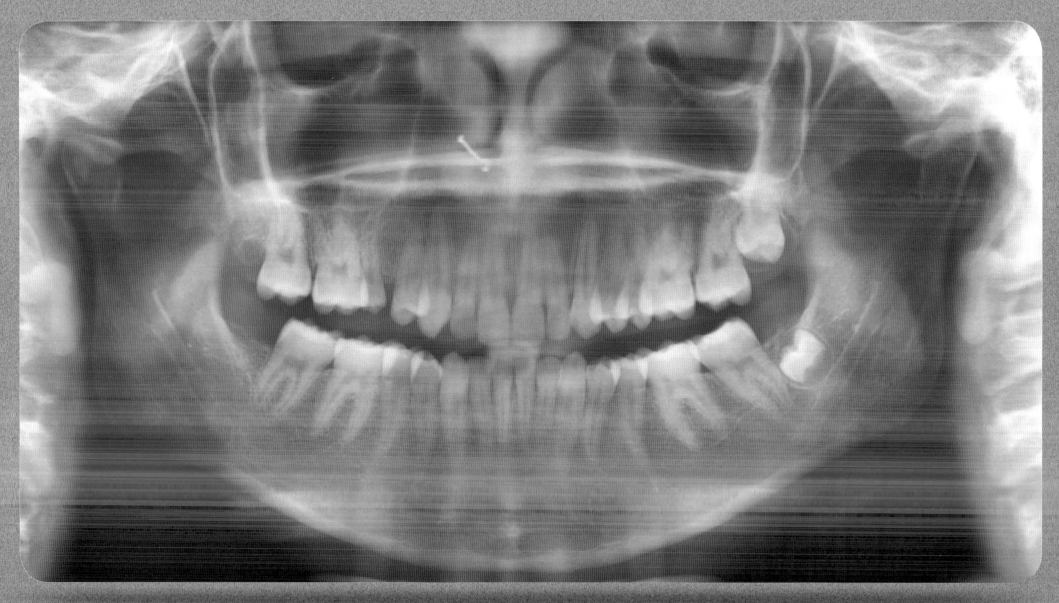

Fig. 4.7 Microdontia no dente 15. Notar presença de *piercing* em asa de nariz lado direito.

Anomalias Dentais e Maxilares

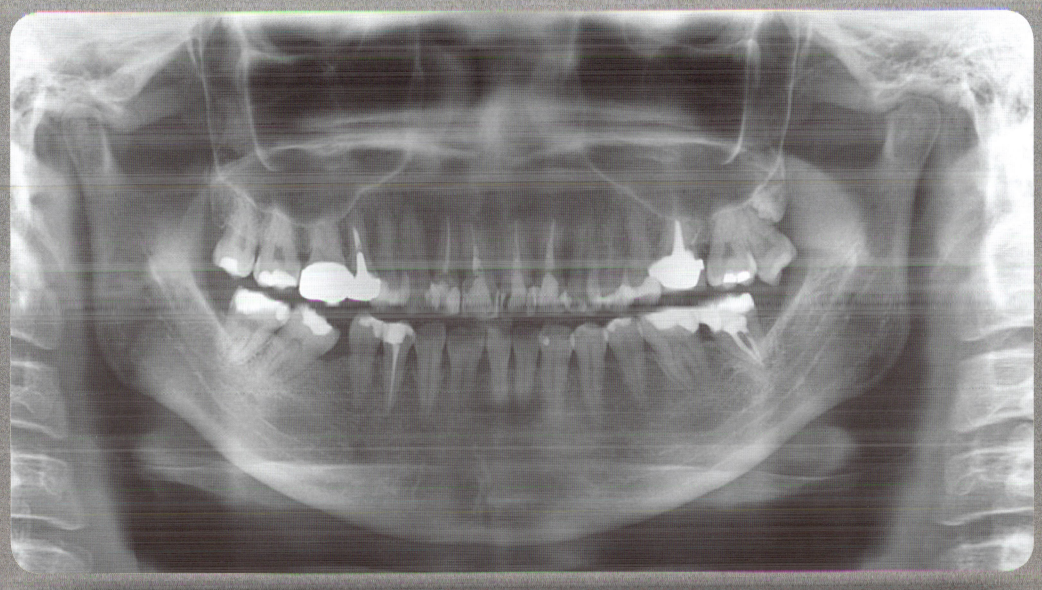

Fig. 4.8 Geminação no dente 42.

Atlas de Radiografia Panorâmica para o Cirurgião-Dentista

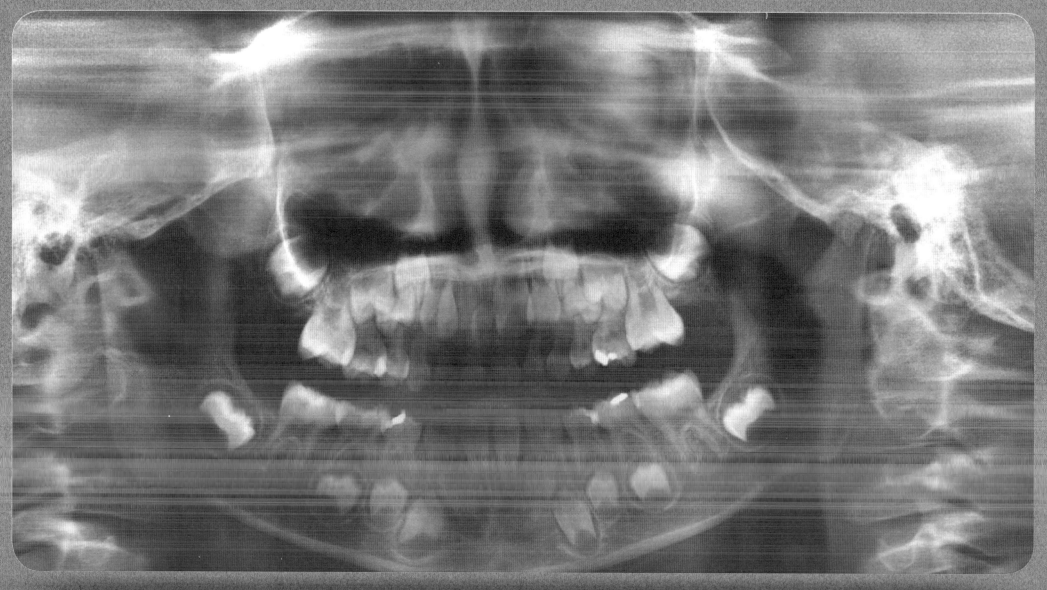

Fig. 4.9 Geminação nos dentes 73 e 83.

Anomalias Dentais e Maxilares

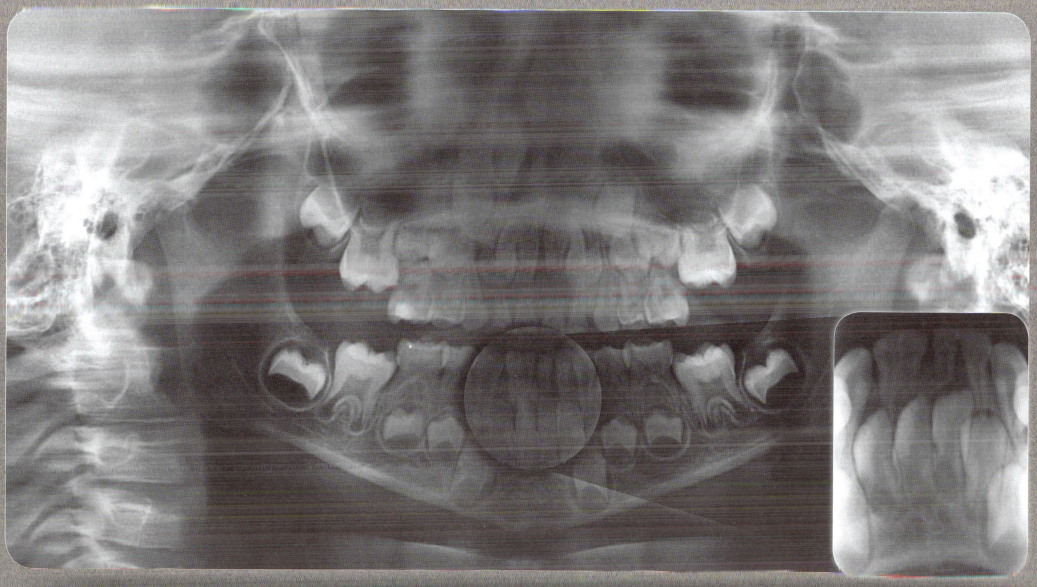

Fig. 4.10 Fusão dos dentes 81 e 82. Detalhe dado pela radiografia periapical da região.

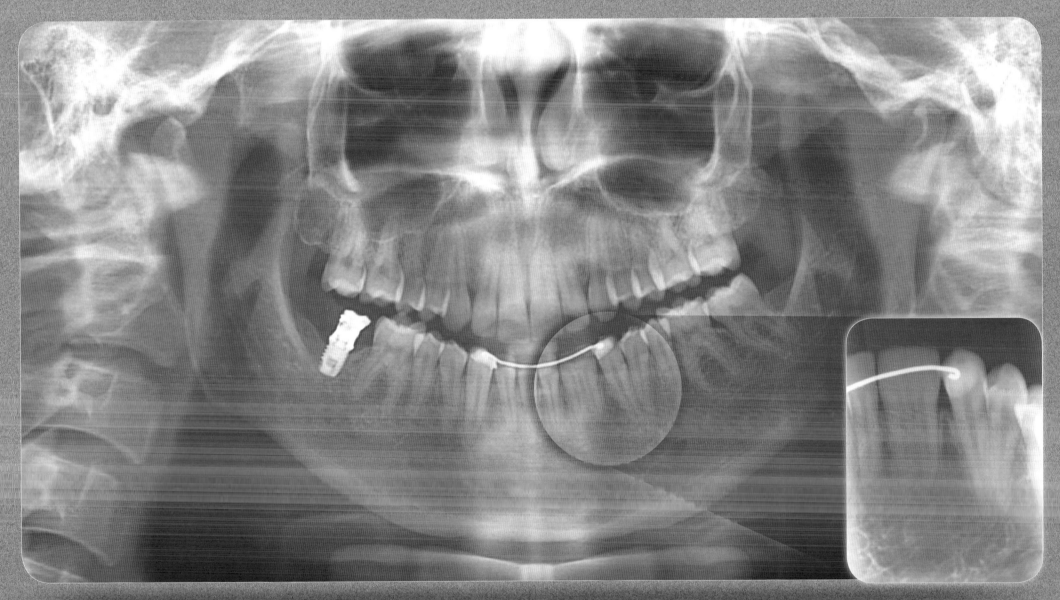

Fig. 4.11 Fusão do dente 32 com supranumerário. Detalhe dado pela radiografia periapical da região.

Anomalias Dentais e Maxilares

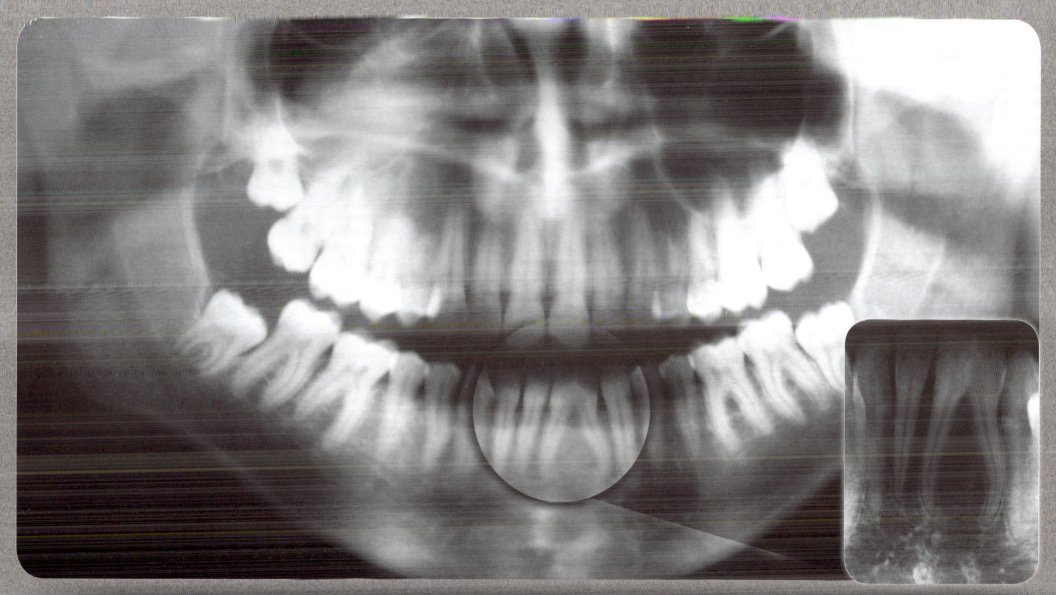

Fig. 4.12 Fusão do dente 31 com o dente 32. Detalhe dado pela radiografia periapical da região.

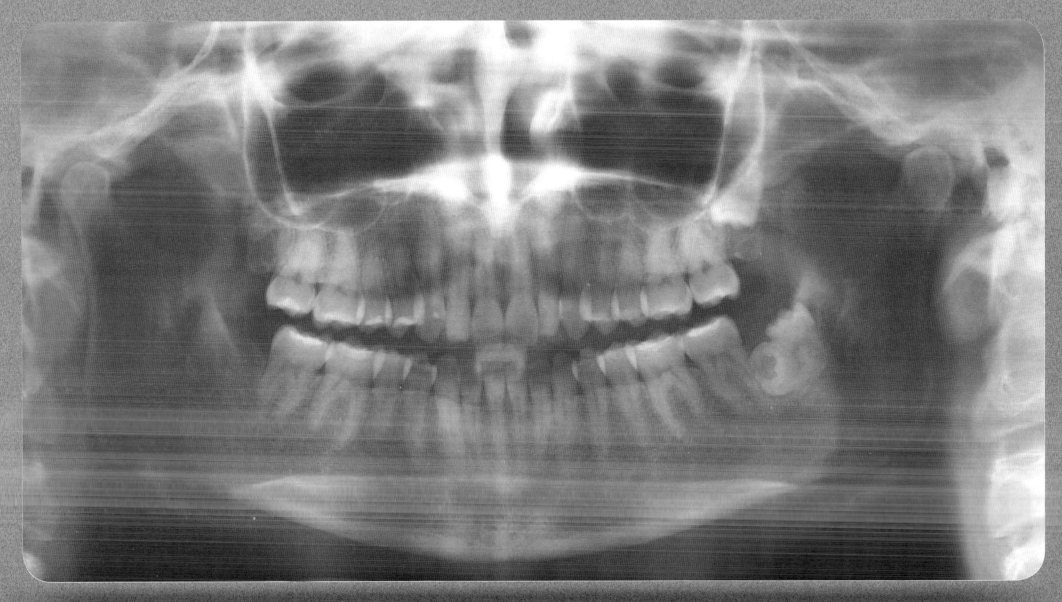

Fig. 4.13 Concrescência do dente 38 com supranumerário.

Anomalias Dentais e Maxilares

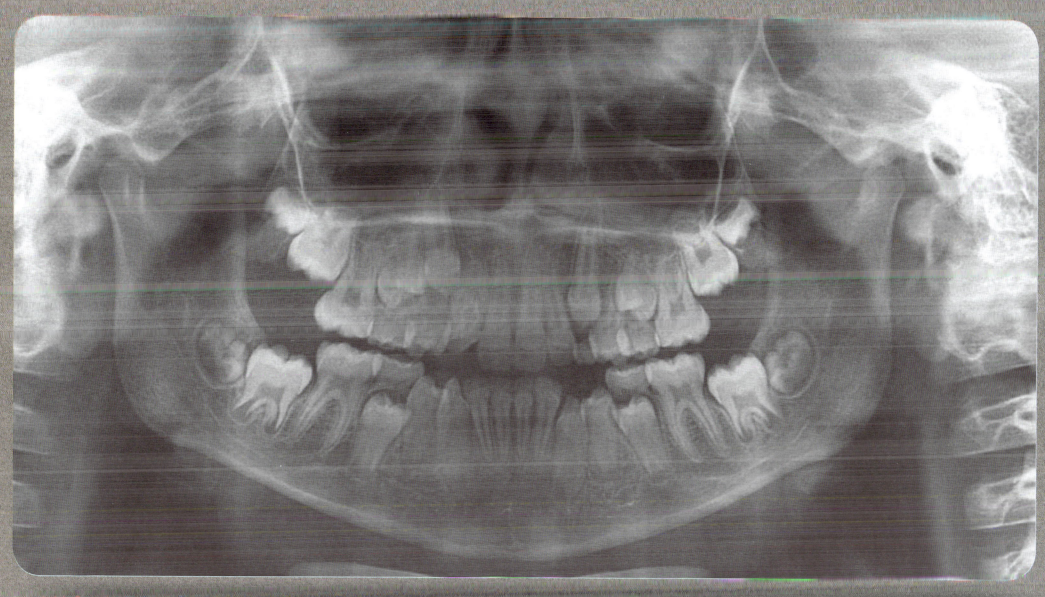

Fig. 4.11 Dens in dente no dente 12.

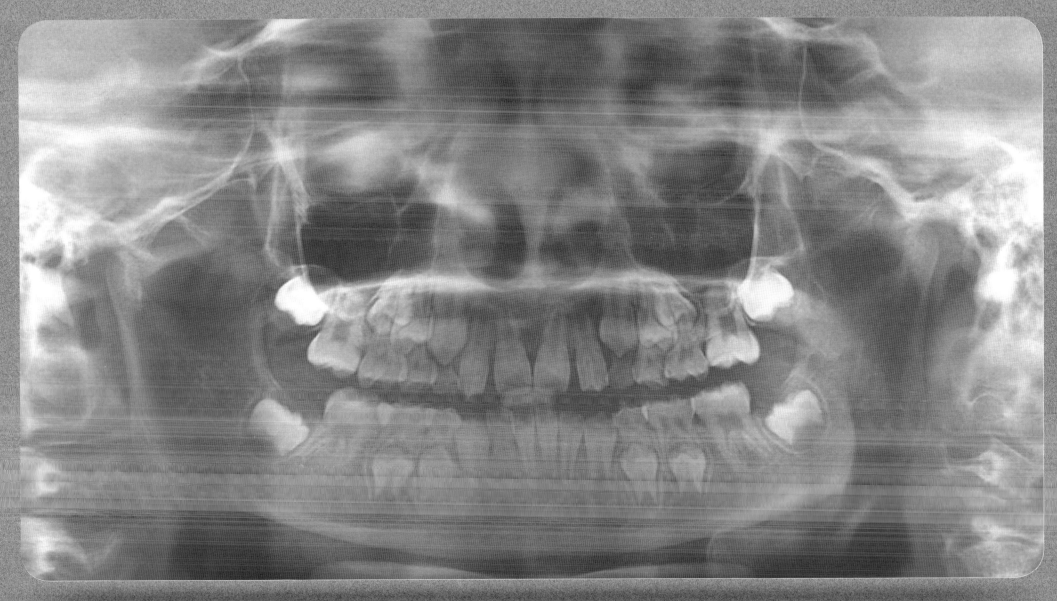

Fig. 4.15 *Dens in dente* nos dentes 12 e 22.

Anomalias Dentais e Maxilares

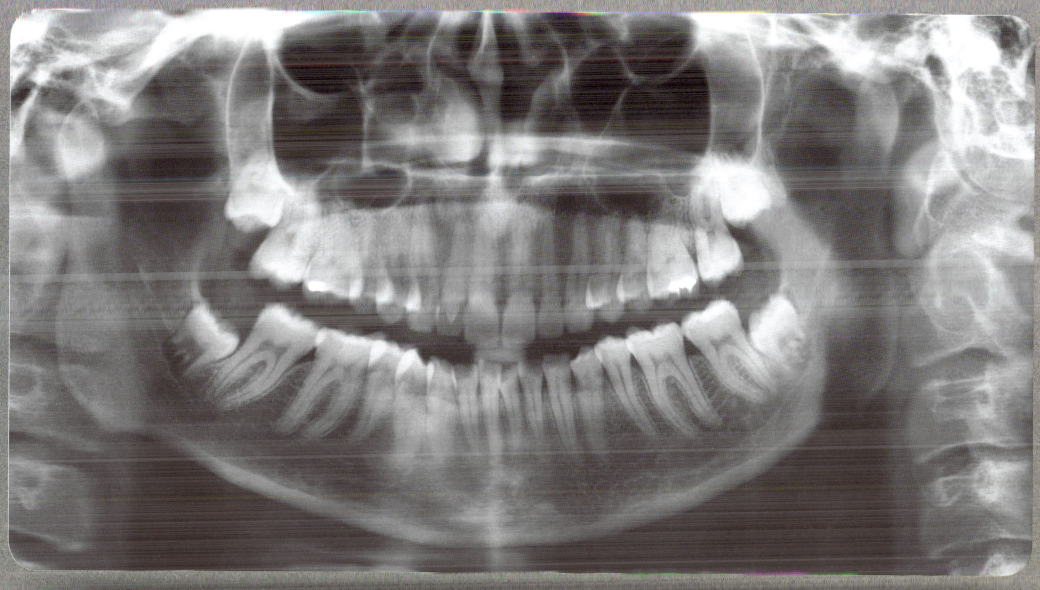

Fig. 4.18 Cíngulo desenvolvido no dente 12.

125

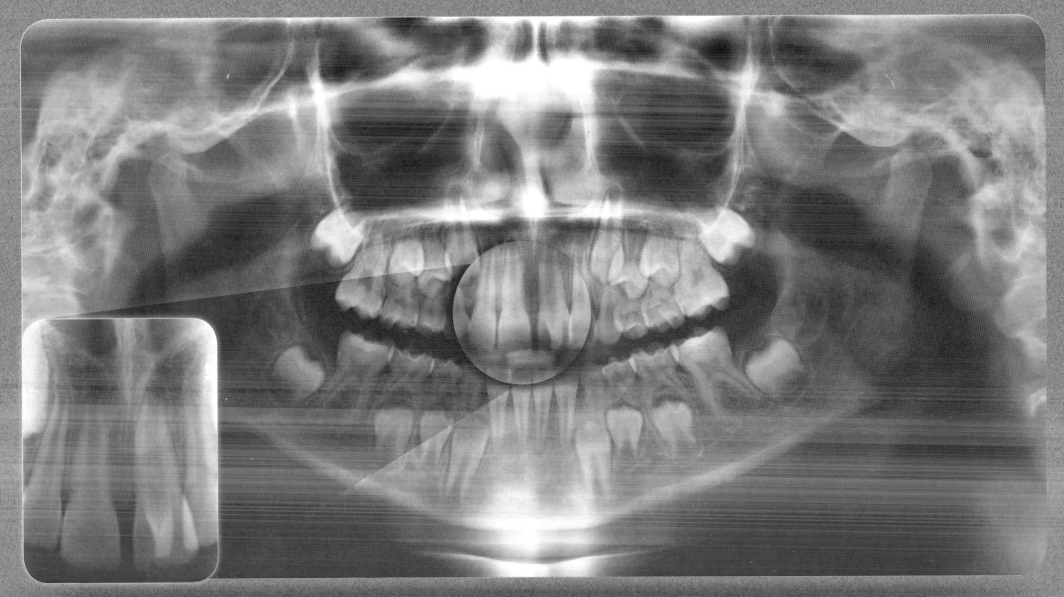

Fig. 4.17 Cíngulo desenvolvido no dente 21. Detalhe dado pela radiografia periapical da região.

Anomalias Dentais e Maxilares

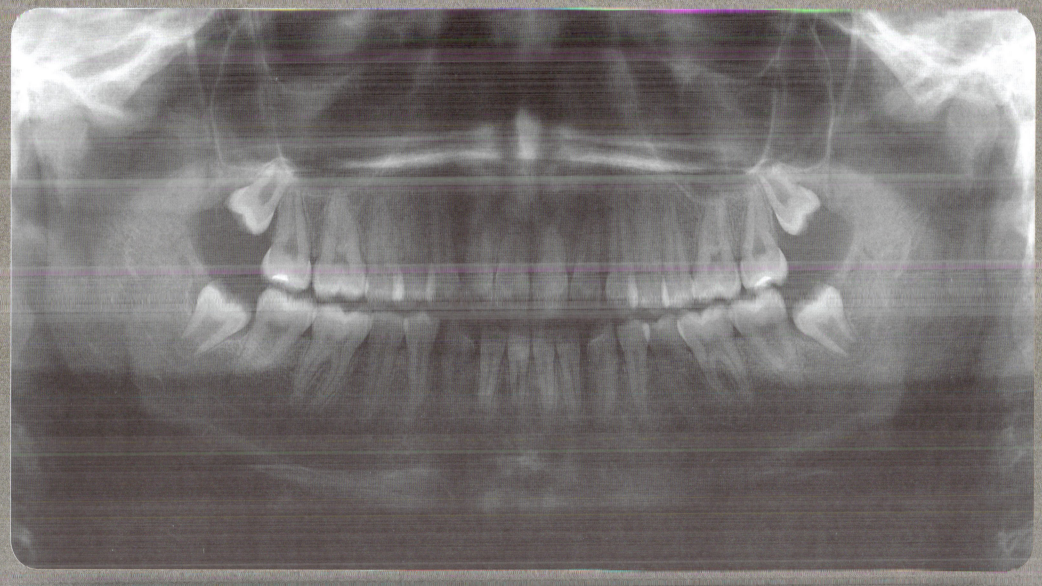

Fig. 4.18 Cíngulo desenvolvido nos dentes 13, 12, 11, 21, 22 e 23.

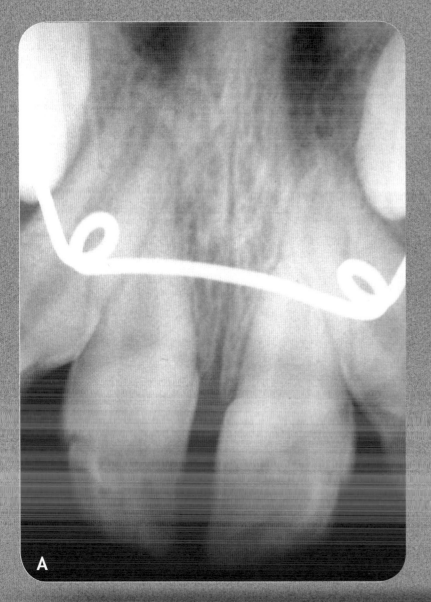 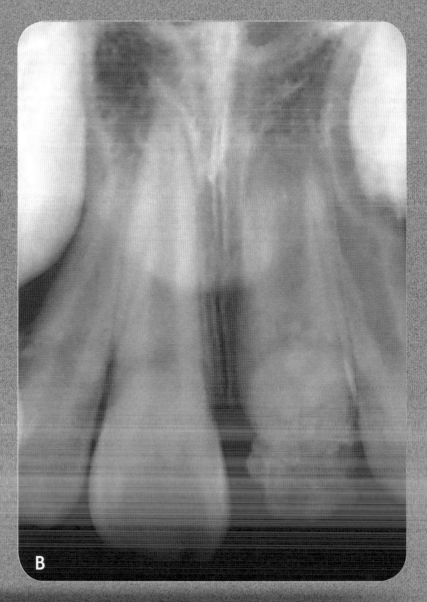

Fig. 4.19 (A) Hipoplasia de esmalte nos dentes 11 e 21. Presença de aparato ortodôntico fixo. Radiografia periapical para ilustrar o caso. (B) Hipoplasia de esmalte no dente 21. Radiografia periapical para ilustrar o caso.

Anomalias Dentais e Maxilares

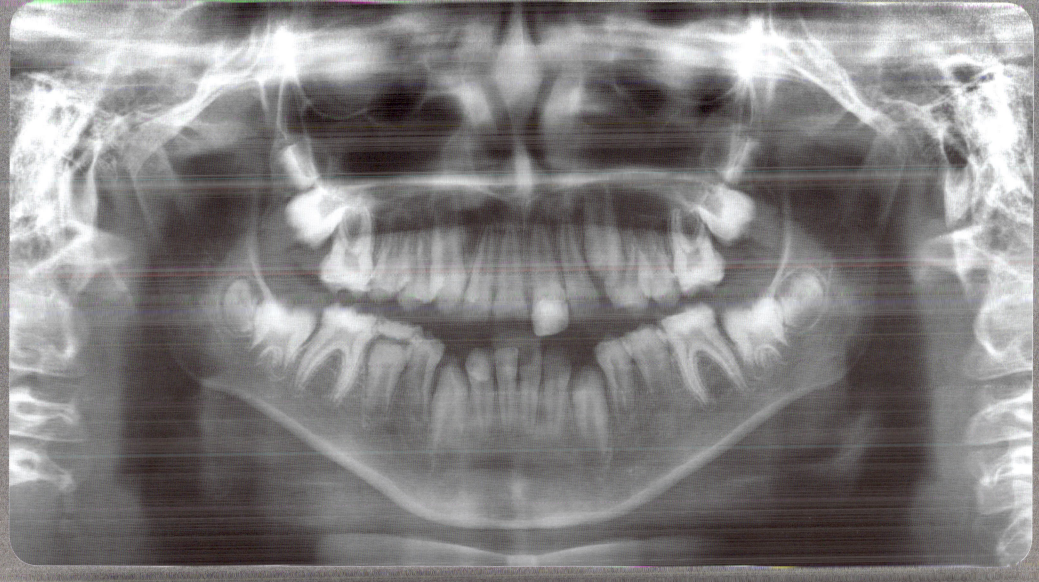

Fig. 4.20 Amelogênese Imperfeita.

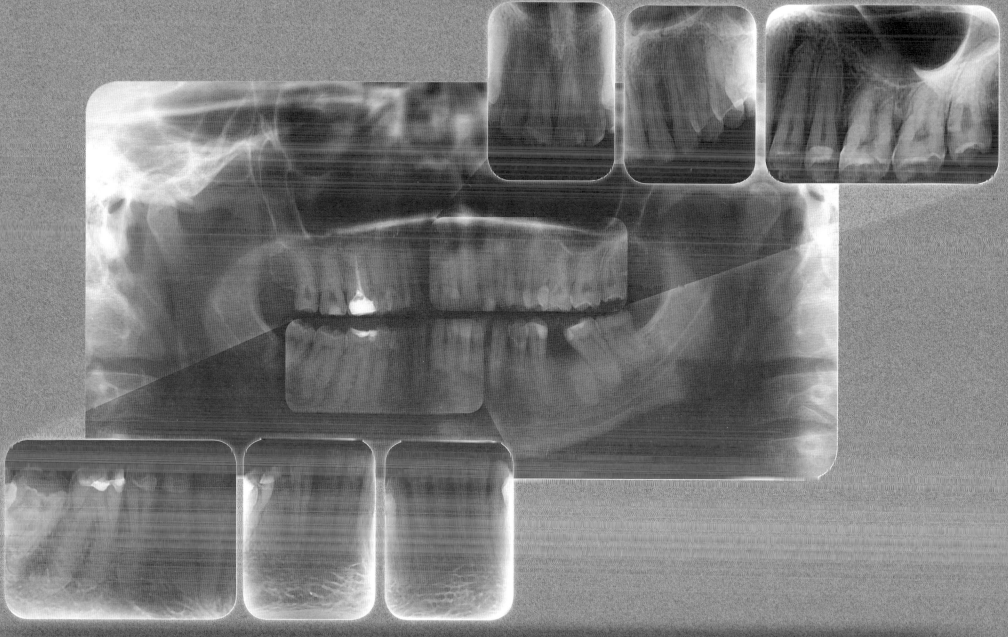

Fig. 4.21 Amelogênese imperfeita. Detalhes dados pelas radiografias periapicais das regiões.

Anomalias Dentais e Maxilares

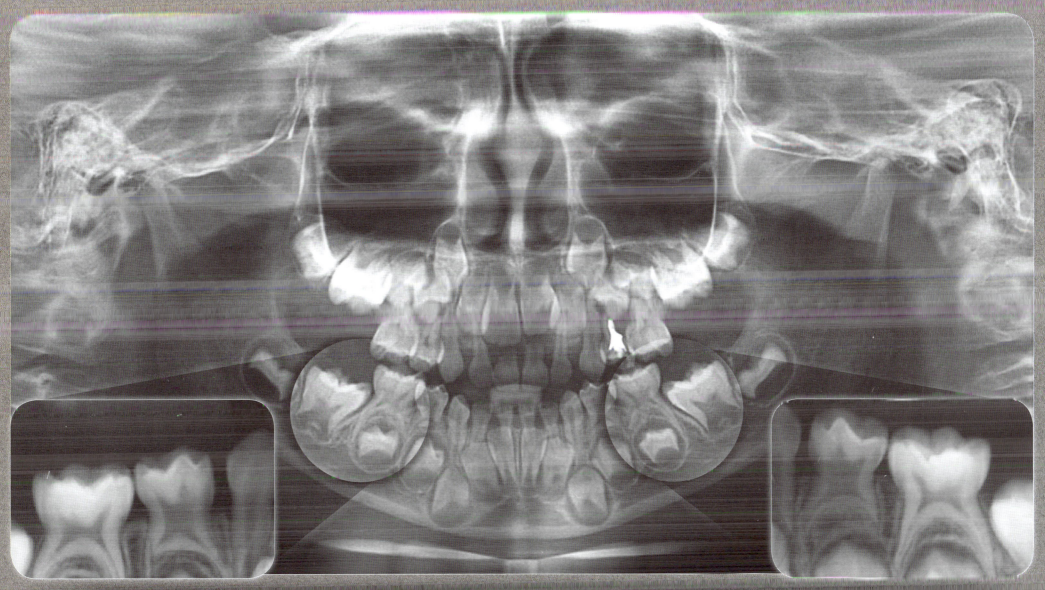

Fig. 4.77. Taurodontia nos dentes 71 e 81. Detalhes dados pelas radiografias periapicais das regiões.

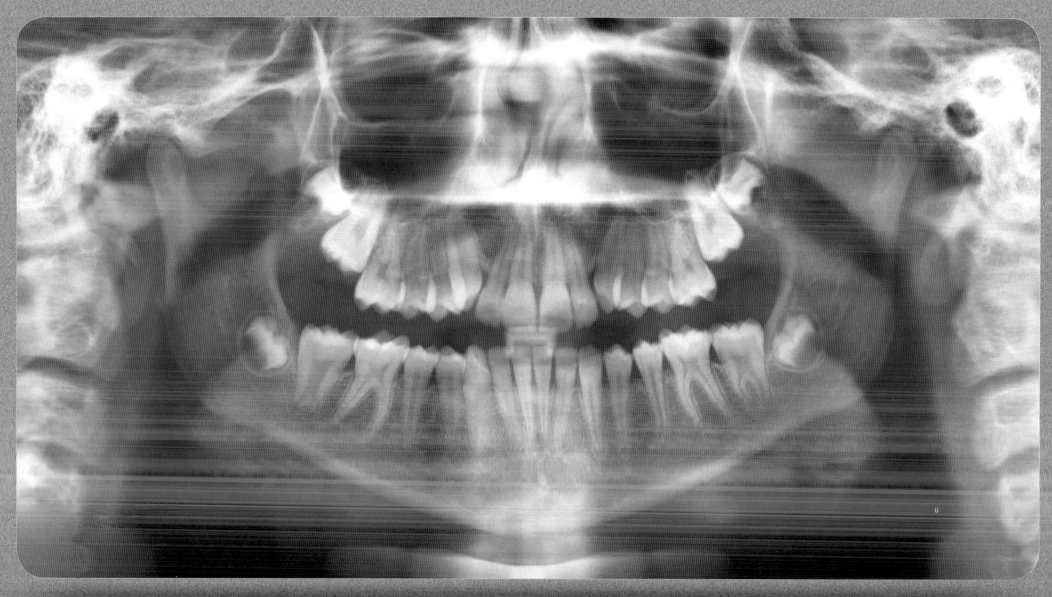

Fig. 4.23 Taurodontia no dente 47.

Anomalias Dentais e Maxilares

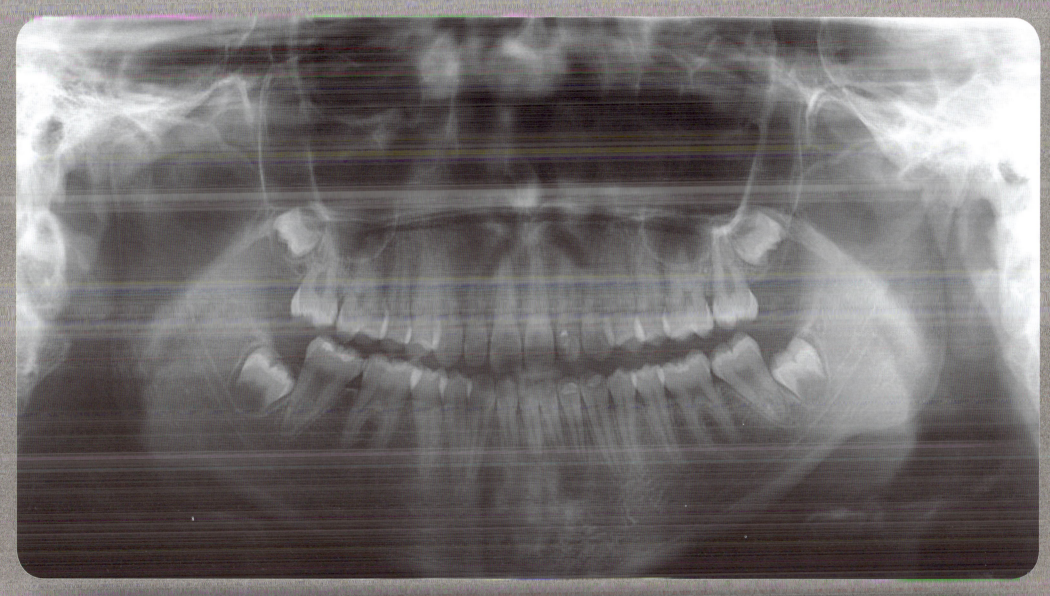

Fig. 4.24. Taurodontia nos dentes 17, 27, 37 e 47.

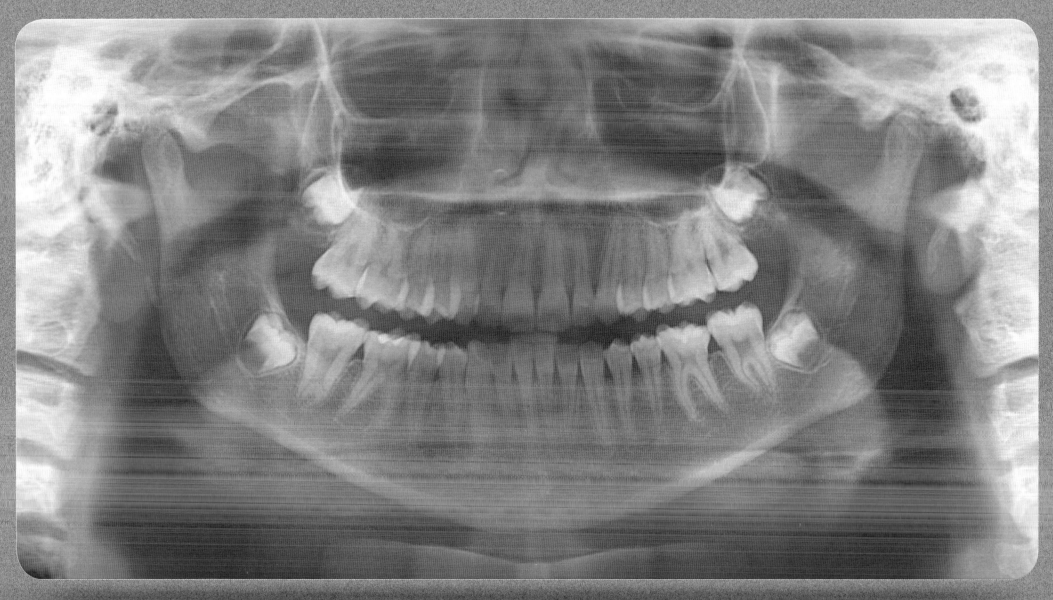

Fig. 4.25 Taurodontia no dente 47.

Anomalias Dentais e Maxilares

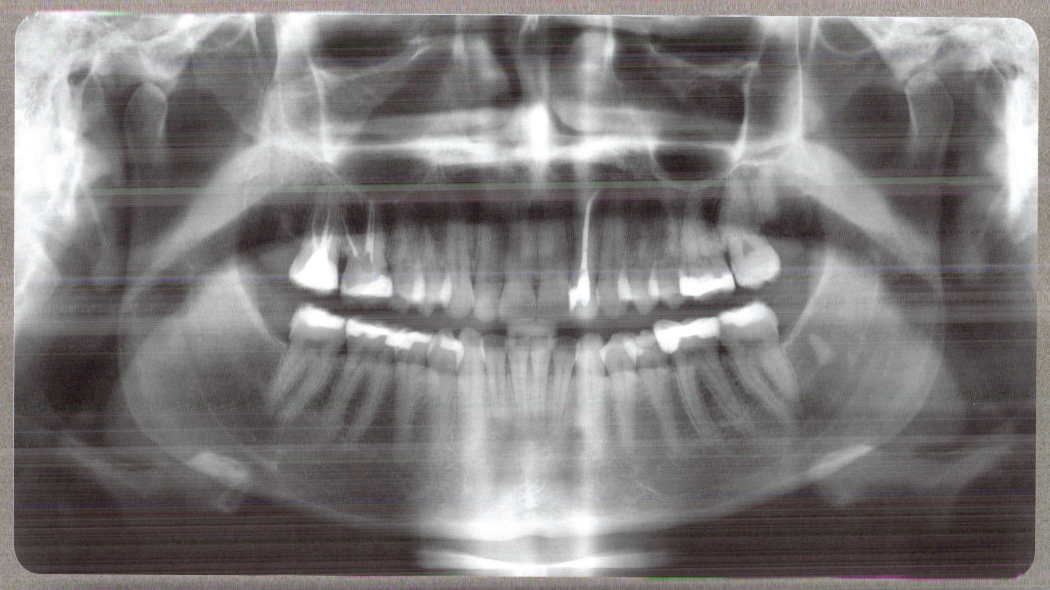

Fig. 4.26 Dilaceração nos dentes 13 e 23.

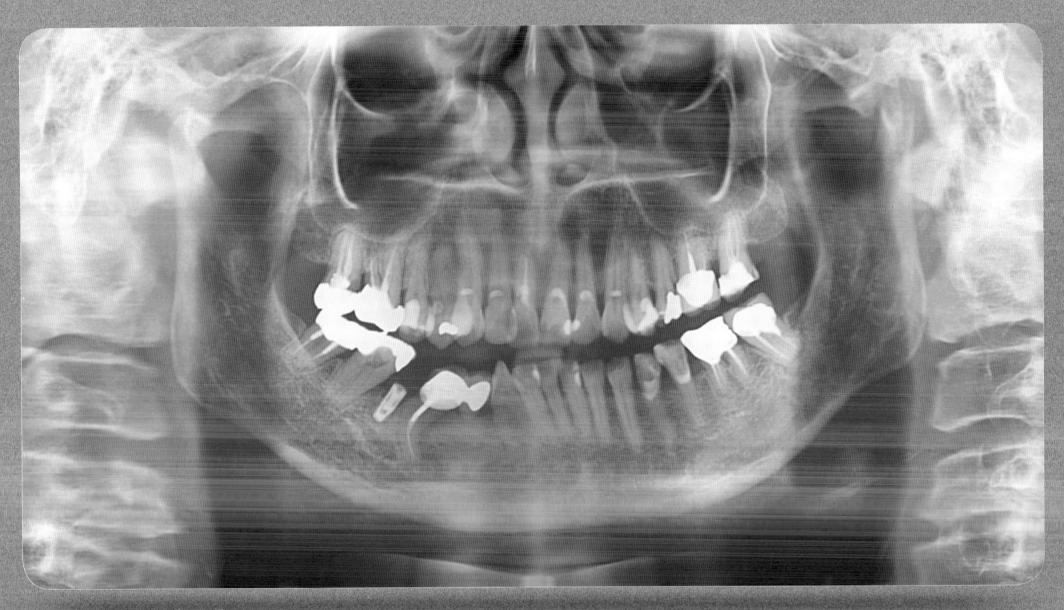

Fig. 4.27 Dilaceração no dente 45.

Anomalias Dentais e Maxilares

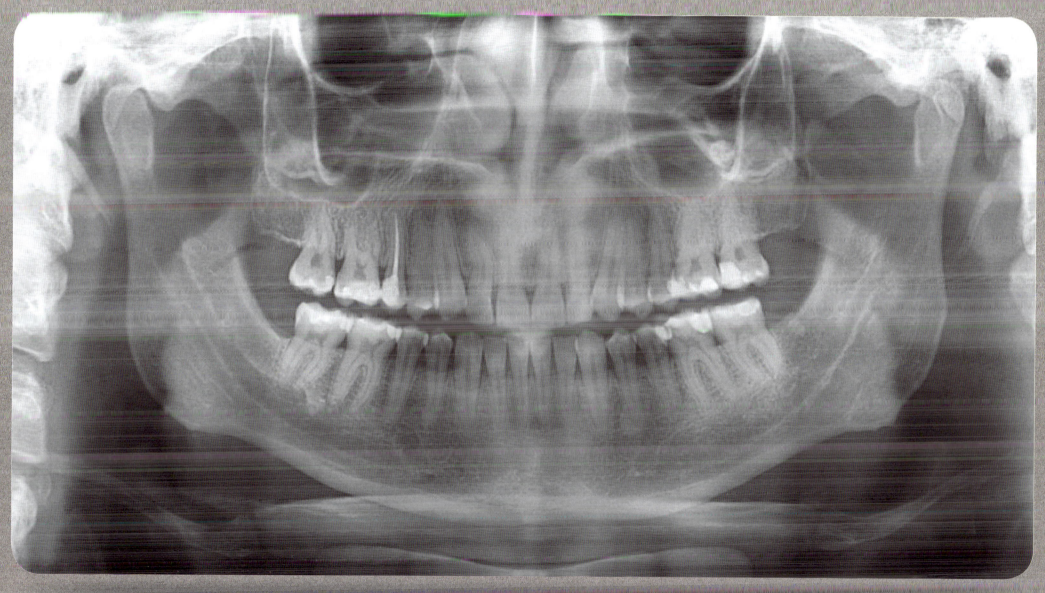

Fig. 1.28. Dilaceração no dente 12.

Atlas de Radiografia Panorâmica para o Cirurgião-Dentista

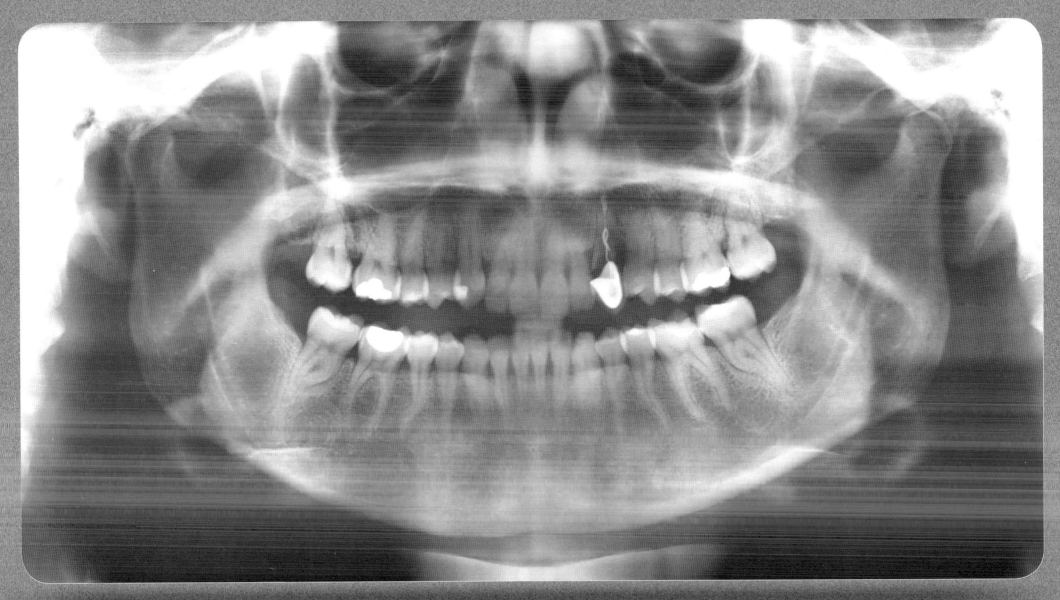

Fig. 4.29 Dilaceração nos dentes 37, 35, 45 e 47.

Anomalias Dentais e Maxilares

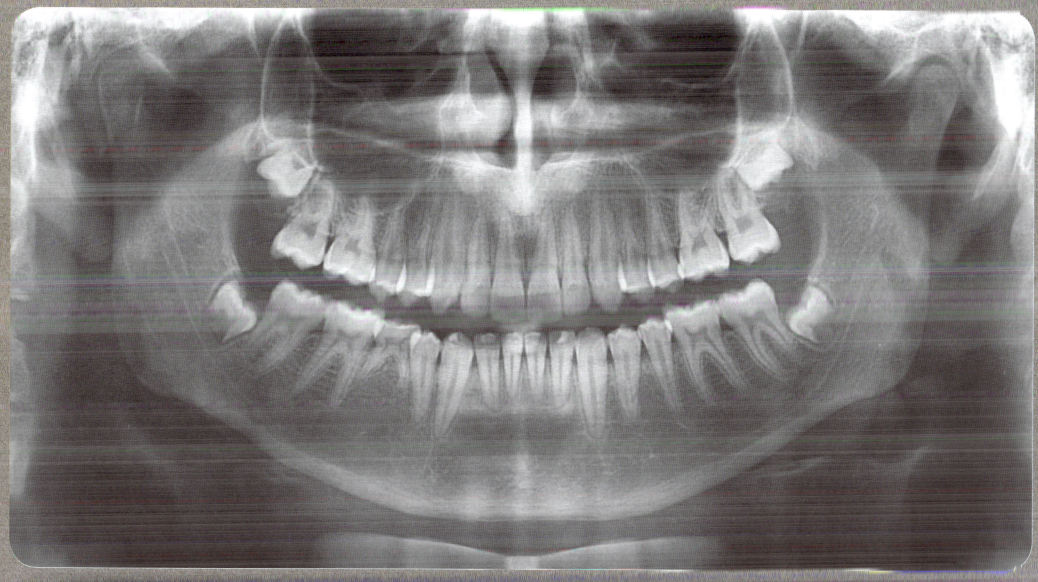

Fig. 4.30 Anodontia do dente 45.

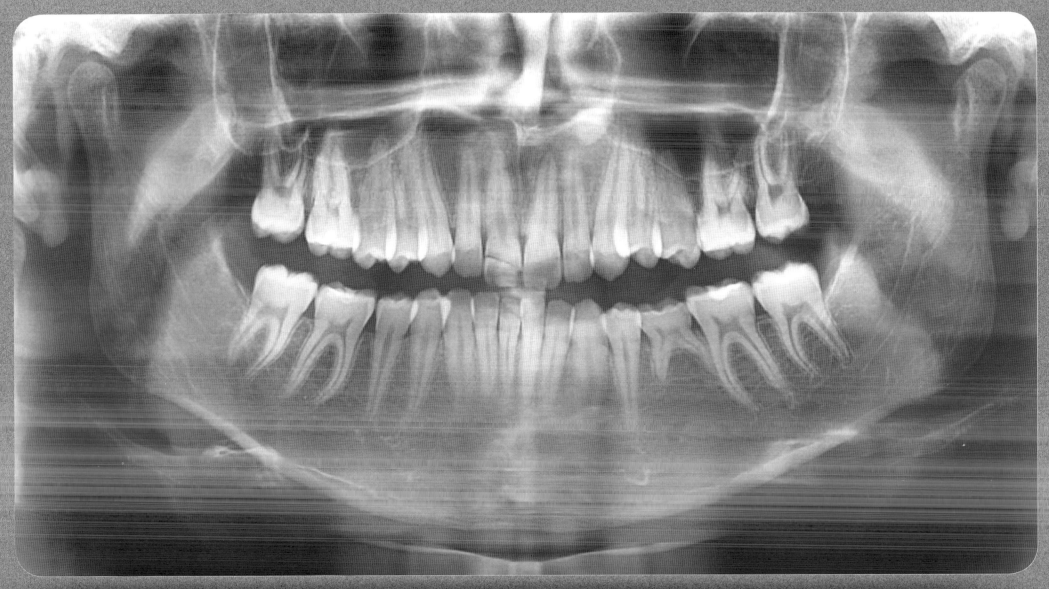

Fig. 4.31 Anodontia do dente 35. Notar solução de continuidade na coroa do dente 11.

Anomalias Dentais e Maxilares

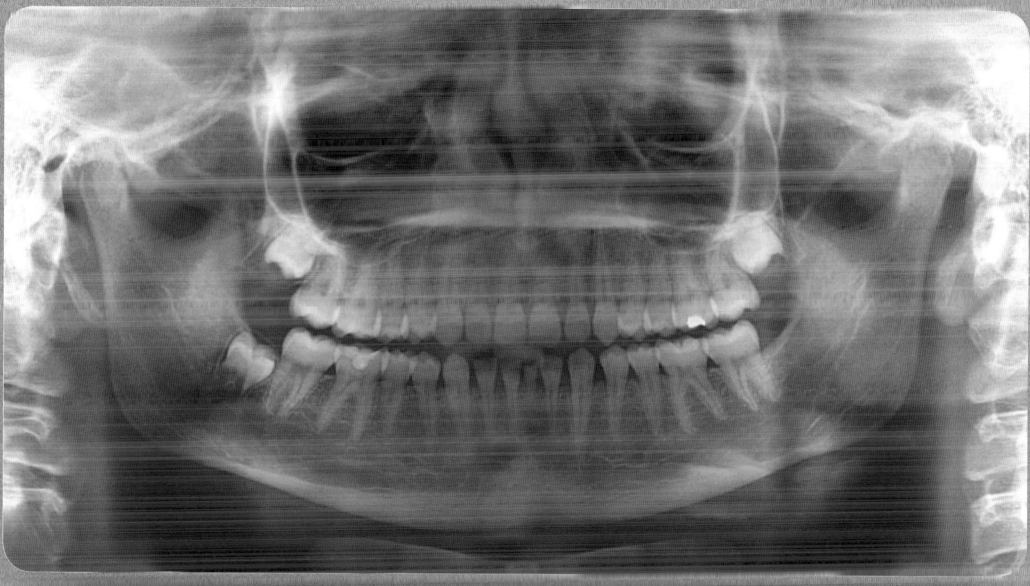

Fig. 4.32 Anodontia do dente 11.

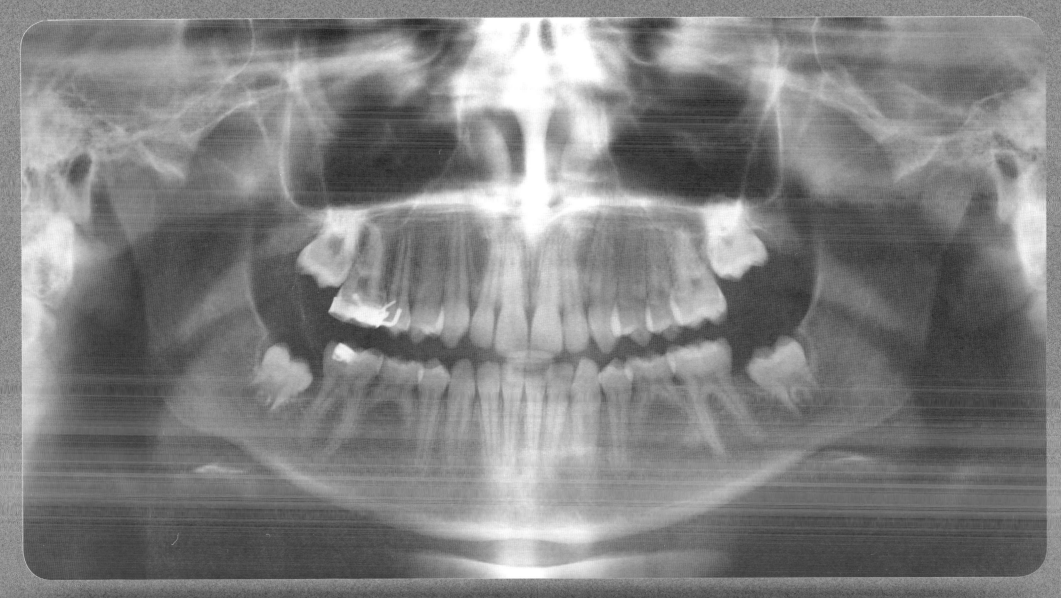

Fig. 4.33 Anodontia dos dentes 35 e 45.

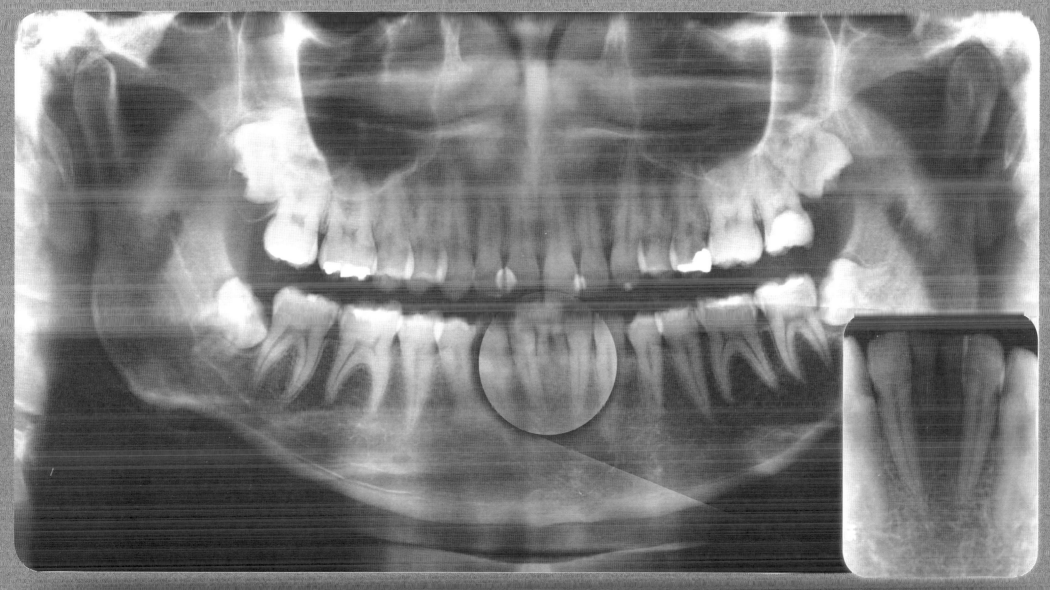

Fig. 1.24 Anodontia dos dentes 31 e 41. Detalhe dado pela radiografia periapical na região.

Atlas de Radiografia Panorâmica para o Cirurgião-Dentista

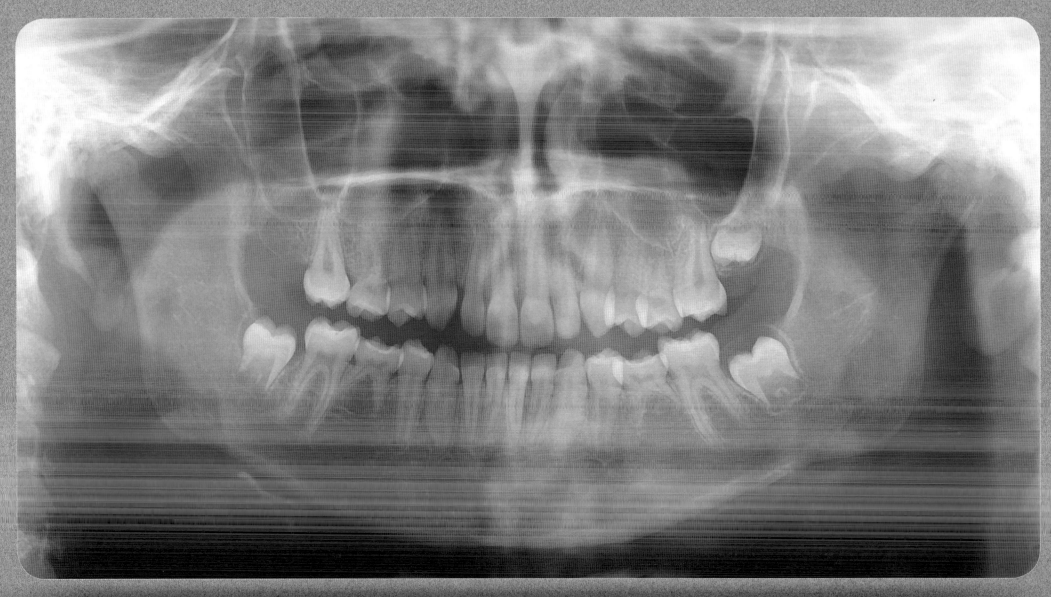

Fig. 4.35 Anodontia dos dentes 15, 25, 35 e 45.

Anomalias Dentais e Maxilares

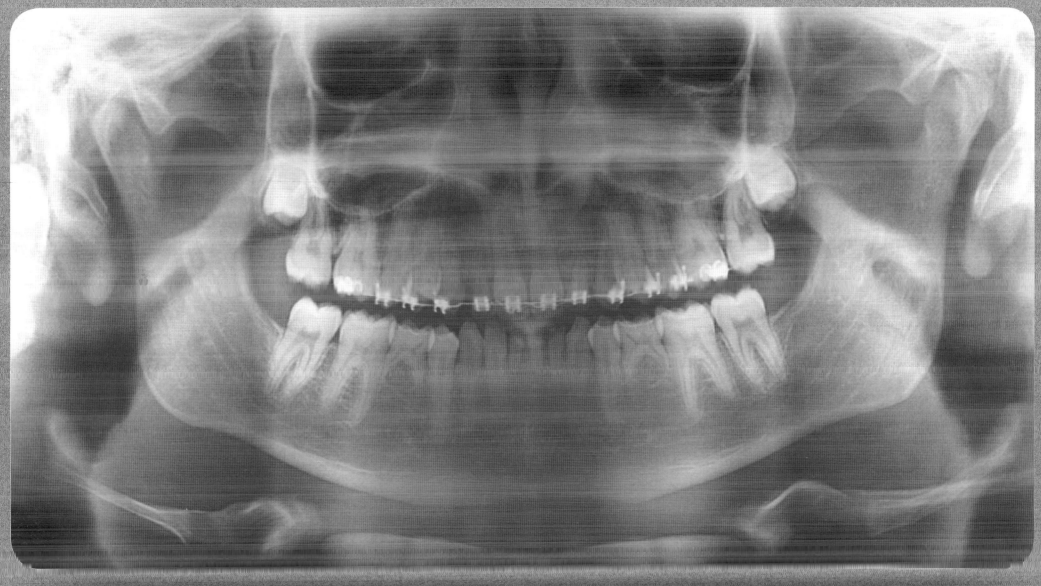

Fig. 4.36 Anodontia dos dentes 13, 12, 22, 23, 38, 35, 33, 32, 31, 41, 43, 45 e 48.

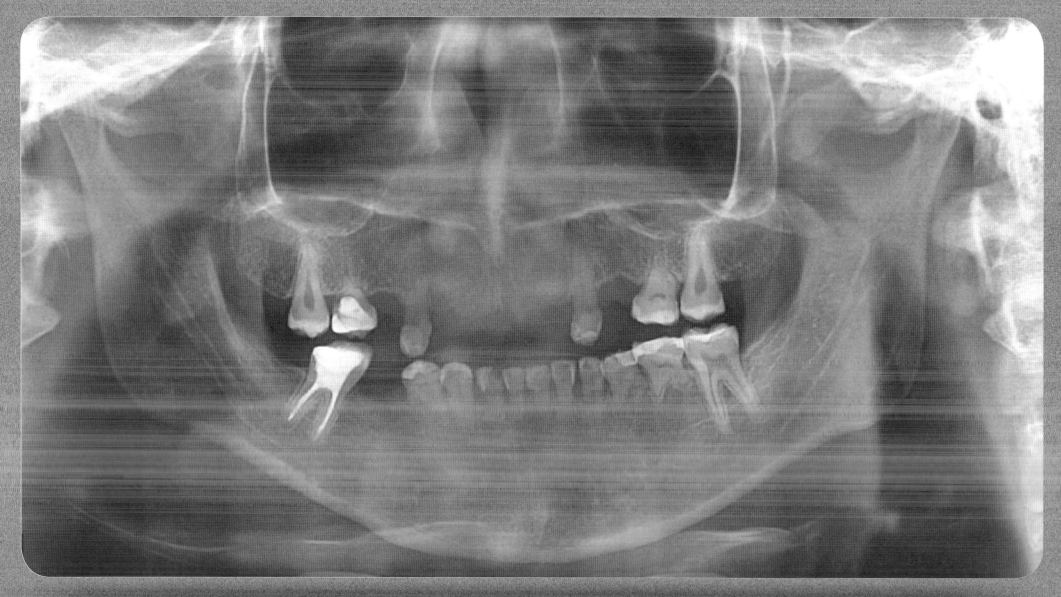

Fig. 4.37 Paciente portador de displasia ectodérmica, presença apenas dos primeiros molares permanentes e vários decíduos.

Anomalias Dentais e Maxilares

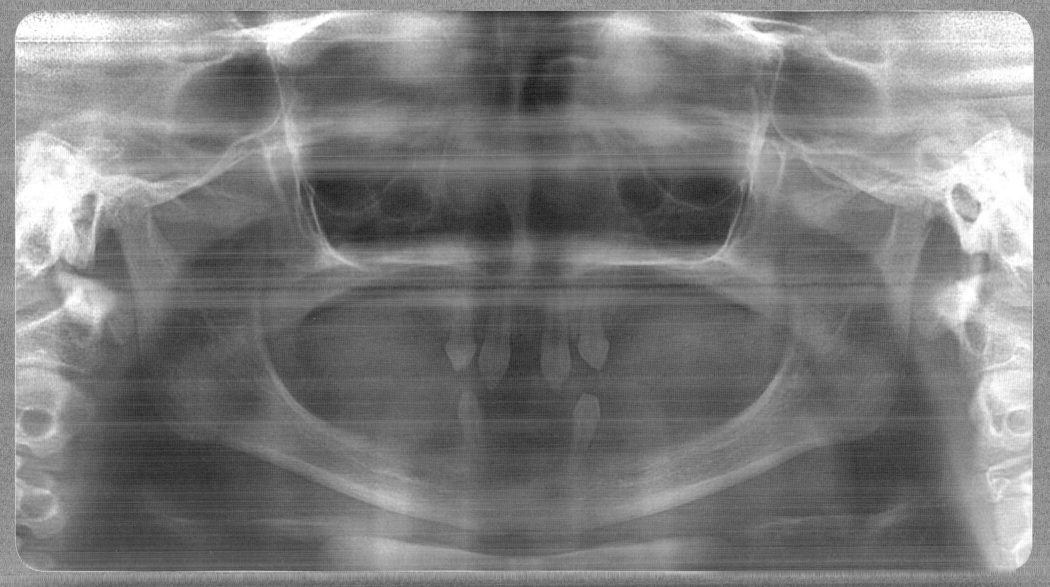

Fig. 4.38 Paciente portador de displasia ectodérmica, presença apenas dos caninos decíduos e dos caninos superiores permanentes.

Atlas de Radiografia Panorâmica para o Cirurgião-Dentista

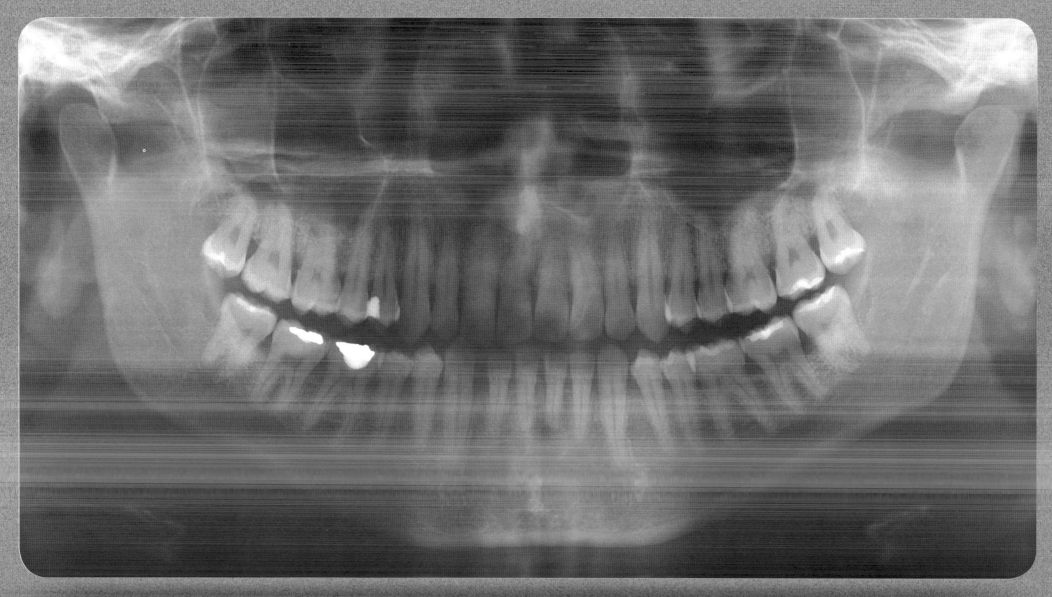

Fig. 4.39 Extranumerários erupcionados na região dos dentes 12 e 22 (presença de seis incisivos).

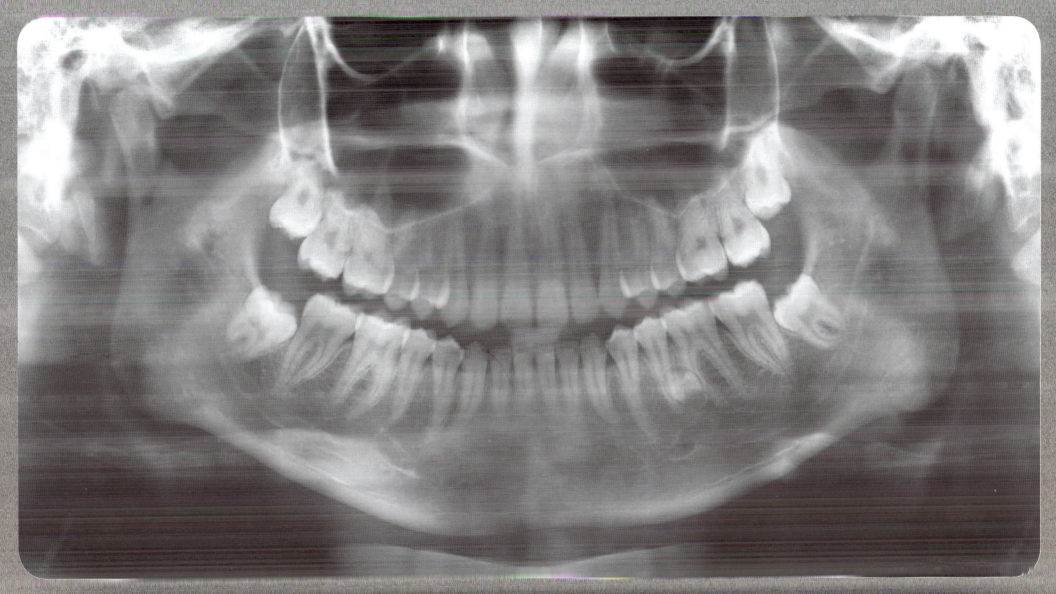

Fig. 4.40 Extranumerário entre os dentes 36 e 35.

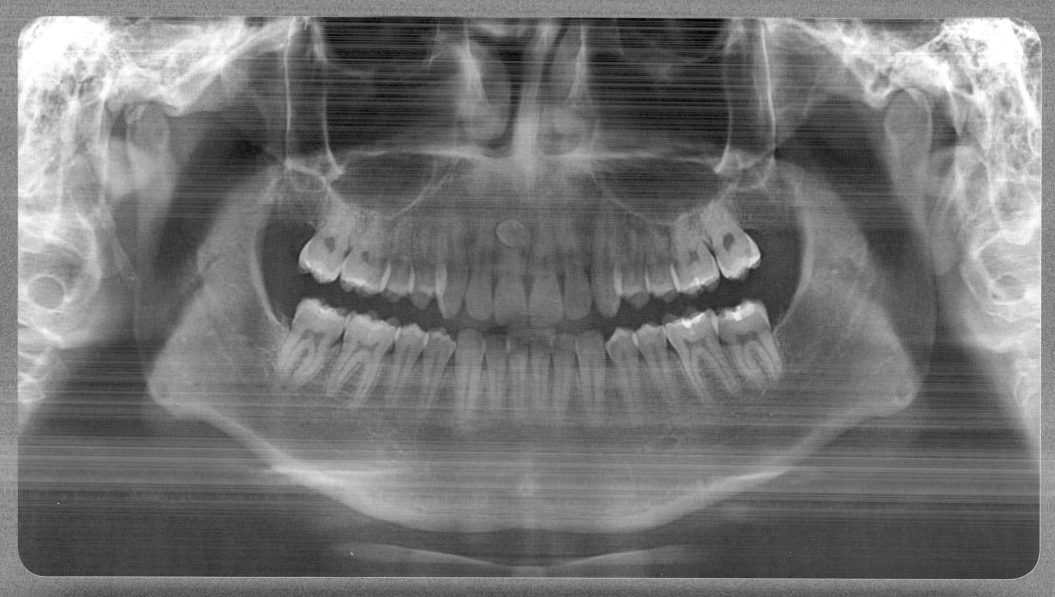

Fig. 4.41 Supranumerário na região do dente 11.

Anomalias Dentais e Maxilares

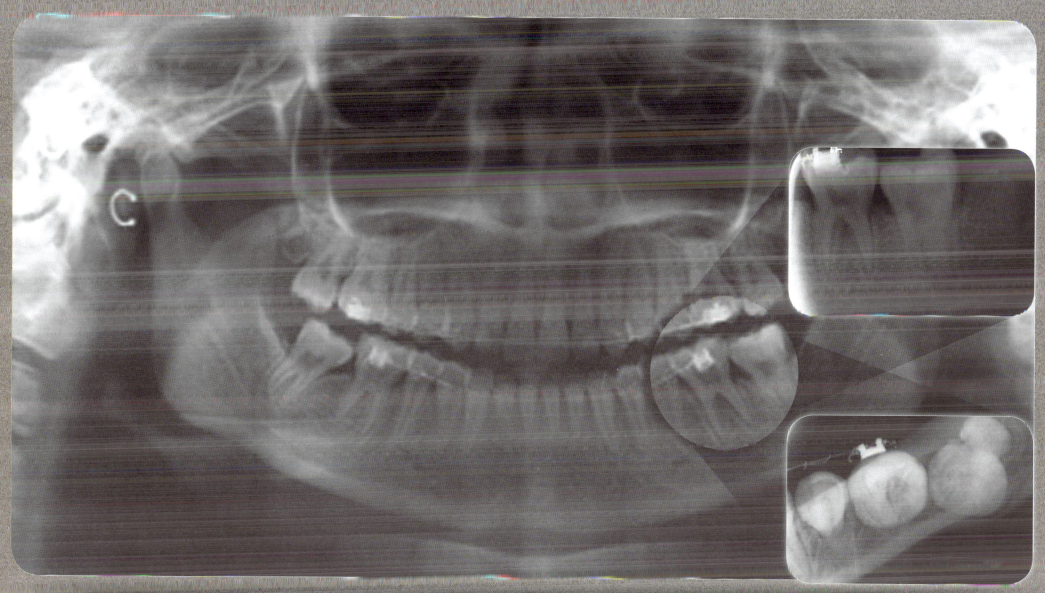

Fig. 4.42 Supranumerário na região do dente 37. A técnica de Miller Winter mostra o supranumerário por lingual. Notar presença de *piercing* na orelha direita.

Atlas de Radiografia Panorâmica para o Cirurgião-Dentista

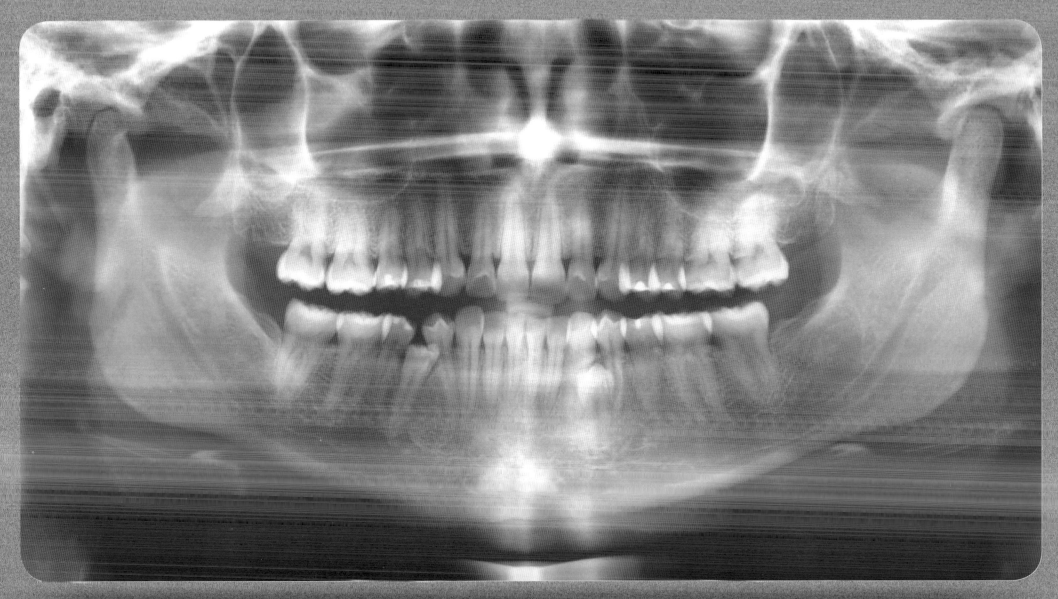

Fig. 4.43 Extranumerários (2) na região dos dentes 34/33 e 44/45.

Anomalias Dentais e Maxilares

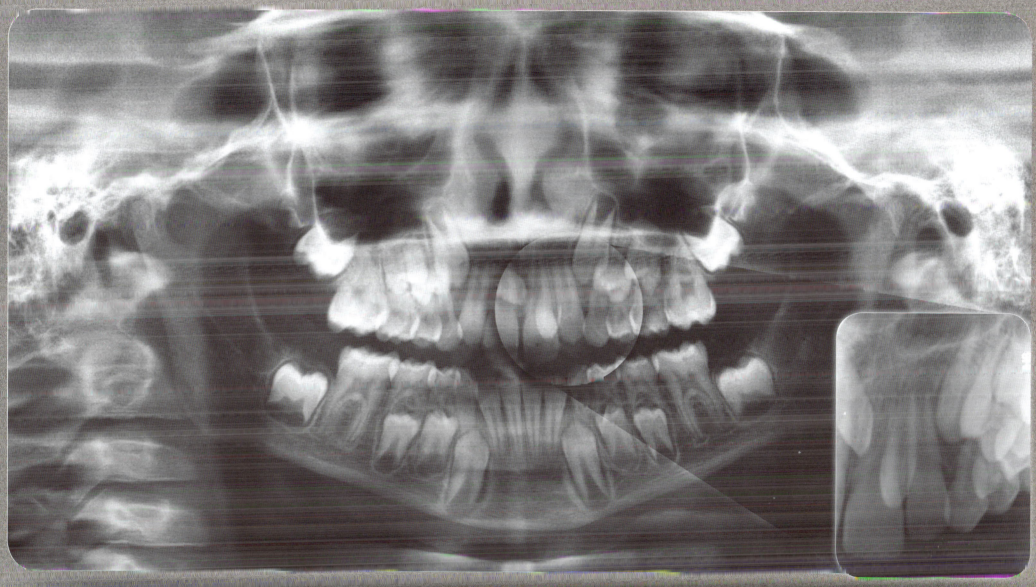

Fig. 4.44 Supranumerários (2) na região dos dentes 11 e 21. Detalhe dado pela radiografia periapical da região.

Atlas de Radiografia Panorâmica para o Cirurgião-Dentista

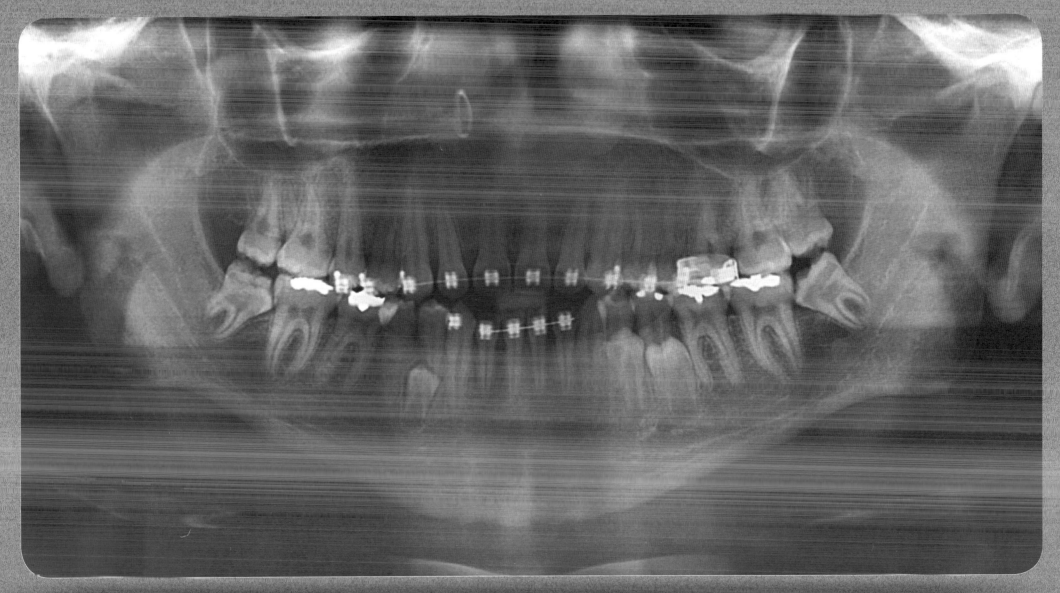

Fig. 4.45 Extranumerários (3) na região dos dentes 35/34 e entre os dentes 44/45. Notar presença de *piercing* projetado em cavidade nasal direita.

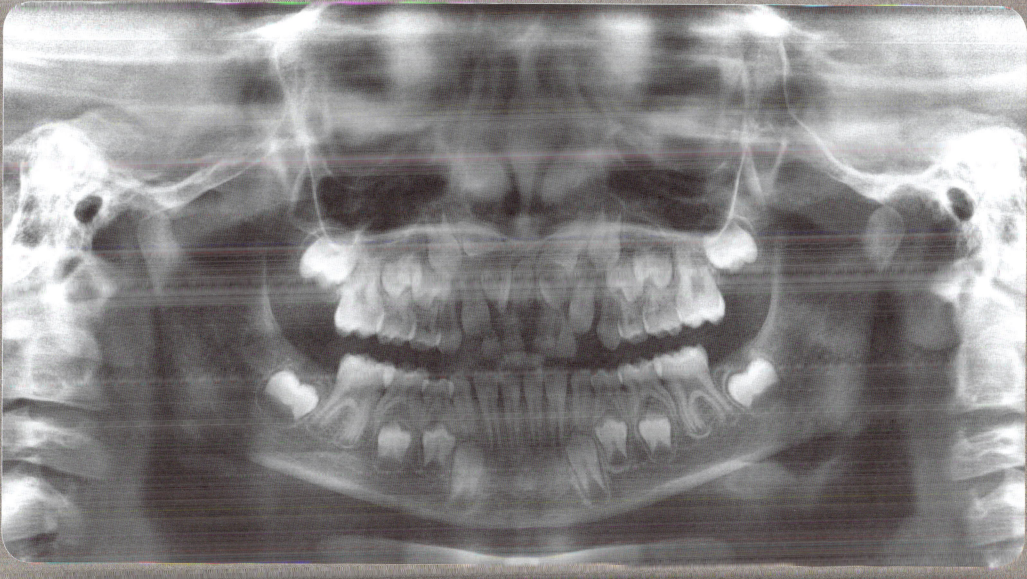

Fig. 4.46 Extranumerários (3) na região dos dentes 11 e 21.

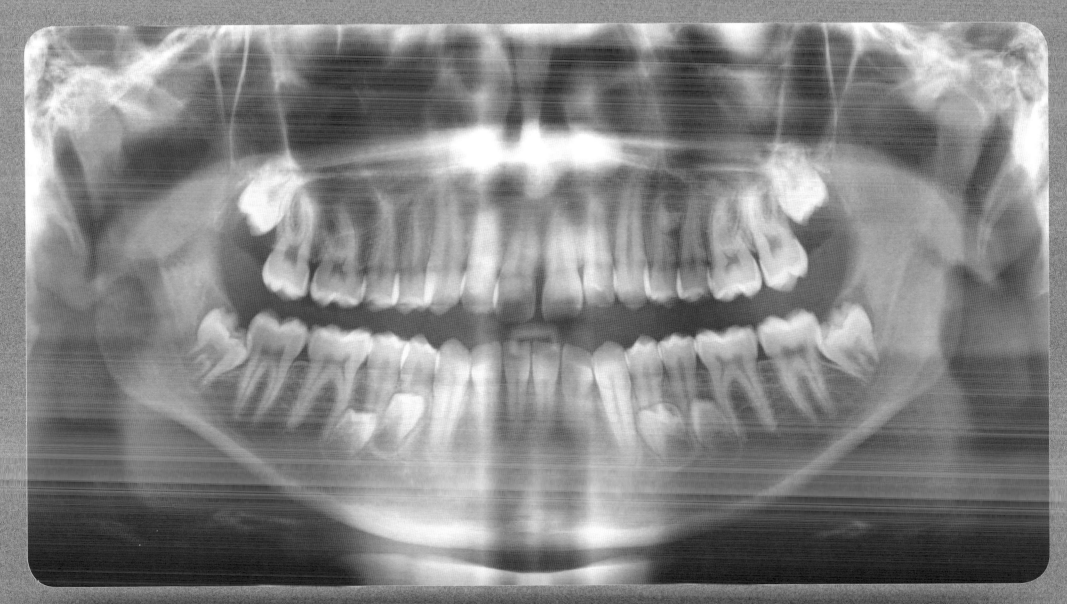

Fig. 4.47 Extranumerários (5) na região dos dentes 24, 36/35/34 e 44/45/46.

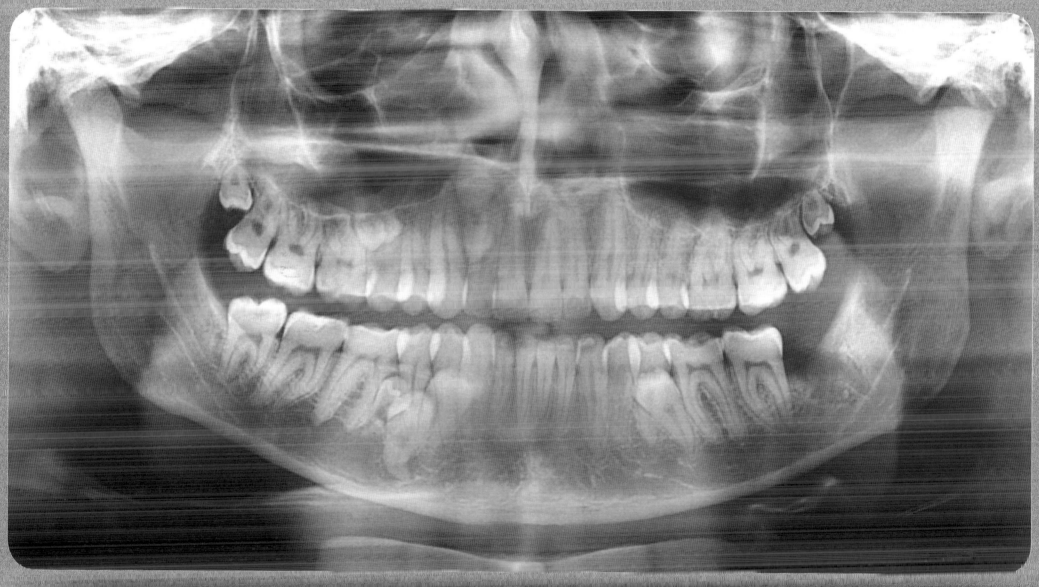

Fig. 4.48 Extranumerários (0) na região dos dentes 18, 16/15, 12, 28, 35 e 44/45/46.

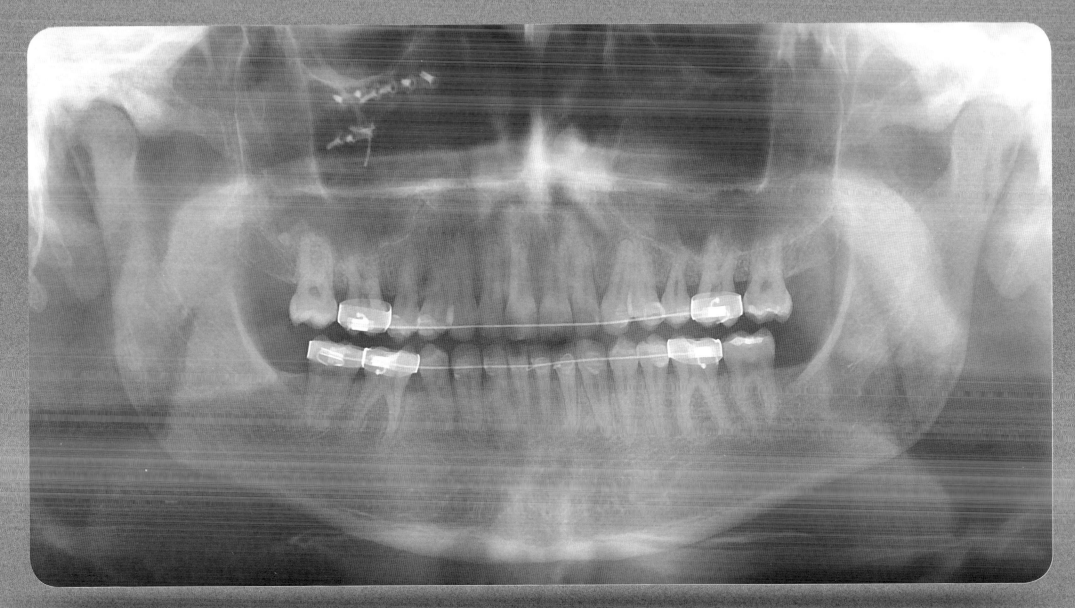

Fig. 4.49 Supranumerários (2), um projetado em cortical da cavidade nasal com cortical sinusal direito (y invertido de Ennis) e outro na cavidade nasal esquerda.

Anomalias Dentais e Maxilares

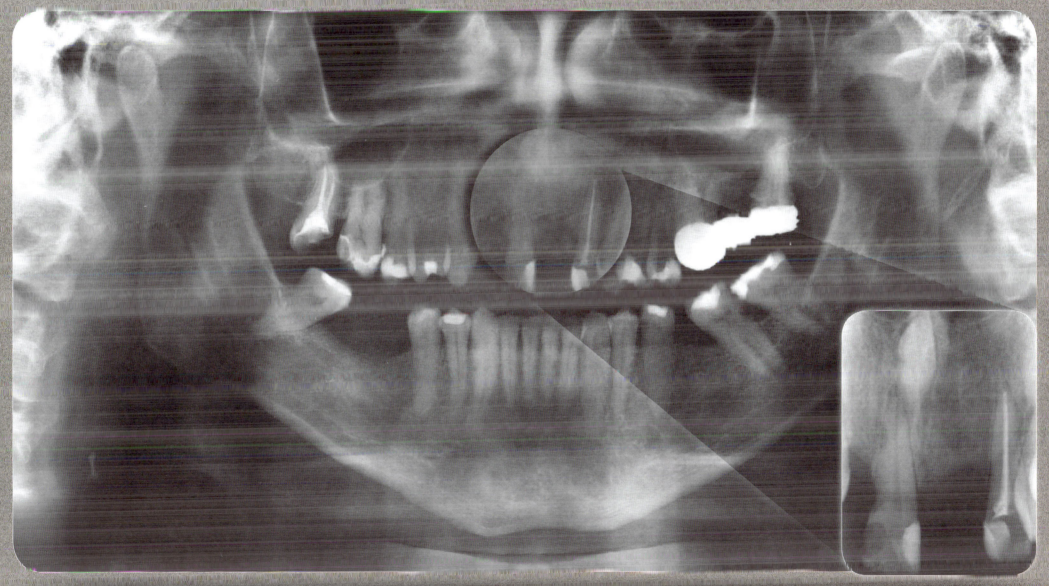

Fig. 4.50 Supranumerário na região de espinha nasal anterior. Detalhe dado pela radiografia periapical da região, mostrando com nitidez presença de supranumerário.

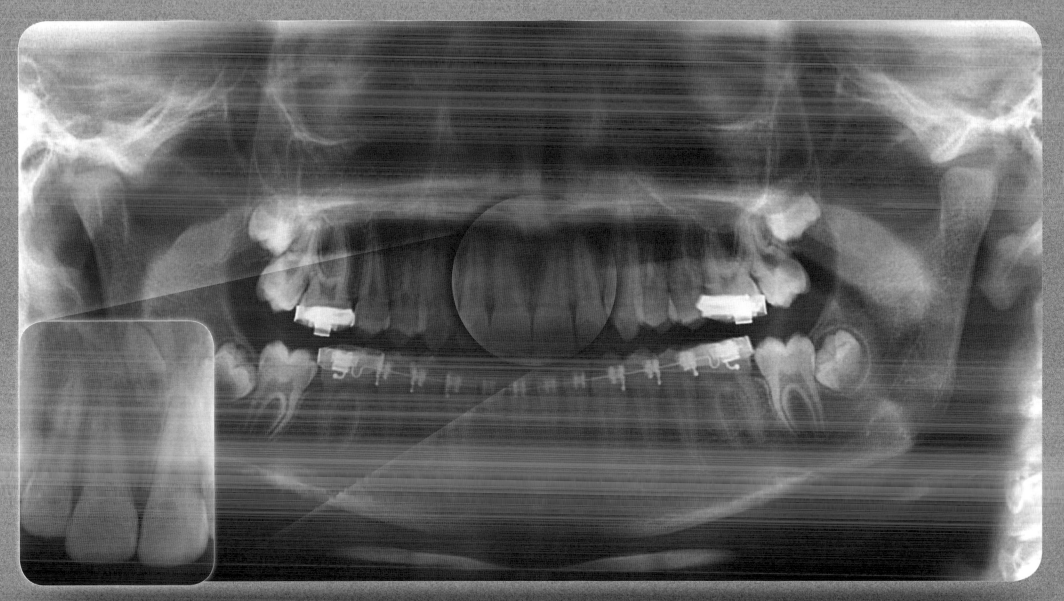

Fig. 4.51 Supranumerário na região de espinha nasal anterior. Detalhe dado pela radiografia periapical da região, mostrando com nitidez presença de supranumerário.

Anomalias Dentais e Maxilares

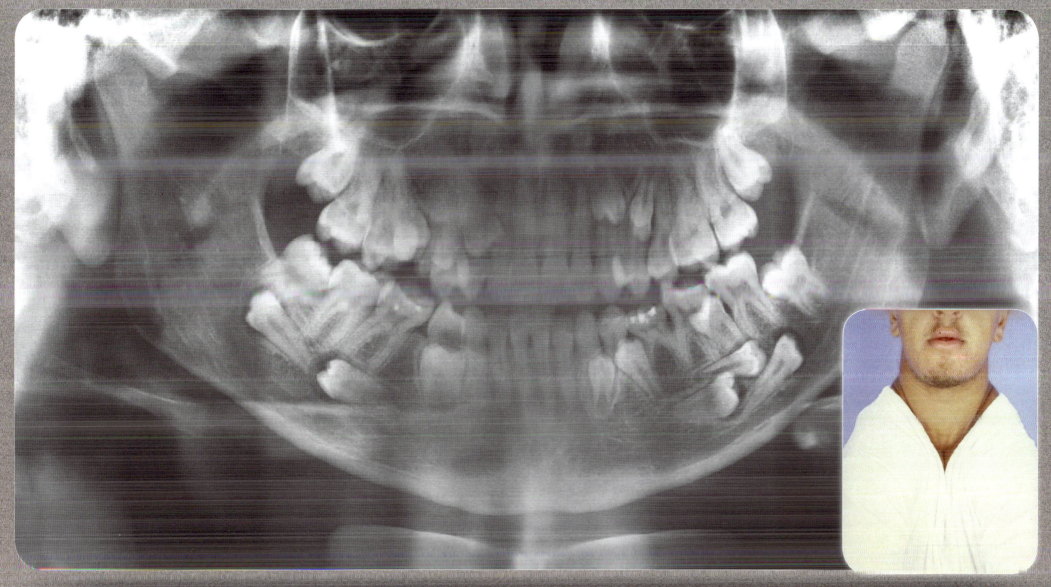

Fig. 4.52 Radiografia e foto do paciente portador de displasia cleidocraniana.

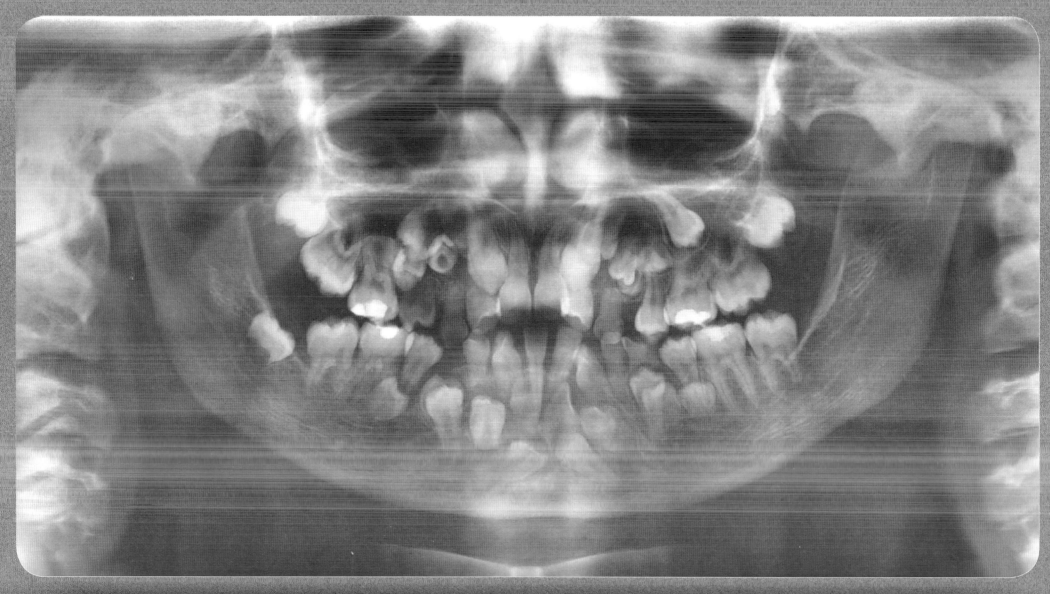

Fig. 4.53 Paciente portadora de displasia cleidocraniana.

Anomalias Dentais e Maxilares

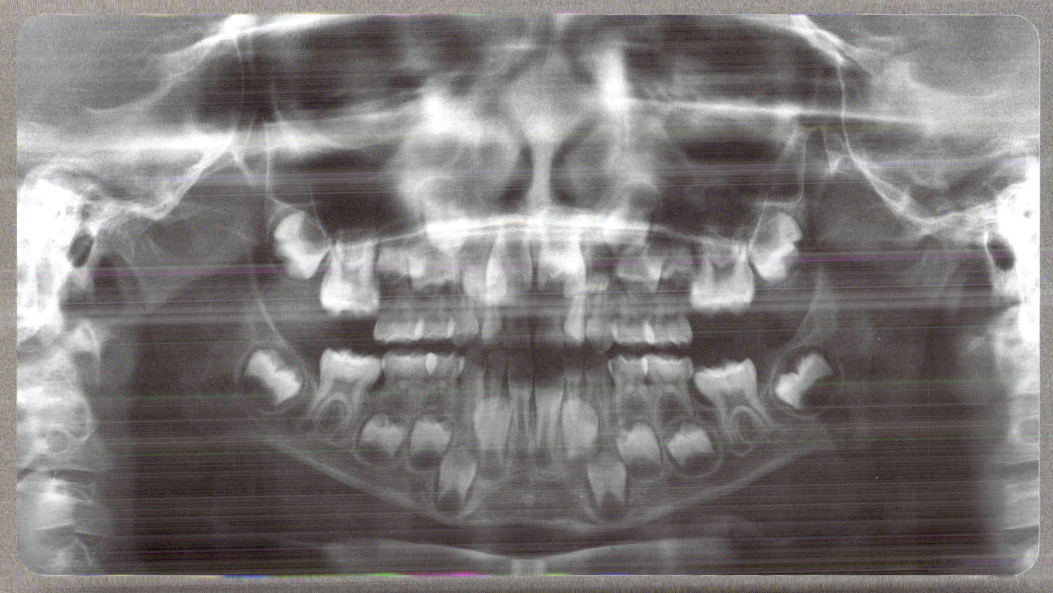

Fig. 4.54 Raiz supranumerária nos dentes 73 e 83.

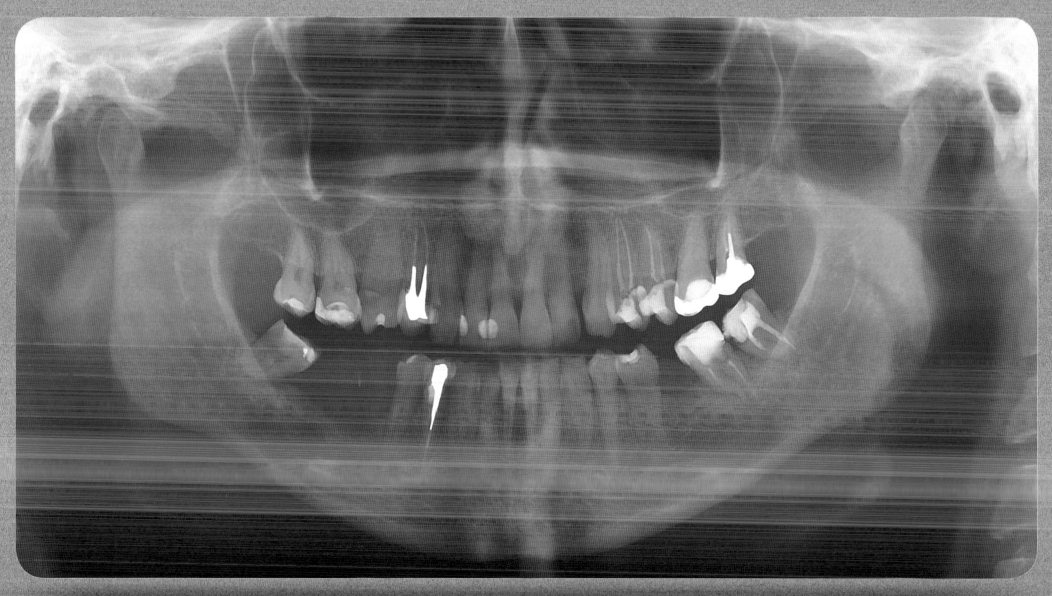

Fig. 4.55 Raiz supranumerária/bifurcação radicular nos dentes 15, 25, 33, 35 e 43.

Anomalias Dentais e Maxilares

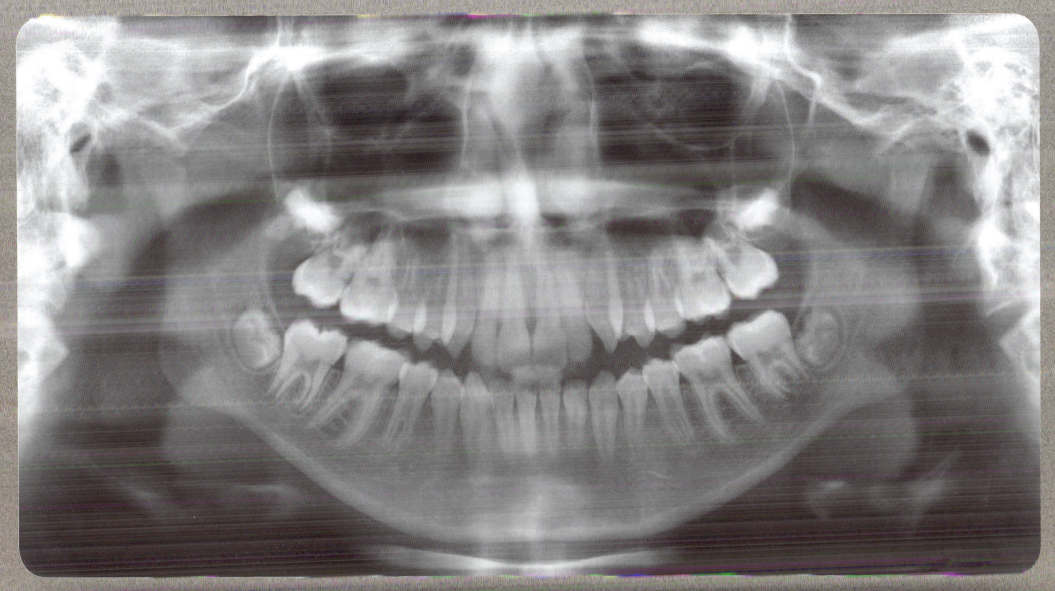

Fig. 4.56 Raiz supranumerária/bifurcação radicular nos dentes 35 e 45.

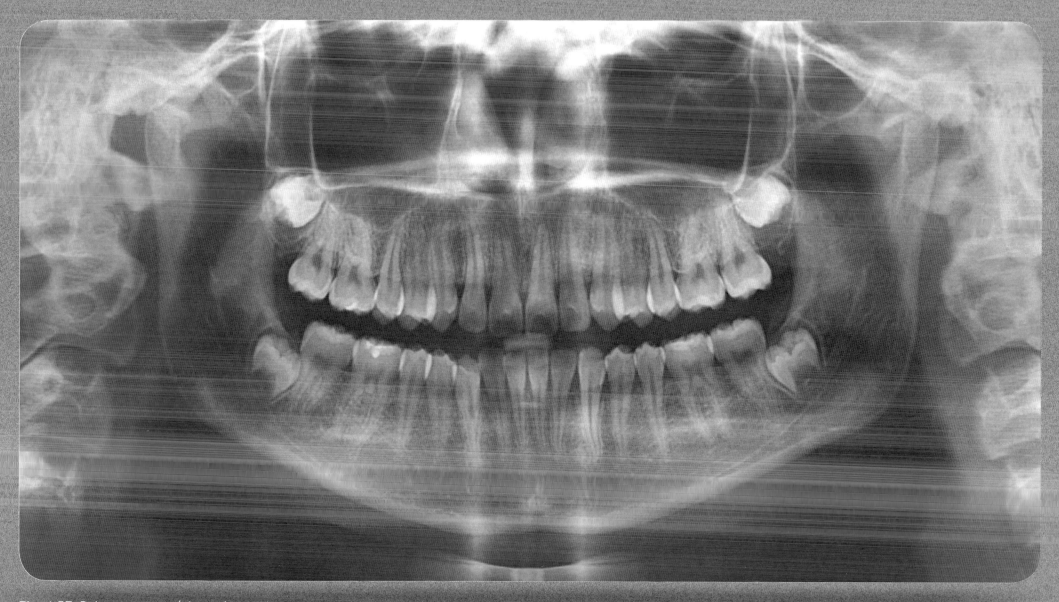

Fig. 4.57 Raiz supranumerária no dente 46.

Anomalias Dentais e Maxilares

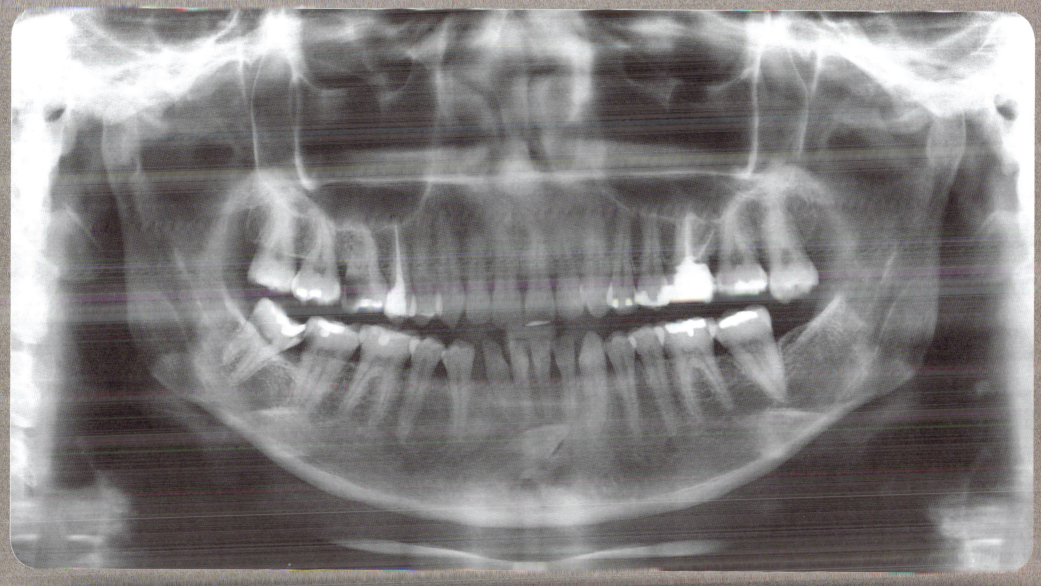

Fig. 4.58 Dente 43 não irrompido na posição mesioangular.

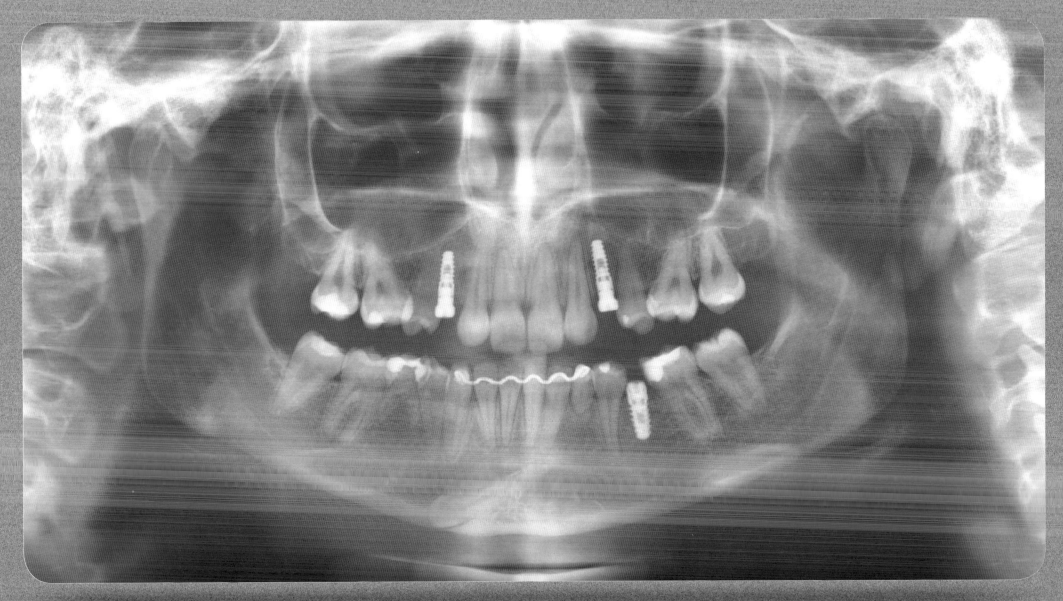

Fig. 4.59 Dente 33 não irrompido na posição distoangular invertido. Presença do dente 73 e 85. Notar anodontia do dente 45.

Anomalias Dentais e Maxilares

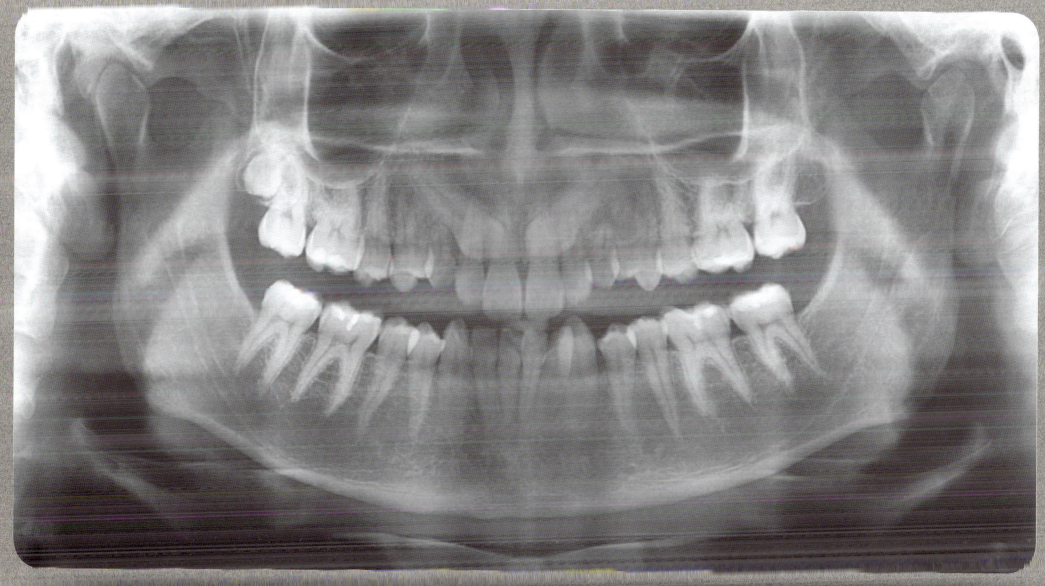

Fig. 4.88 Dentes 13 e 23 não irrompidos na posição mesioangular. Notar presença dos dentes 53 e 63.

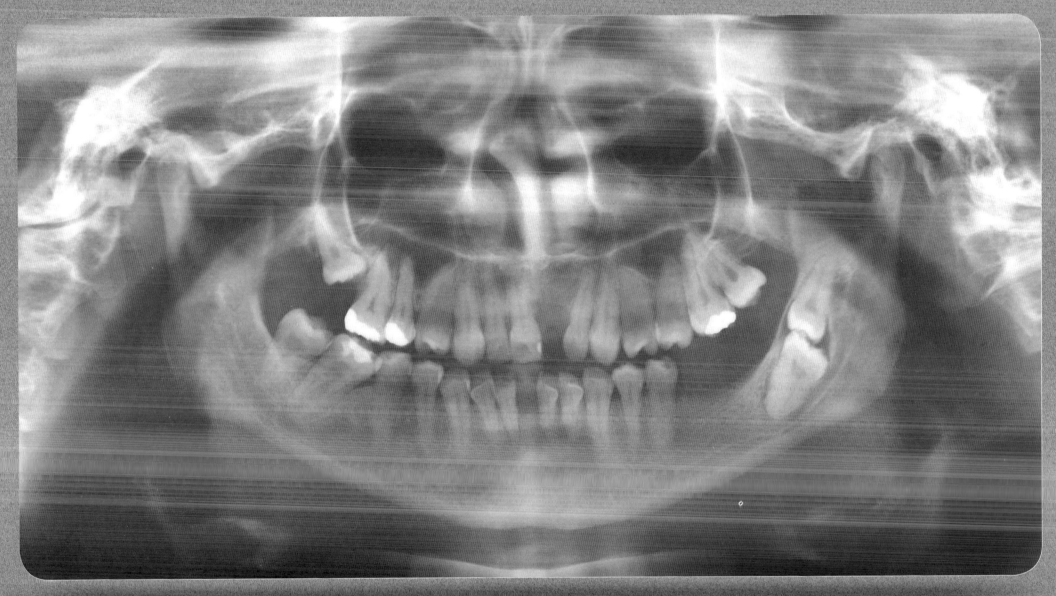

Fig. 4.61 Dentes 18, 38 e 37 não irrompidos nas posições mesioangular, distoangular invertido e distoangular respectivamente.

Anomalias Dentais e Maxilares

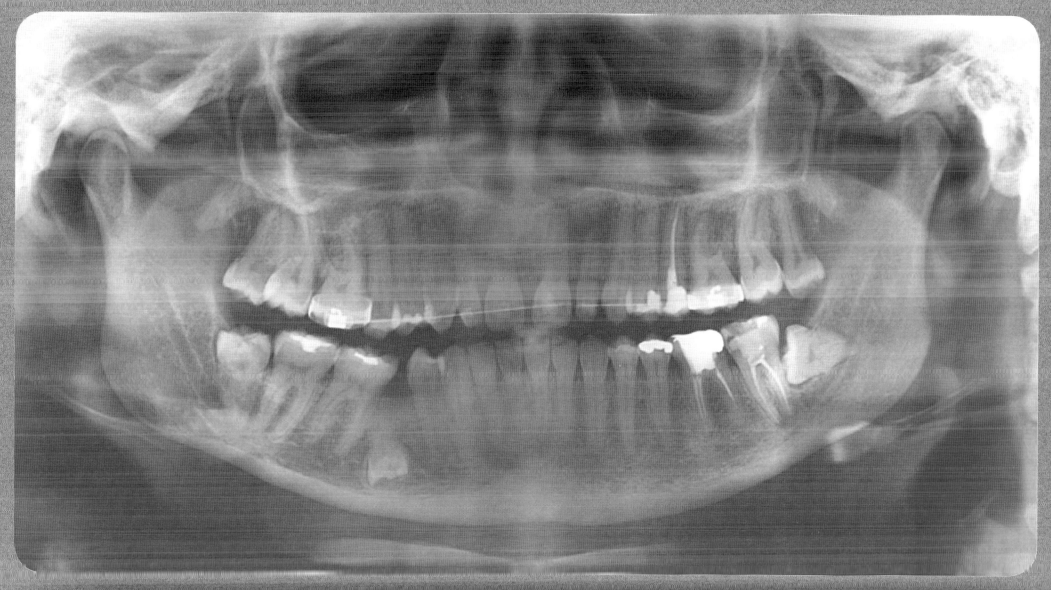

Fig. 4.62 Dente 45 não irrompido na posição vertical invertido. Notar dente 38 semi-incluso na posição horizontal.

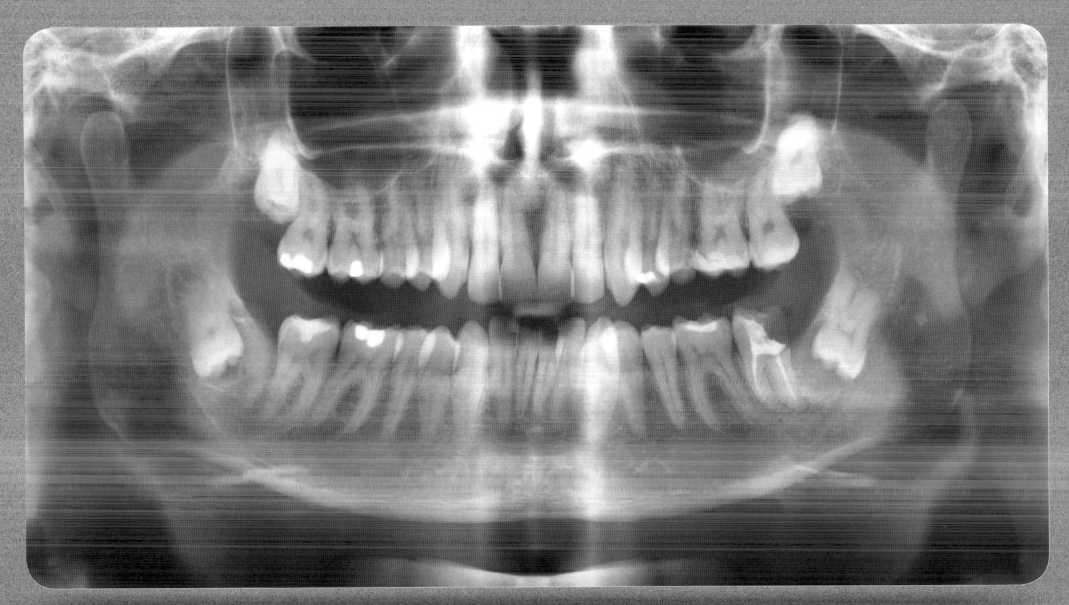

Fig. 4.63 Dentes 18, 28, 38 e 48 não irrompidos. Os dentes 18 e 28 na posição vertical. Os dentes 38 e 48 na posição distoangular invertido.

Anomalias Dentais e Maxilares

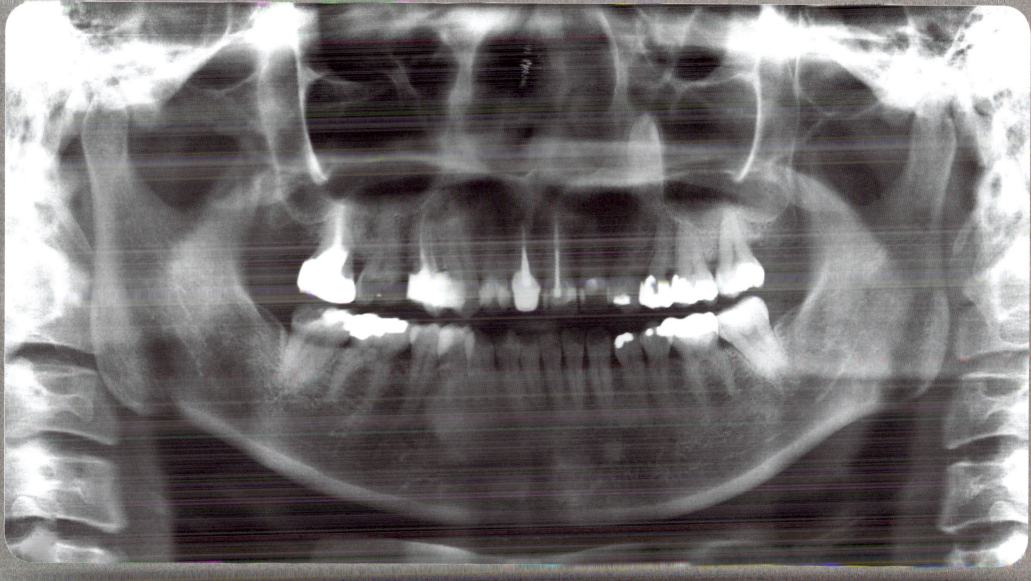

Fig. 4.64 Dente 13 não irrompido na posição vertical invertido.

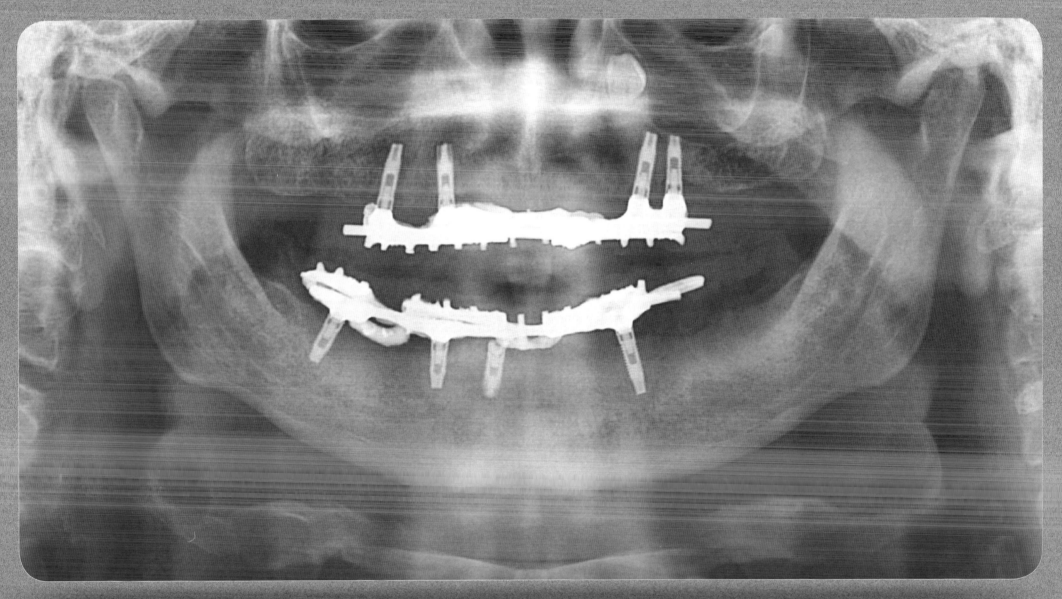

Fig. 4.65 Dente 23 não irrompido na posição vertical invertido.

Anomalias Dentais e Maxilares

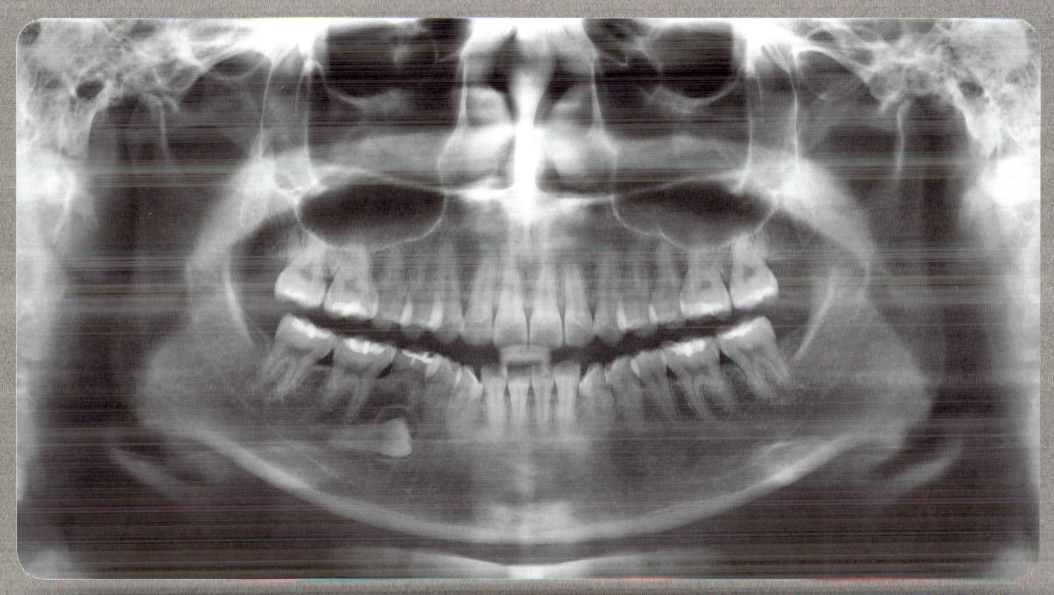

Fig. 4.66 Dente 45 não irrompido na posição horizontal. Dente 85 presente no arco.

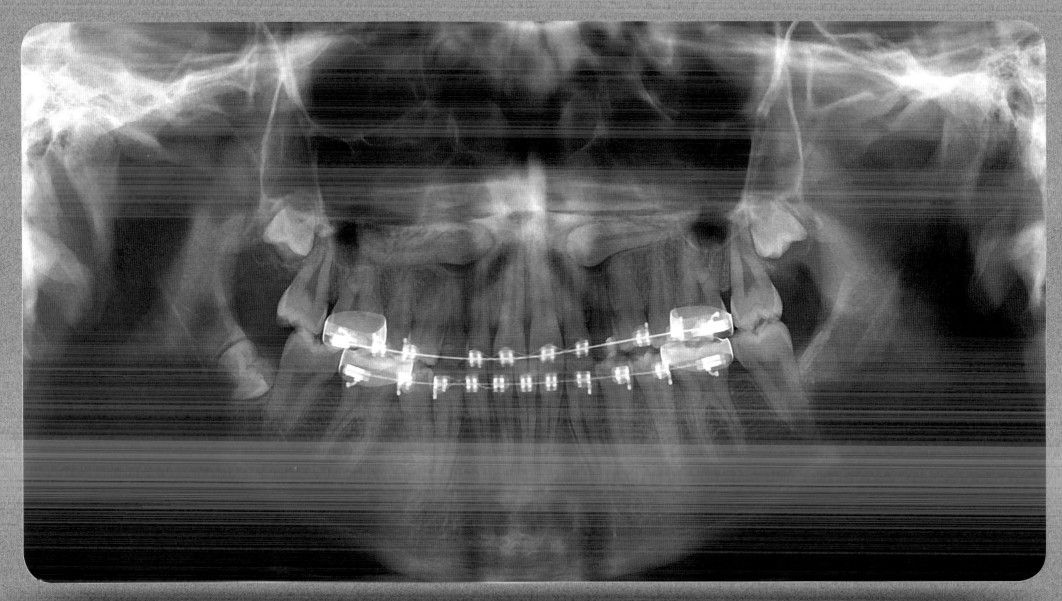

Fig. 4.67 Dentes 13 e 23 não irrompidos na posição horizontal. Dentes 53 e 63 presentes no arco. Notar taurodontia nos dentes 37 e 47.

Anomalias Dentais e Maxilares

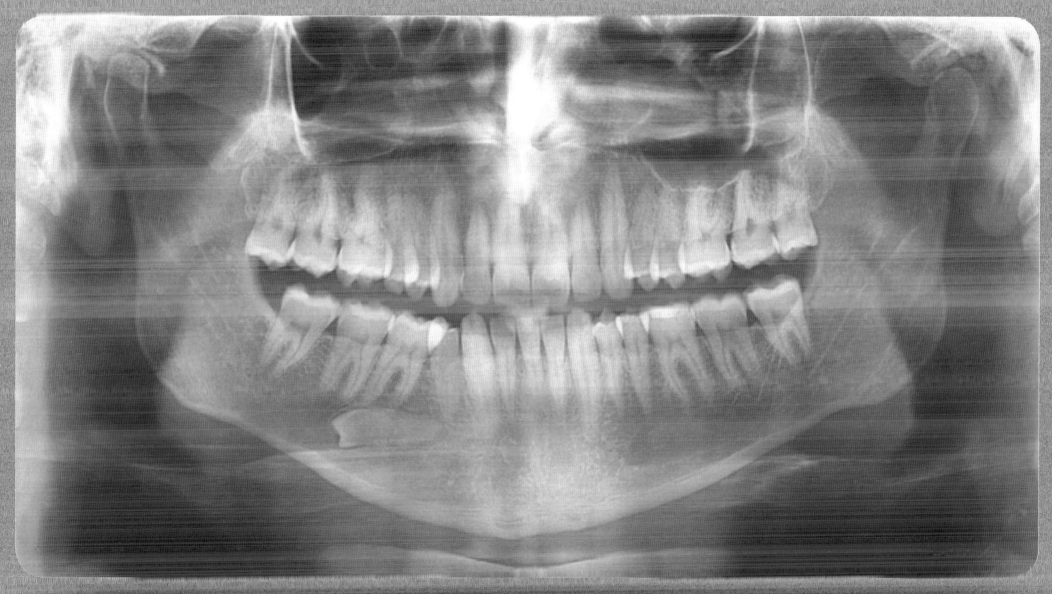

Fig. 4.68 Dente 45 não irrompido na posição horizontal invertido.

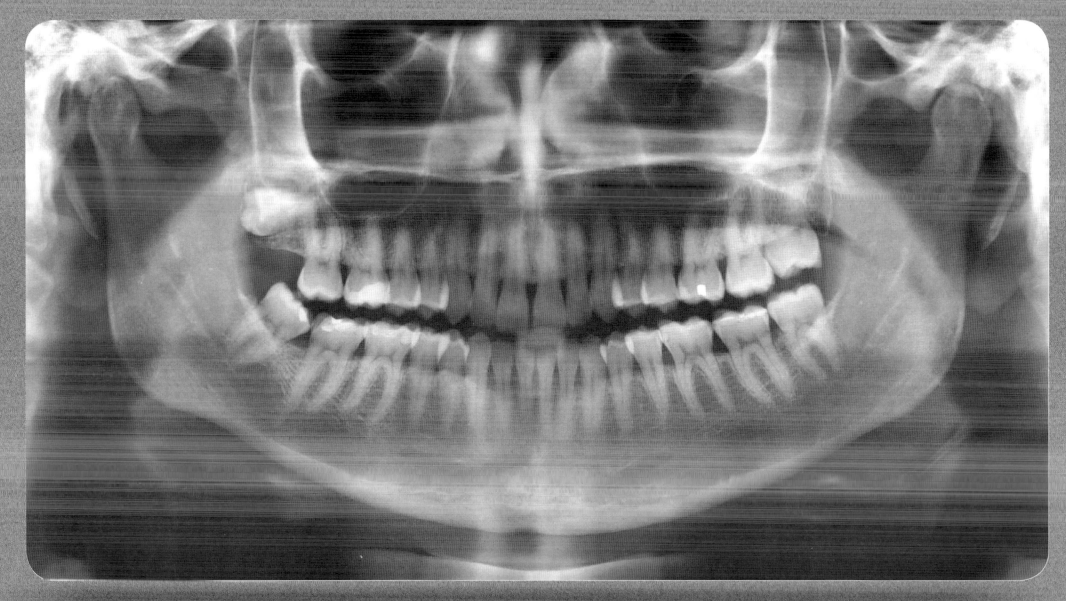

Fig. 4.69 Dente 18 não irrompido na posição horizontal invertido.

Anomalias Dentais e Maxilares

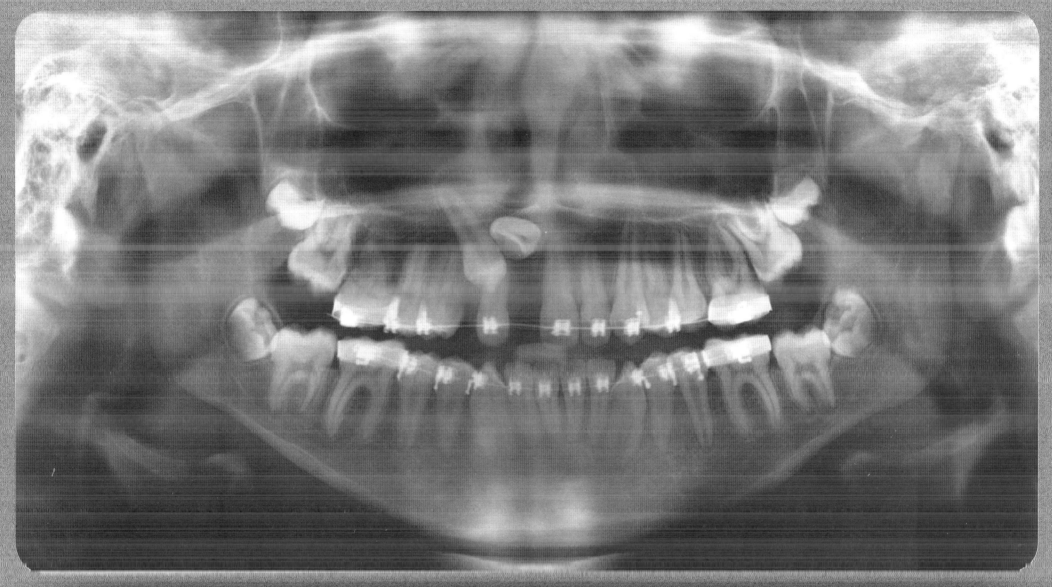

Fig. 1.70 Dentes 13 e 11 não irrompidos nas posições mesioangular e transverso (linguo ou vestibuloangular) respectivamente.

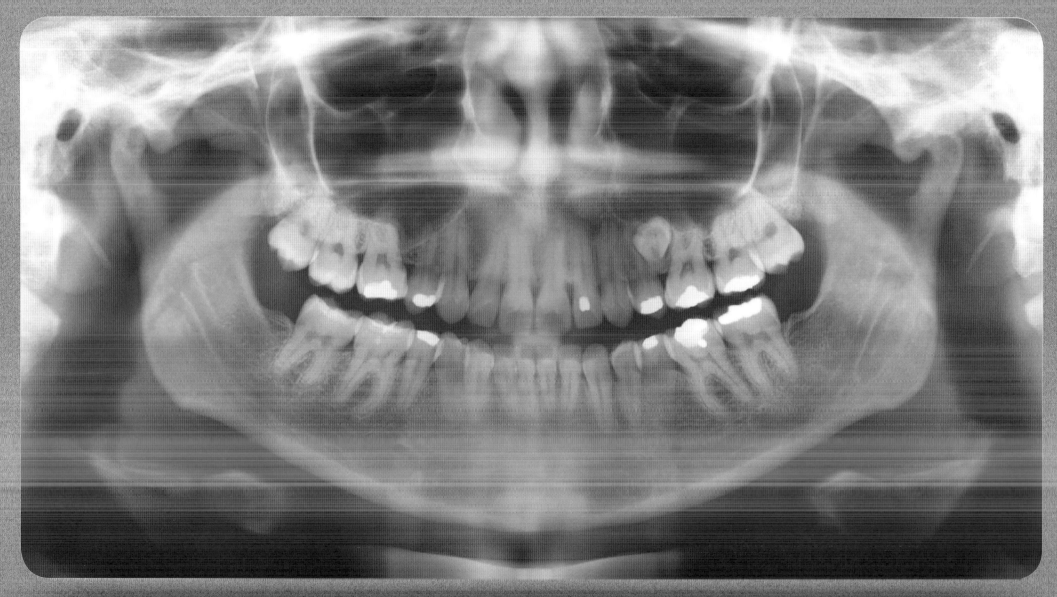

Fig. 4.71 Dente 25 não irrompido na posição transversa (linguo ou vestibuloangular).

Anomalias Dentais e Maxilares

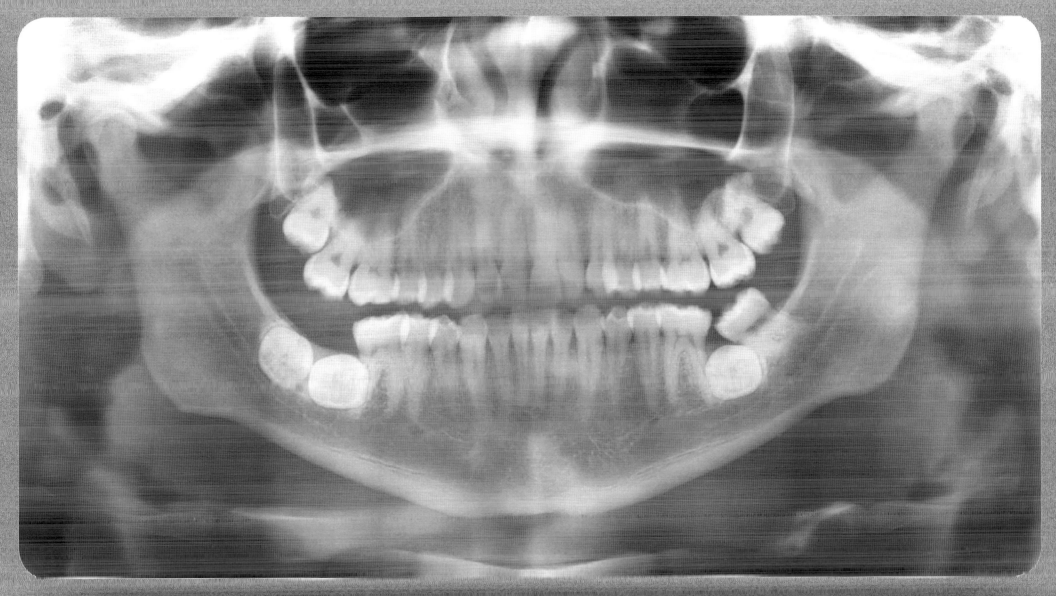

Fig. 4.72 Dentes 37, 47 e 48 não irrompidos na posição transversa (linguo ou vestibuloangular).

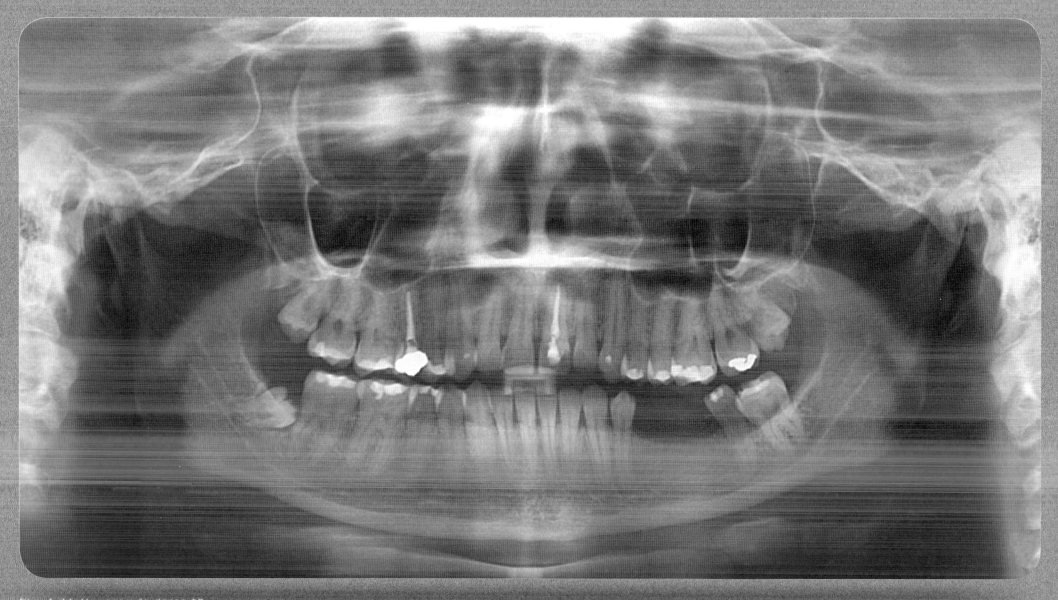

Fig. 4./3 Migração do dente 35.

Anomalias Dentais e Maxilares

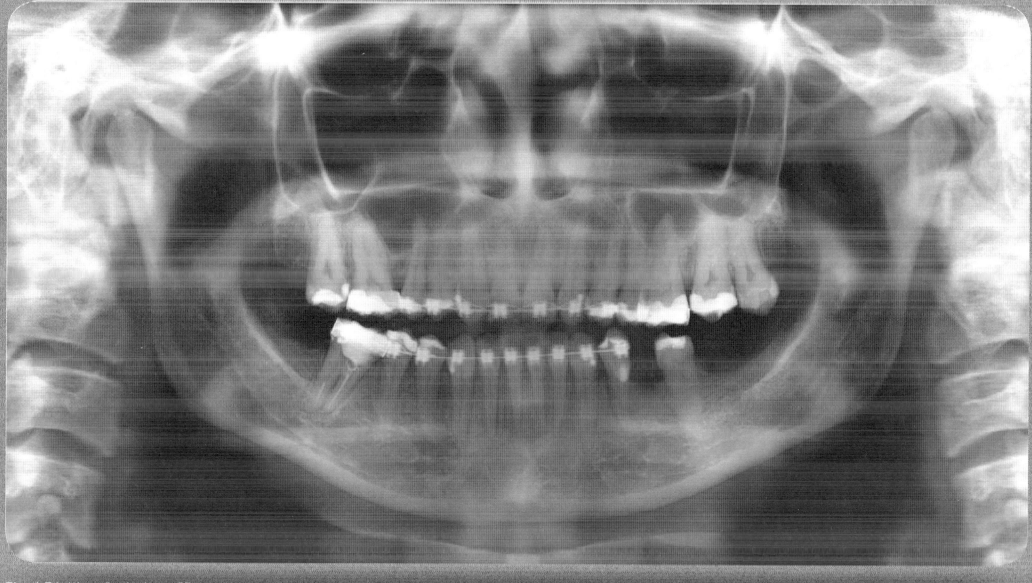

Fig. 4.74 Migração do dente 35.

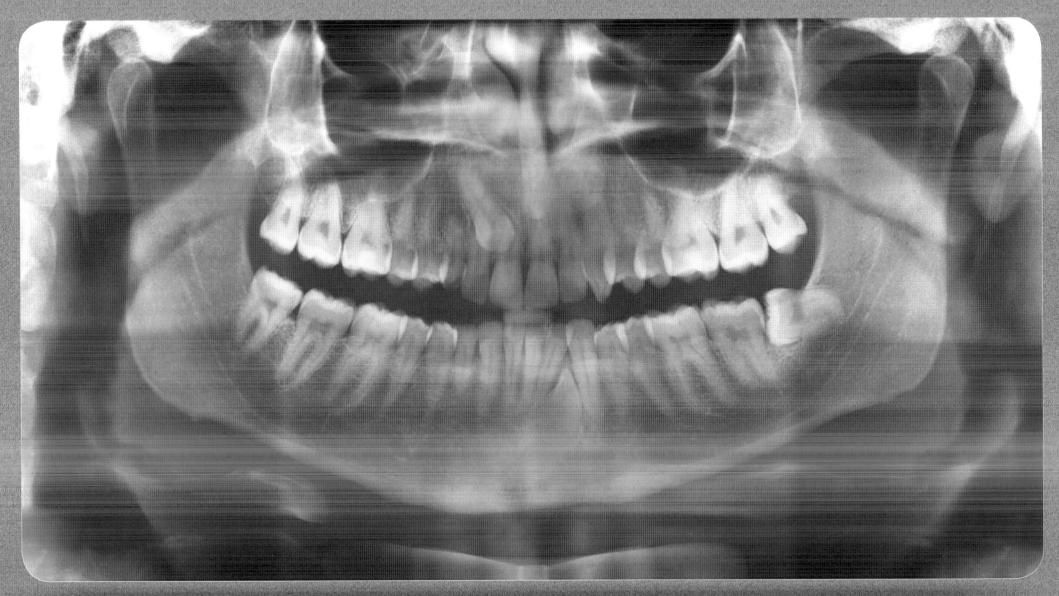

Fig. 4.75 Migração do dente 43 não irrompido, ocupando a região entre os dentes 32 e 33. Notar dente 13 incluso em posição ectópica e presença dos dentes 53 e 83.

Anomalias Dentais e Maxilares

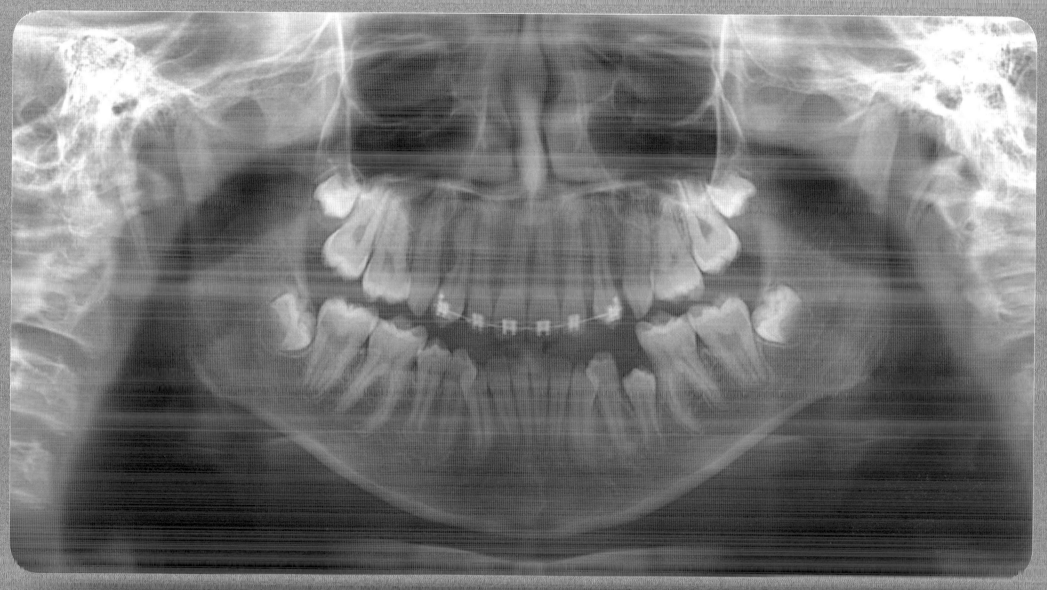

Fig. 4.76 Transposição entre os dentes 14/13 e 23/24, notar ausência dos dentes 15 e 25. Notar dilaceração radicular no dente 14.

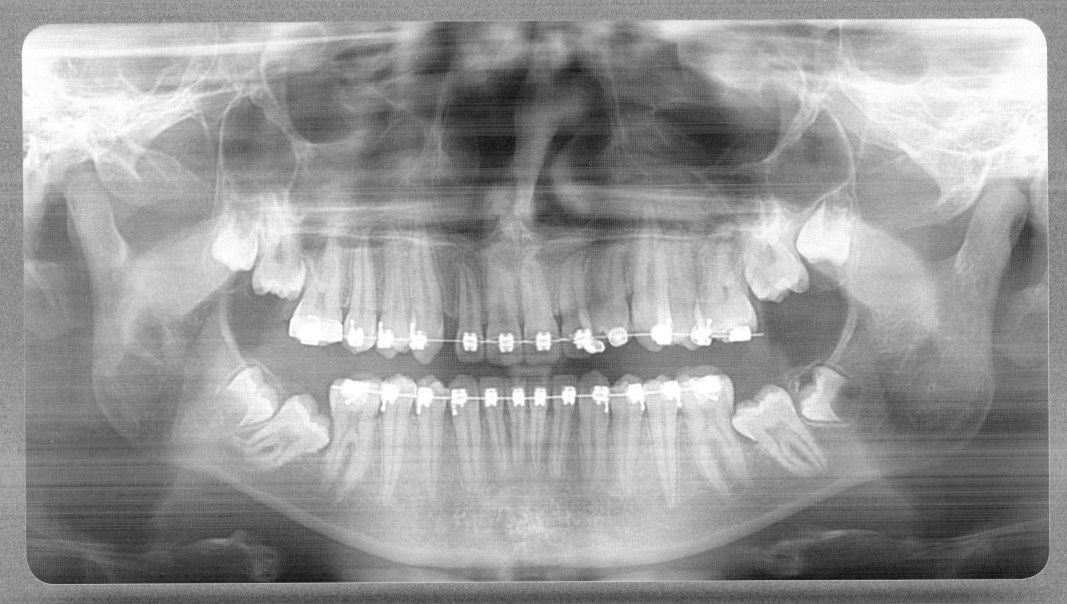

Fig. 4.77 Transposição entre os dentes 23/24.

Anomalias Dentais e Maxilares

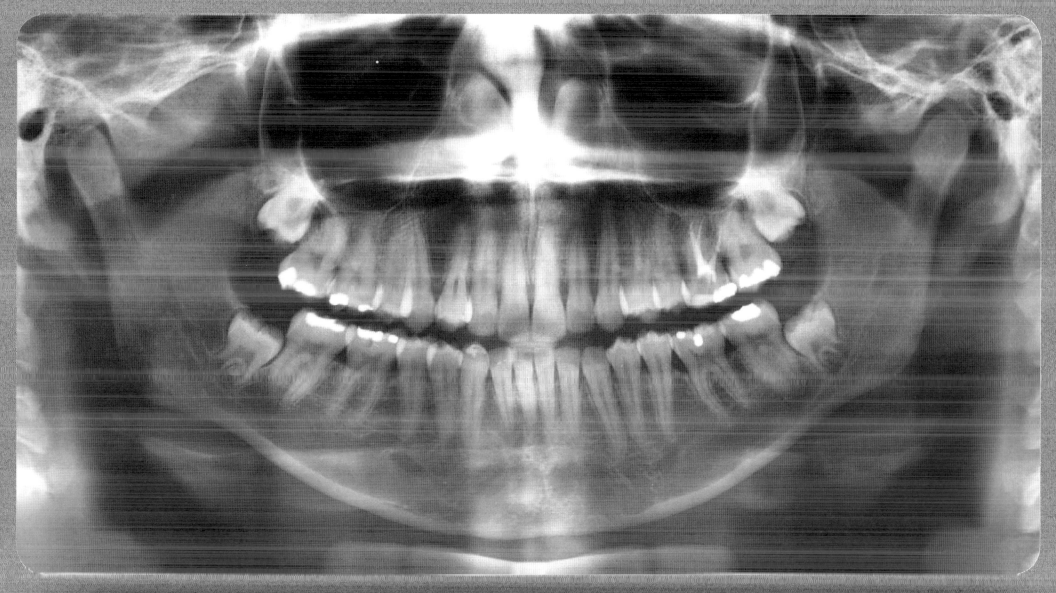

Fig. 1.78 Transposição entre os dentes 14/13.

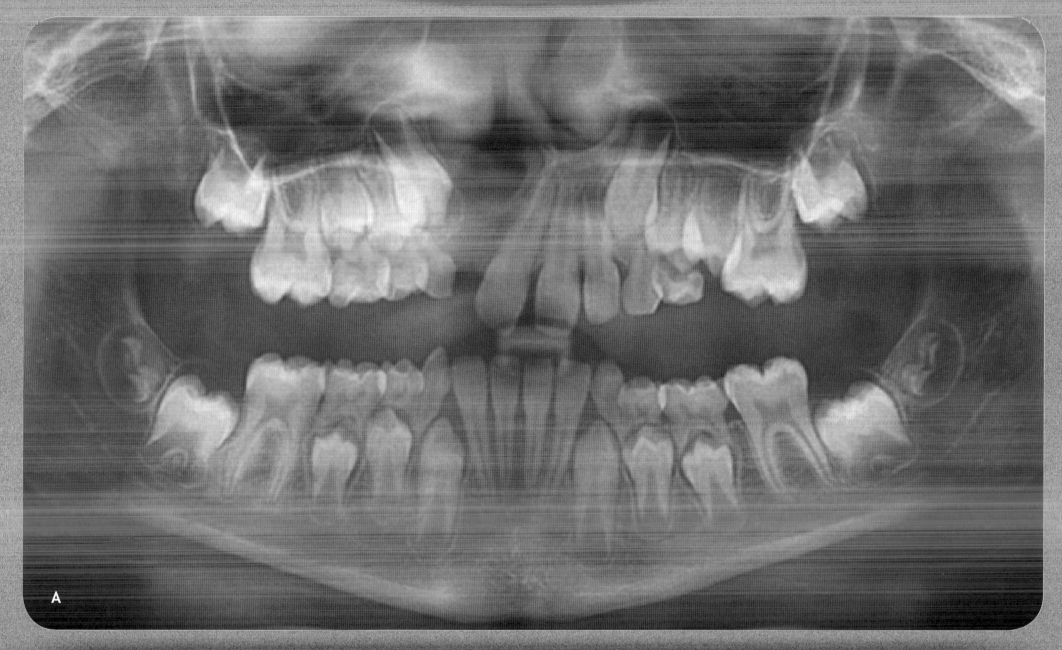

Fig. 4.79 (A) Paciente portador de fissura palatina do lado direito, notar ausência do dente 12.

Anomalias Dentais e Maxilares

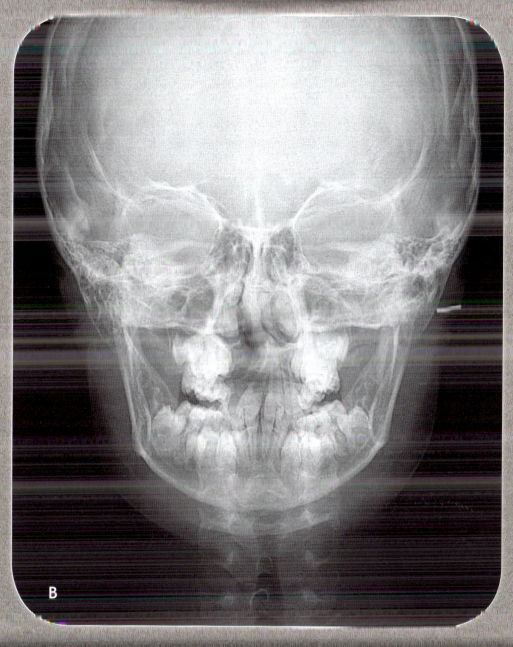

Fig. 4.79 (B) Radiografia PA do caso anterior do paciente portador de fissura palatina do lado direito.

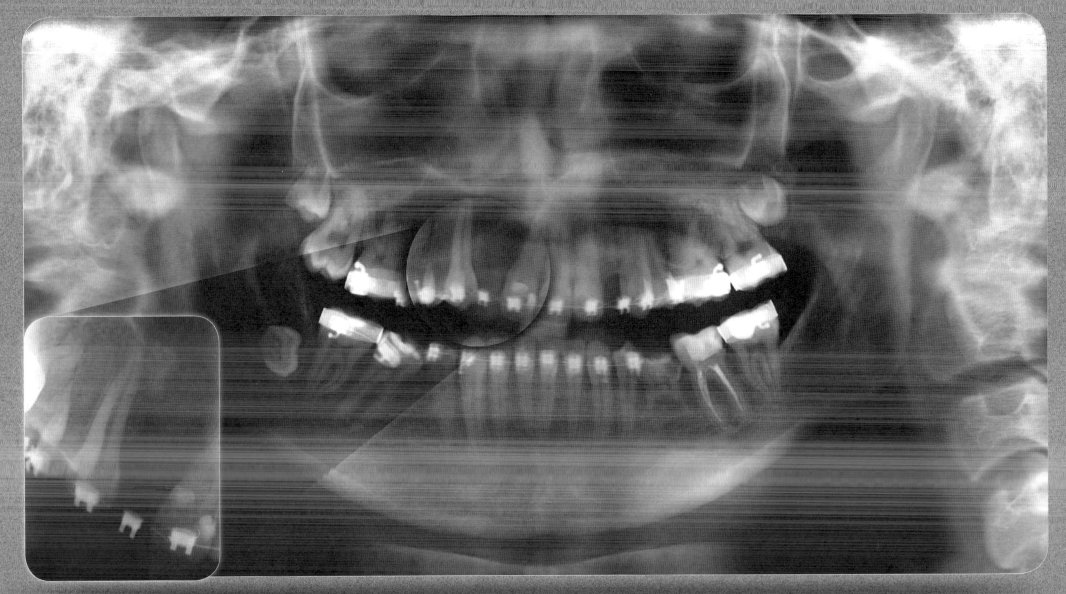

Fig. 4.80 Paciente portador de fissura palatina do lado direito, notar ausência do dente 12 e anodontia do dente 35. Detalhe dado pela radiografia periapical da região.

Anomalias Dentais e Maxilares

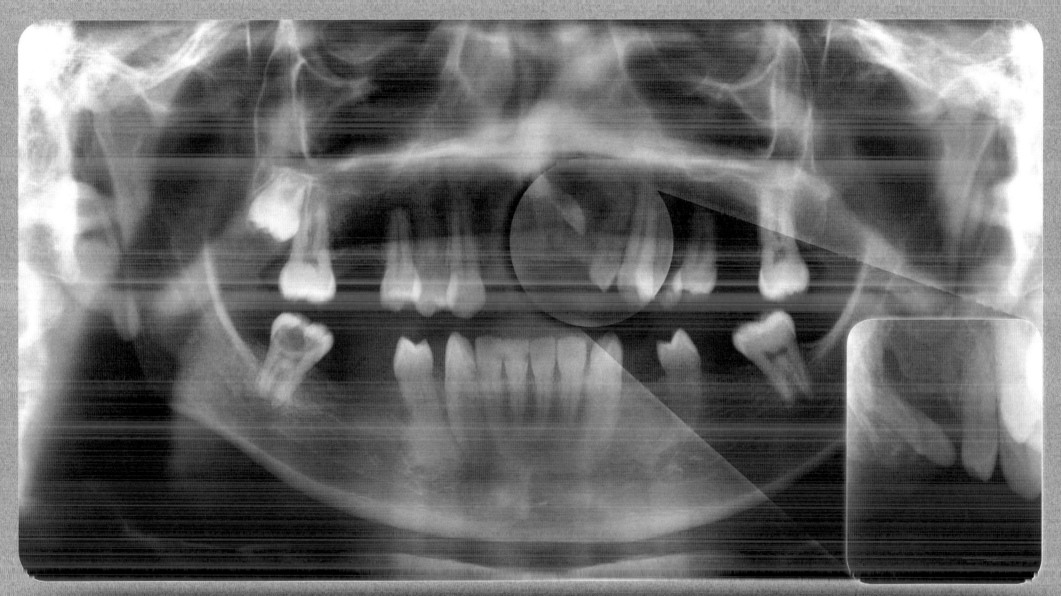

Fig. 4.81 Paciente portador de fissura palatina do lado esquerdo, notar presença de supranumerário na região. Detalhe dado pela radiografia periapical da região.

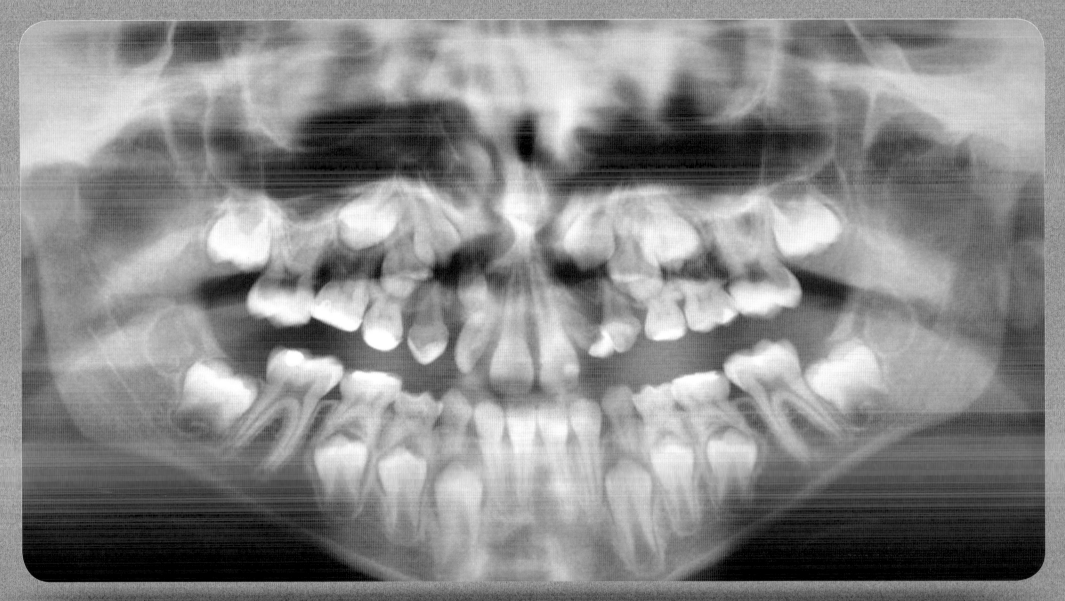

Fig. 4.82 Paciente portador de fissura palatina bilateral, notar presença de supranumerários e anodontia.

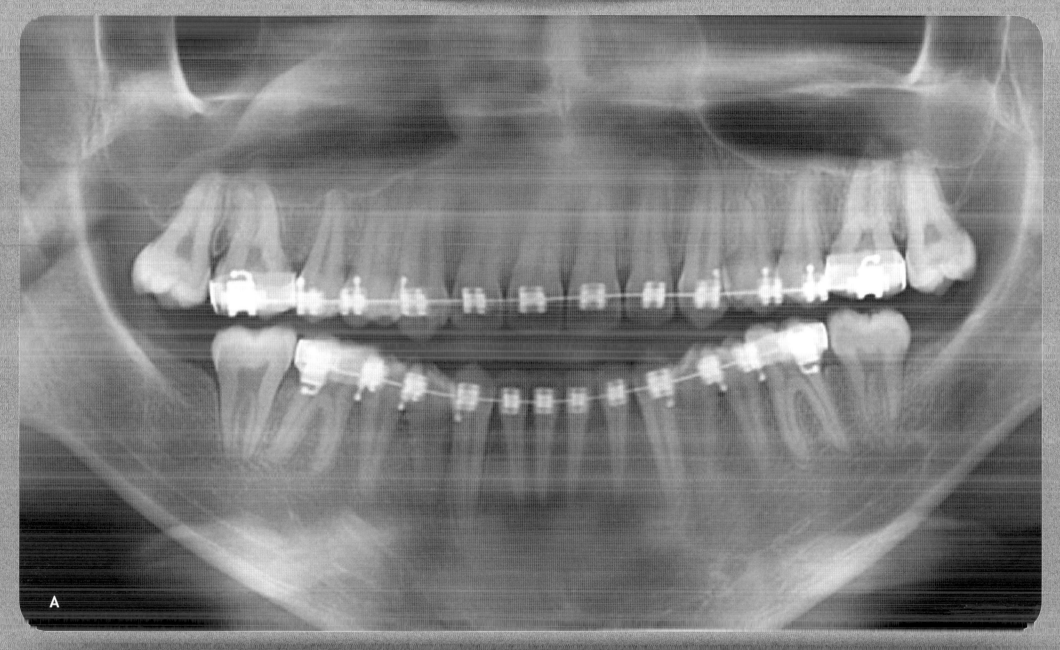

Fig. 4.83 (A) Macrognatia — Panorâmica.

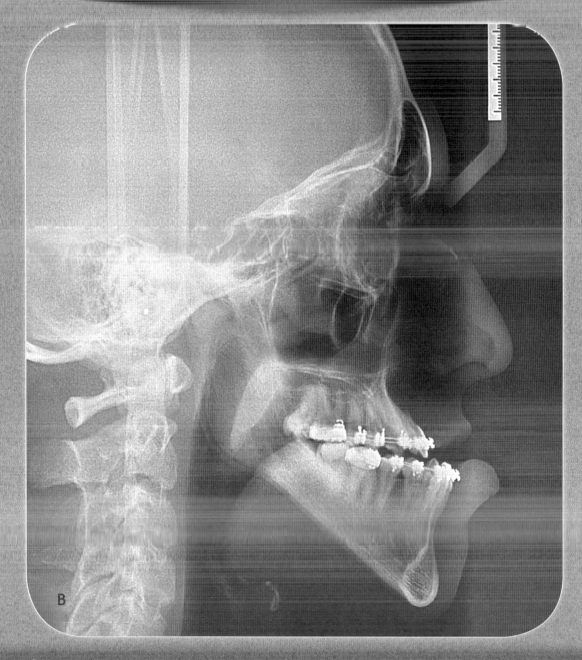

Fig. 4.83 (B) Macrognatia — Telerradiografia.

Anomalias Dentais e Maxilares

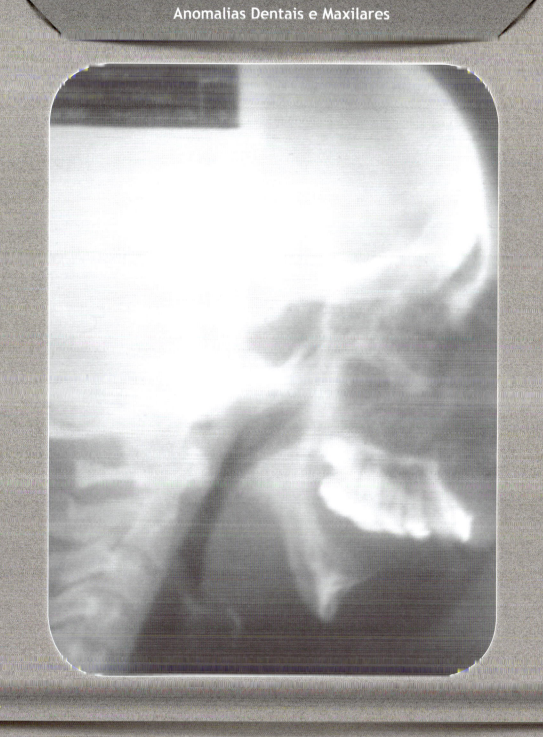

Fig. 4.84 Micrognatia — Telerradiografia.

Capítulo 5

OSTEOMIELITE

OSTEOMIELITE

É uma inflamação óssea, causada por organismo infeccioso, podendo ser localizada ou, ainda, envolver a medula óssea, a cortical óssea e o periósteo, com evolução para o tecido mole. Causas locais como pericoronarite, infecções periapicais, da cavidade sinusal maxilar ou mesmo traumas podem ser fatores predisponentes.

A osteomielite pode ser aguda ou crônica.

Na osteomielite supurativa aguda, o paciente apresenta os sinais cardinais: dor, tumefação dos tecidos moles e febre. Nos primeiros dias da doença, o exame clínico é de suma importância para o tratamento, pois imaginologicamente não se observa qualquer alteração, senão apenas microabcessos.

A osteomielite supurativa aguda, mesmo sendo tratada, pode evoluir para uma osteomielite crônica, esclerosando o trabeculado ósseo (imagem radiopaca), também chamado de osteíte ou osteomielite esclerosante. Se não tratada, poderá necrosar o tecido ósseo com fase mais evoluída (final), podendo apresentar sequestro ósseo, com imagem mista (radiolúcida/radiopaca).

Esta fase caracteriza a osteomielite supurativa crônica (Figs. 5.1 a 5.4).

Em pacientes jovens com lesões inflamatórias periapicais de baixa intensidade acometendo normalmente os primeiros molares, o organismo responde esclerosando a camada perióstica. O processo pode continuar resultando em linhas radiopacas subsequentes. Observamos uma imagem semelhante à "casca de cebola" que caracteriza a periostite proliferante, também chamada de osteomielite de Garré.

Pacientes com alta resistência e agente agressor de baixa virulência, dentro da evolução da doença, podem apresentar imagens radiopacas (espaços medulares obliterados) circundando o dente afetado. A esse processo damos o nome de osteomielite esclerosante focal ou local (Figs. 5.5 a 5.7), ocorrência esta ligada, em grande parte, a pacientes jovens.

Por sua vez, a osteomielite esclerosante difusa (Fig. 5.8), também de resolução radiopaca, normalmente, acomete pessoas idosas, sendo que o osso de eleição é a mandíbula, podendo ser uni ou bilateral. Tais doenças são assintomáticas, tornando-se, assim, um achado radiográfico. Neste momento, podemos confundir com a doença de Paget, a qual citaremos no próximo capítulo.

Atlas de Radiografia Panorâmica para o Cirurgião-Dentista

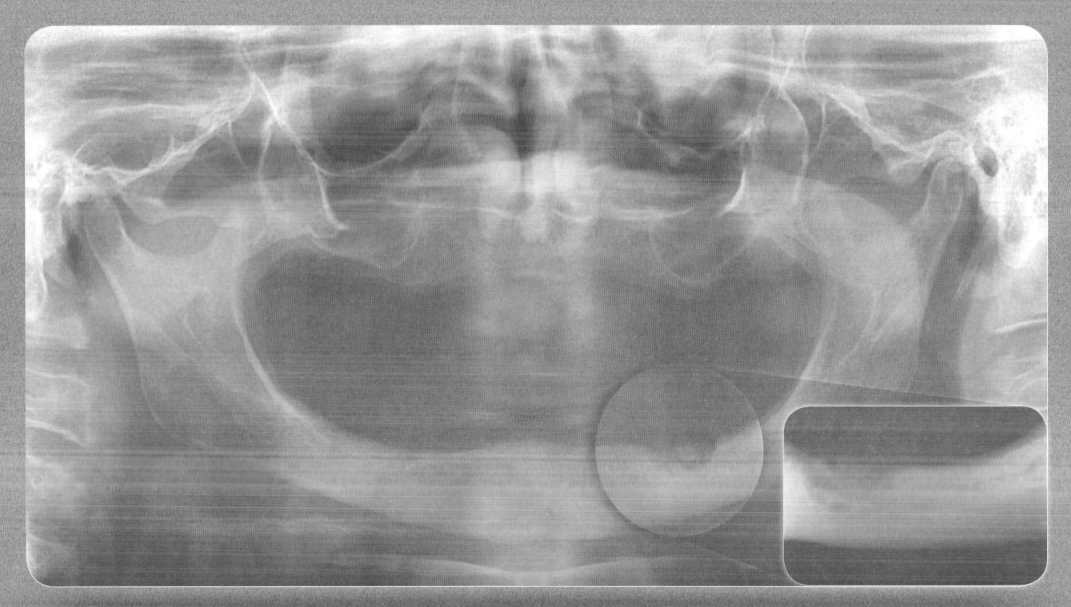

Fig. 5.1 A imagem é compatível com osteomielite supurativa crônica em região de molar inferior esquerdo. Detalhe dado pela radiografia periapical da região. Notar presença de sequestro ósseo.

Osteomielite

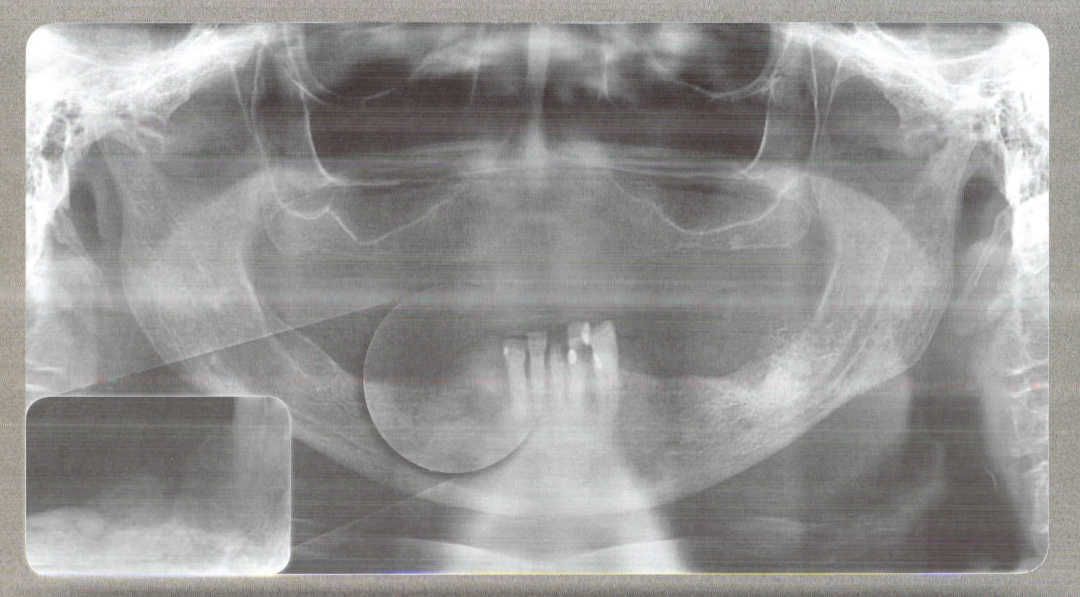

Fig. 5.2 A imagem é compatível com osteomielite supurativa crônica em região de pré-molar inferior direito. Detalhe dado pela radiografia periapical da região. Notar presença de sequestro ósseo.

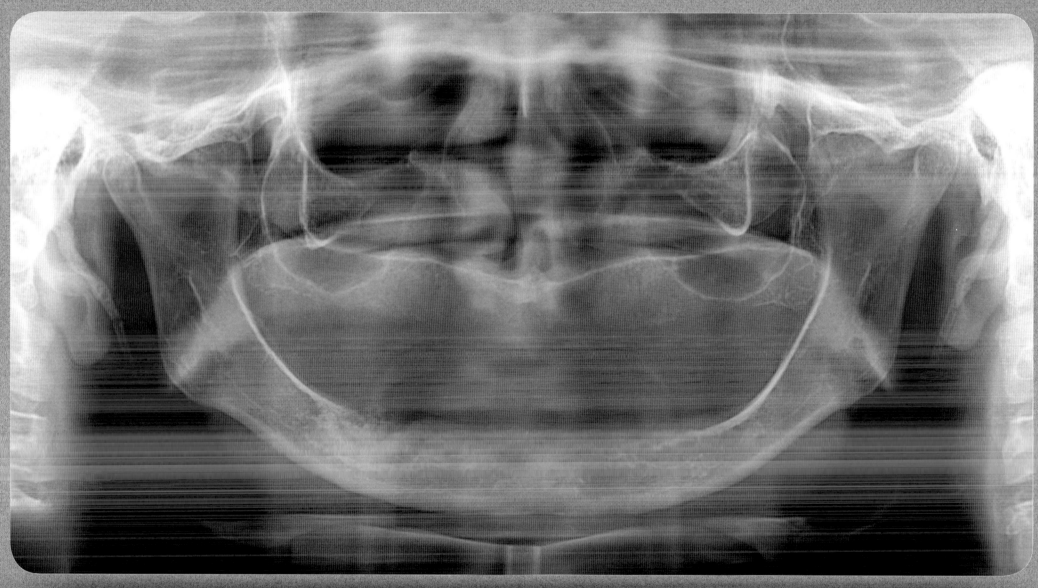

Fig. 5.3 A imagem é compatível com osteomielite supurativa crônica em região de molar inferior direito.

Osteomielite

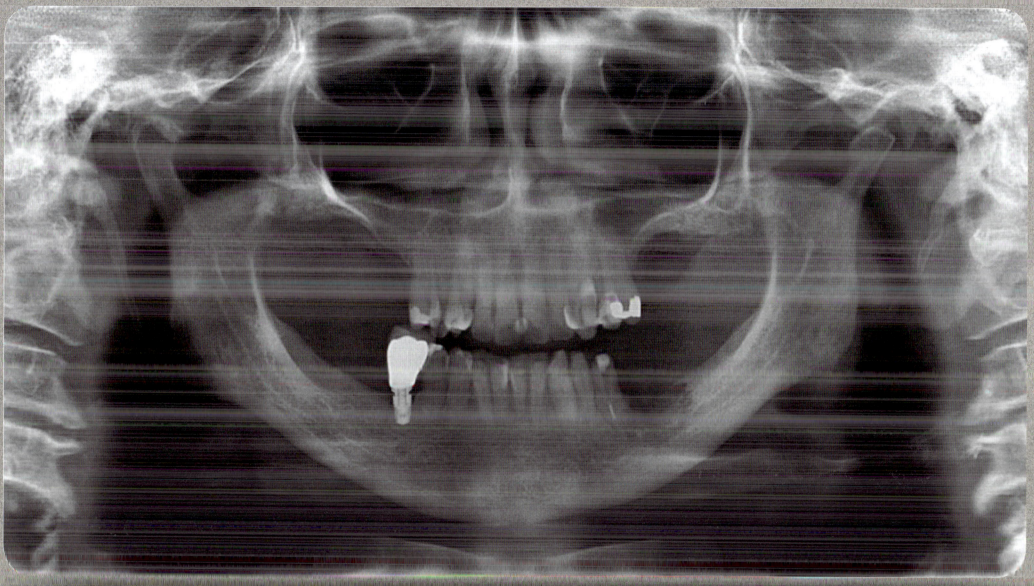

Fig. 5.4 A imagem é compatível com osteomielite supurativa crônica em região de molar inferior esquerdo.

Atlas de Radiografia Panorâmica para o Cirurgião-Dentista

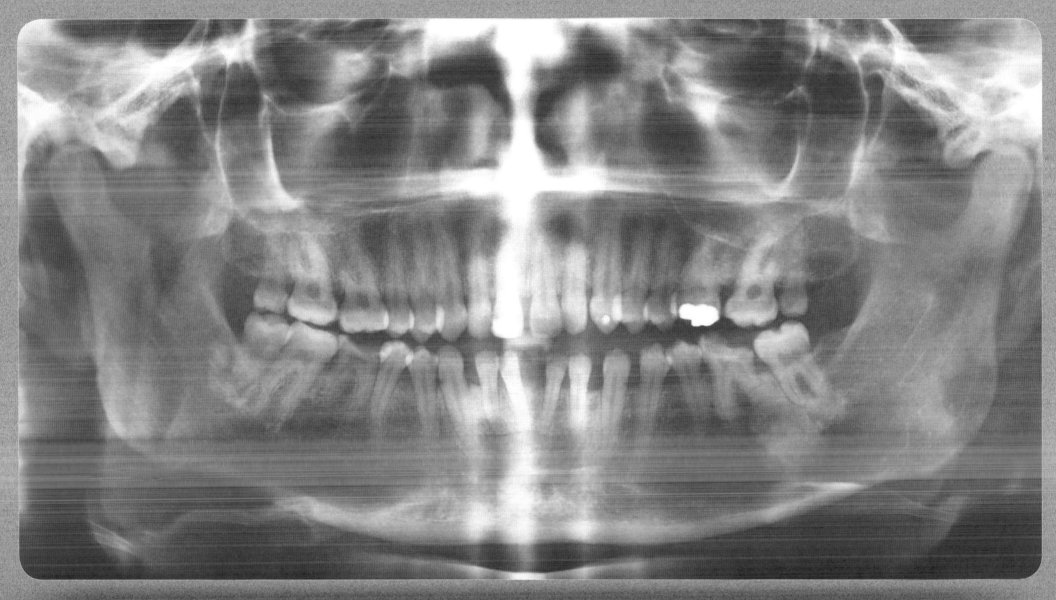

Fig. 5.5 A imagem é compatível com osteomielite esclerosante focal em região de primeiro molar inferior esquerdo.

Osteomielite

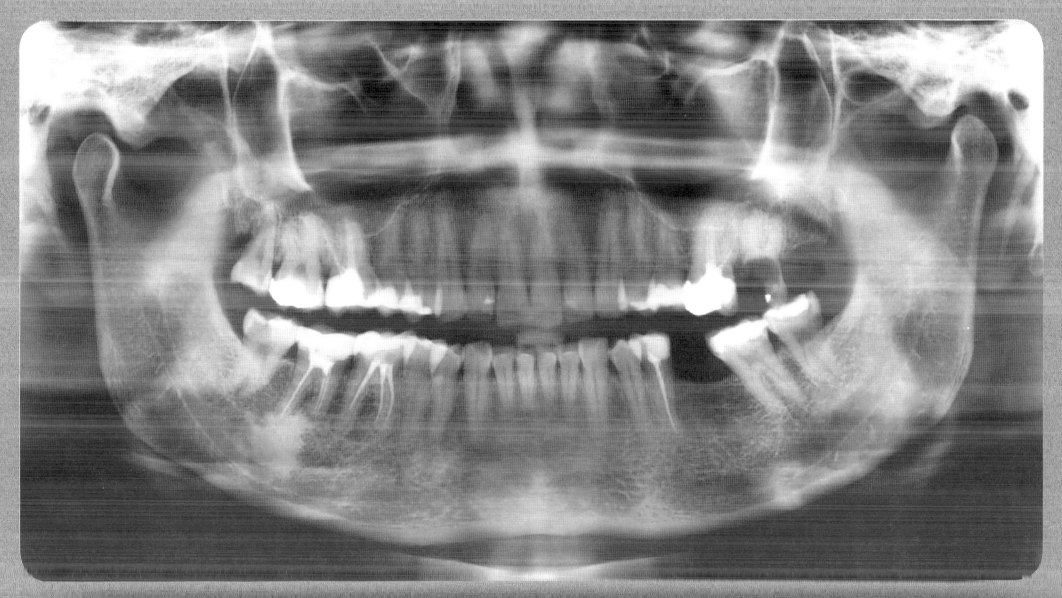

Fig. 5.6 A imagem é compatível com osteomielite esclerosante focal em região de primeiro molar inferior direito.

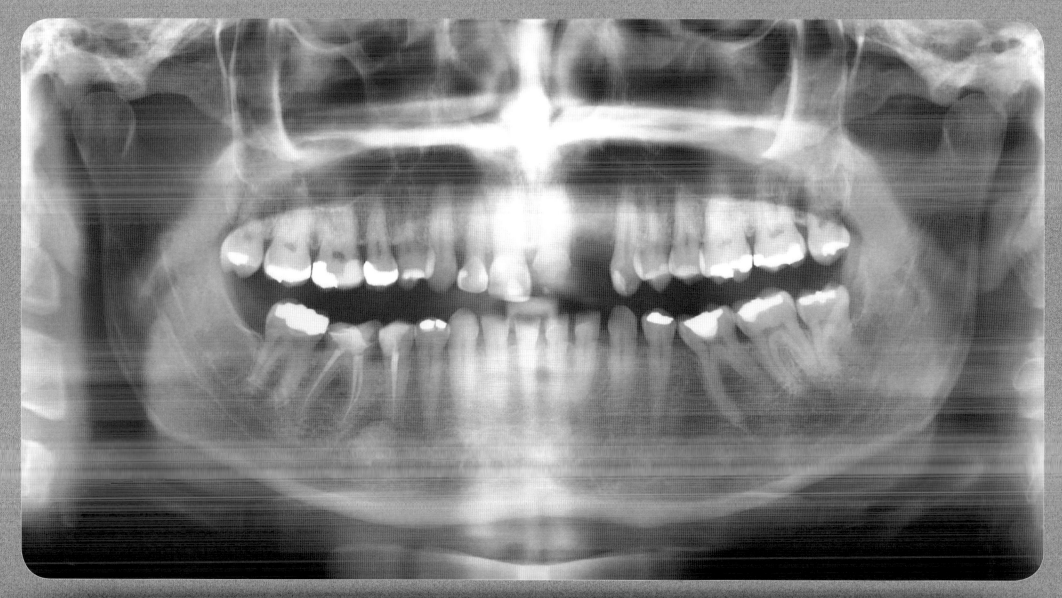

Fig. 5.7 A imagem é compatível com osteomielite esclerosante focal em região de segundo pré-molar inferior direito.

Osteomielite

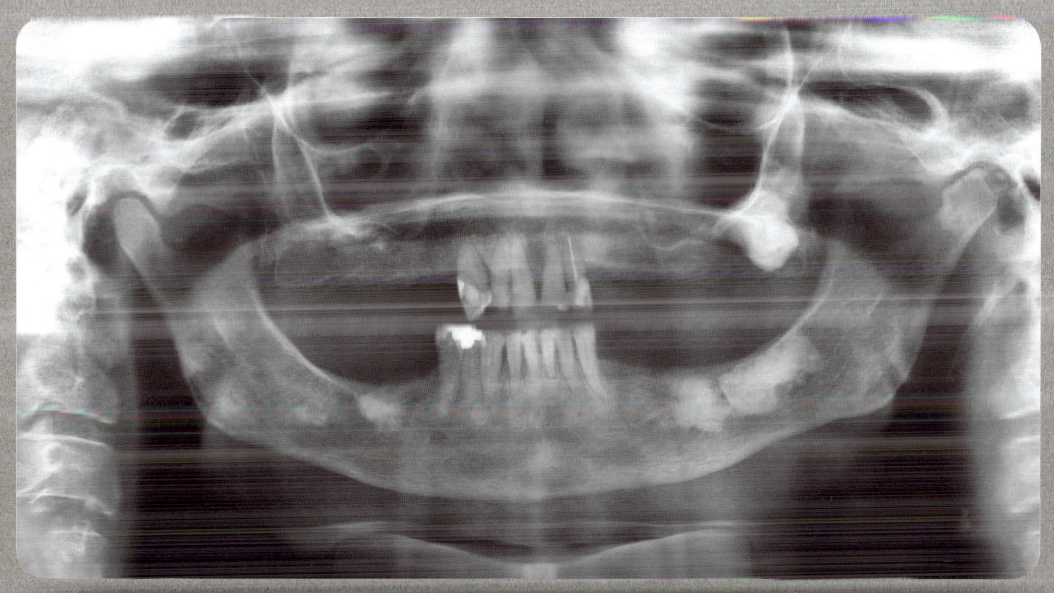

Fig. 5.8 A imagem é compatível com osteomielite esclerosante difusa em corpo de mandíbula notadamente do lado esquerdo.

Capítulo 6

LESÕES FIBRO-ÓSSEAS

Essas lesões não têm um diagnóstico definido. Constituem-se em um processo de substituição do osso normal por tecido fibroso, que se mineraliza, podendo ser um agregado do próprio osso, do cemento ou de ambos. O processo de maturação dessas lesões é um ponto importante, podendo iniciar pela fase radiolúcida, passando pela mista e, por fim, pela fase radiopaca. Neste capítulo iremos discursar sobre:

Displasia fibrosa: Essa doença é atribuída à mutação do gene GNSA1, que ocorre em células somáticas, levando à substituição do osso medular por um tecido fibroso, podendo conter também osso de aspecto ou aparência anômala. Seu crescimento é lento e progressivo, chegando a abaular a estrutura envolvida. É assintomático e possui resistência à palpação. Seu ciclo termina quando da maturação do esqueleto, mas em geral o diagnóstico se dá, em média, aos 25 anos. A displasia fibrosa pode ser monostótica (Figs. 6.1 e 6.2), quando acomete um único osso, sendo a maxila o osso de eleição, ou poliostótica, quando ocorre em vários ossos, envolvendo ossos do crânio e da face, ossos longos e chatos o da costela. Doença de Jaffe e síndrome de Albright, caso que será apresentado no Capítulo 10, são exemplos de displasia fibrosa poliostótica, que acometem geralmente pacientes do sexo feminino. Observa-se uma imagem radiopaca com aspecto de "vidro jateado". No estágio avançado da doença a radiopacidade é mais intensa.

Displasia cemento óssea periapical (DCP): Lesão assintomática, portanto, descoberta ao acaso, que se encontra na região do periápice dos dentes, os quais apresentam vitalidade pulpar positiva. É encontrada principalmente na mandíbula em dentes anteriores. Mulheres afrodescendentes, geralmente, na idade pós-climatério, são as mais acometidas. Essa lesão apresenta três fases distintas:

I) radiolúcida, na qual há maior quantidade de tecido conjuntivo, sendo que nessa fase pode assemelhar-se a uma lesão periapical (Fig. 6.3);

II) mista, com resolução radiolúcida/radiopaca, graças a calcificação das trabéculas ósseas e consequente diminuição dos espaços medulares (Fig. 6.4);

III) radiopaca, na qual há abundante depósito de tecido mineralizado (Fig. 6.5).

Displasia cemento óssea florida (DOF): Lembra uma DCP, porém não localizada, que aparece preferencialmente na região posterior da mandíbula, podendo estar presente também na maxila (Figs. 6.6 e 6.8). Os achados imaginológicos ocorrem por volta dos 40 anos de idade, notadamente em mulheres afrodescendentes ou mesmo asiáticas. São massas radiopacas lobuladas, altamente mineralizadas, podendo haver expansão da cortical, com assimetria facial e deslocamento de dentes.

Doença de Paget: Trata-se de uma reabsorção anormal do tecido ósseo com aposição ulterior. Homens com mais de 40 anos são os mais acometidos. Mesmo não sendo uma doença esquelética generalizada, pode ocorrer em vários ossos, os quais, normalmente, se apresentam deformados. O aumento de volume pode ocasionar o afastamento dos dentes, que poderão apresentar hipercementose, causando má oclusão. Inicialmente, imagens radiopacas são observadas (reabsorção anormal). A partir da evolução da doença, com a deposição do tecido ósseo, formam-se imagens que lembram "flocos de algodão", que é o sinal iconográfico mais comum para essa doença. Seus portadores, em particular, durante a fase osteolítica, apresentam níveis de fosfatase alcalina muito elevada.

Atlas de Radiografia Panorâmica para o Cirurgião-Dentista

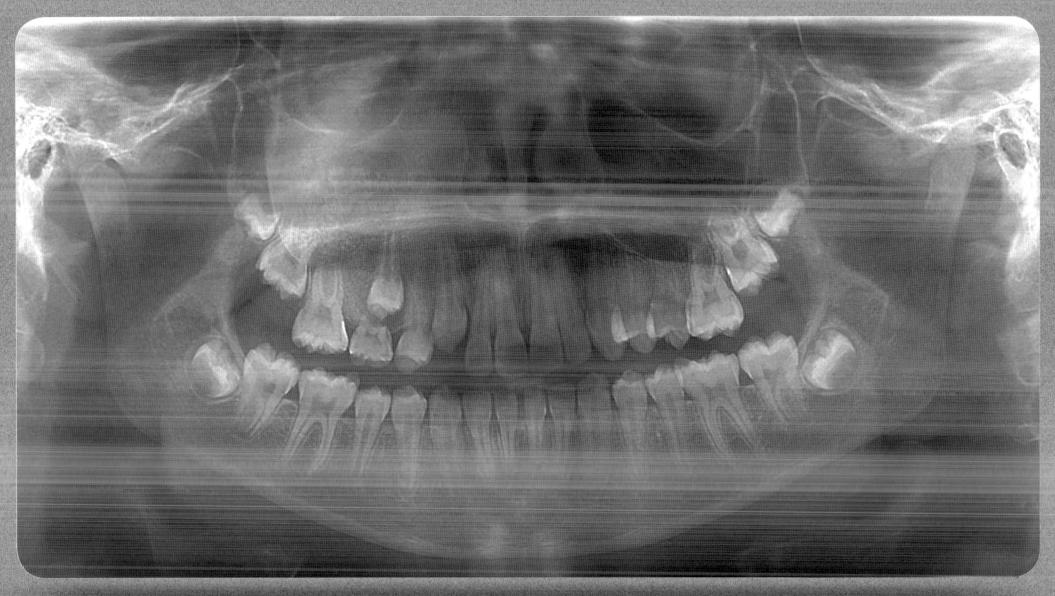

Fig. 6.1 A imagem sugere displasia fibrosa monostótica na região da maxila do lado direito.

Lesões Fibro-Ósseas

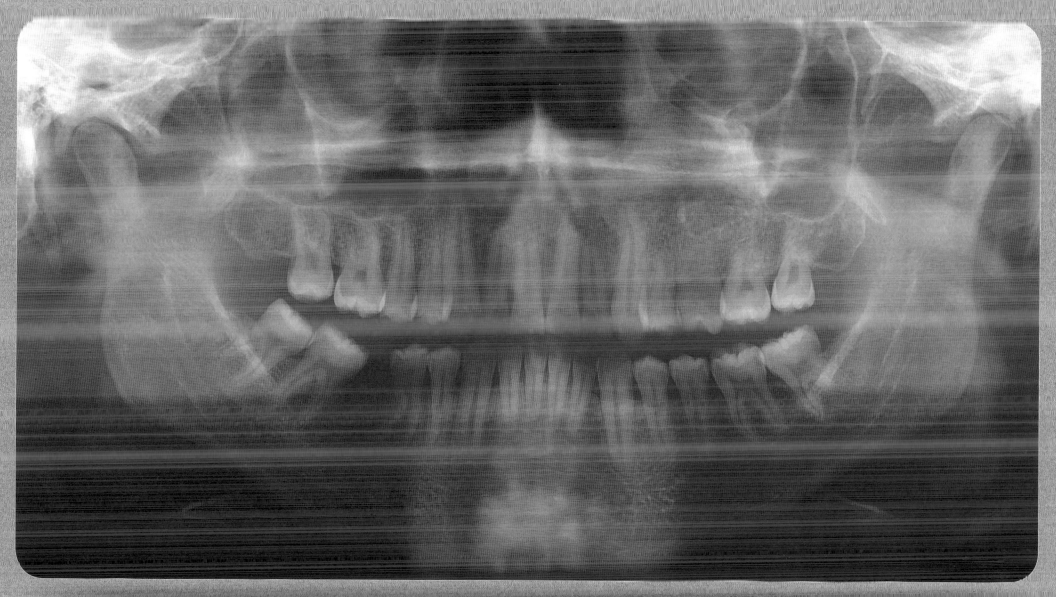

Fig. 6.7 A imagem sugere displasia fibrosa monostótica na região da maxila do lado esquerdo.

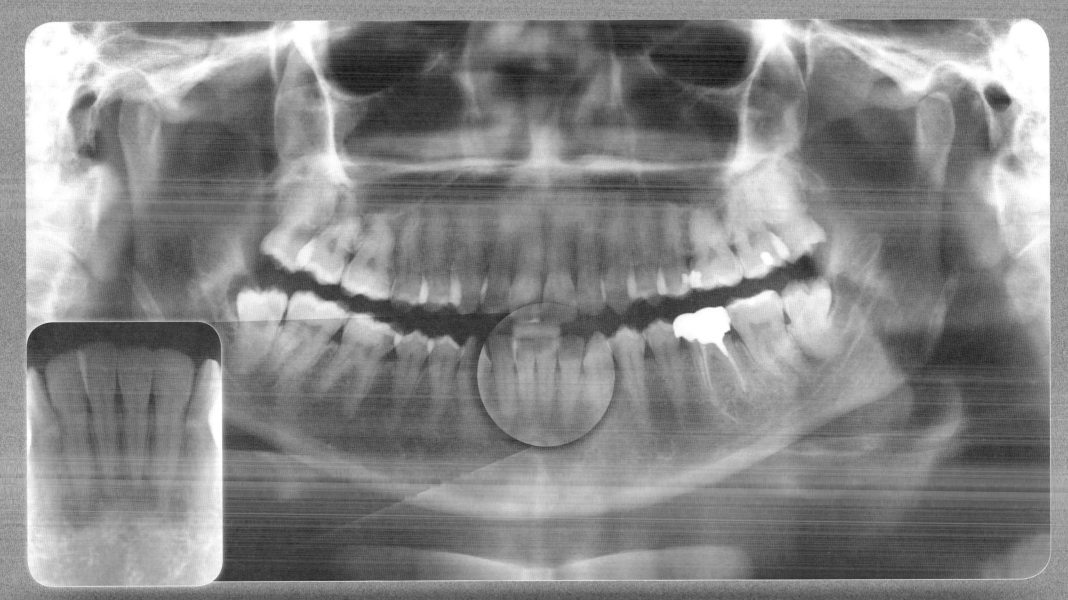

Fig. 6.3 A imagem sugere displasia cemento óssea periapical – DCOP fase I. O detalhe é dado pela radiografia periapical da região.

Lesões Fibro-Ósseas

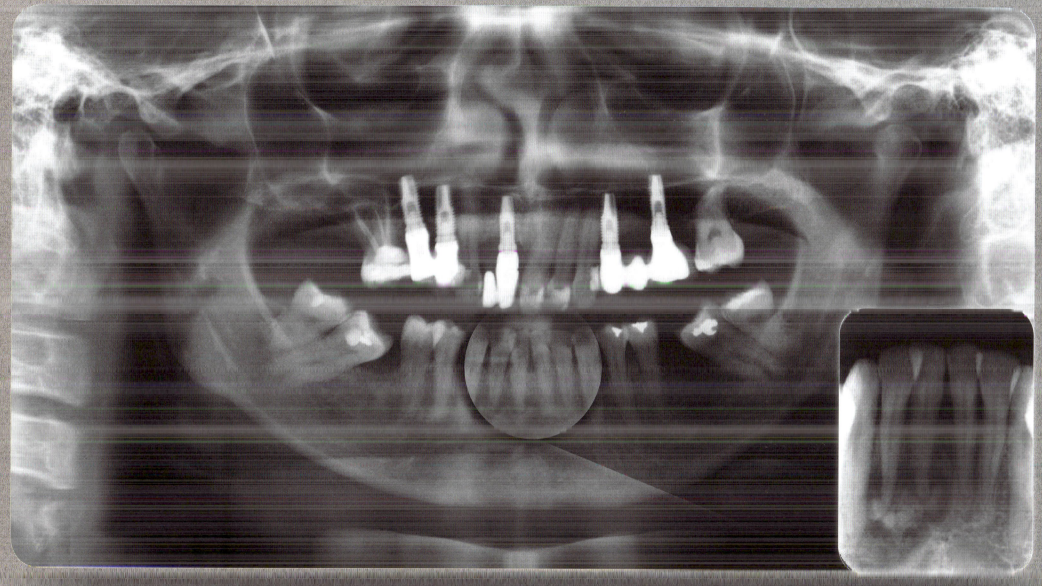

Fig. 6.4 A imagem sugere displasia cemento óssea periapical — DCOP fase II. O detalhe é dado pela radiografia periapical da região.

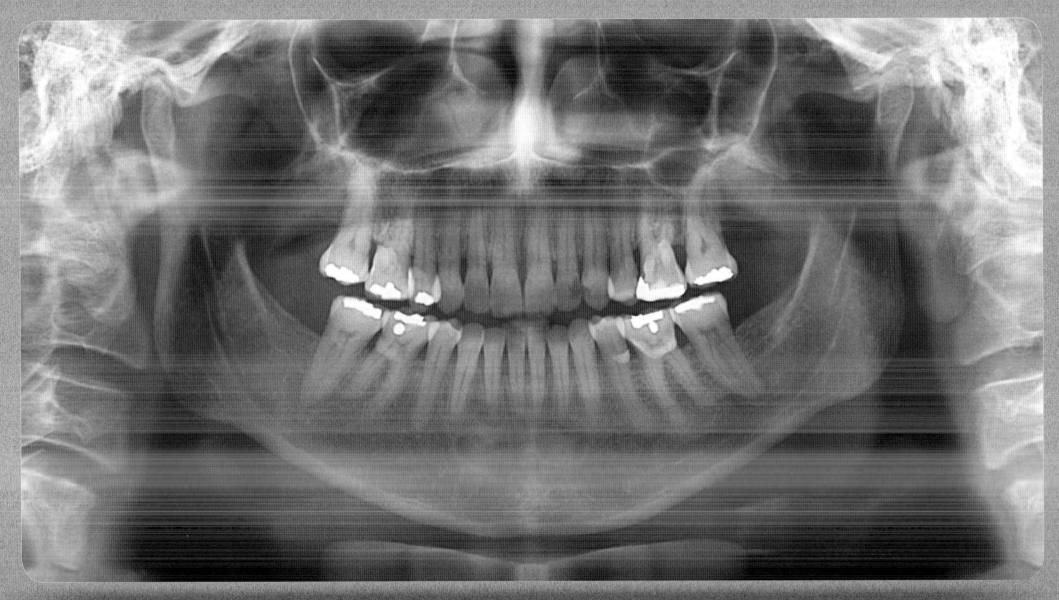

Fig. 6.5 A imagem sugere displasia cemento óssea periapical — fase III, na região dos incisivos inferiores.

Lesões Fibro-Ósseas

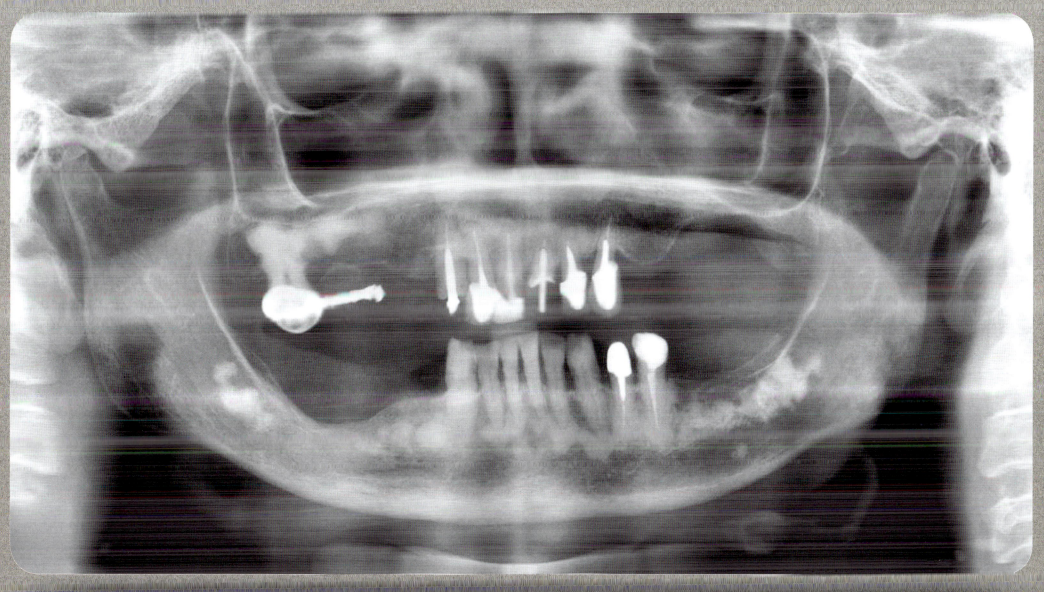

Fig. 6.6 A imagem sugere displasia cemento óssea florida.

213

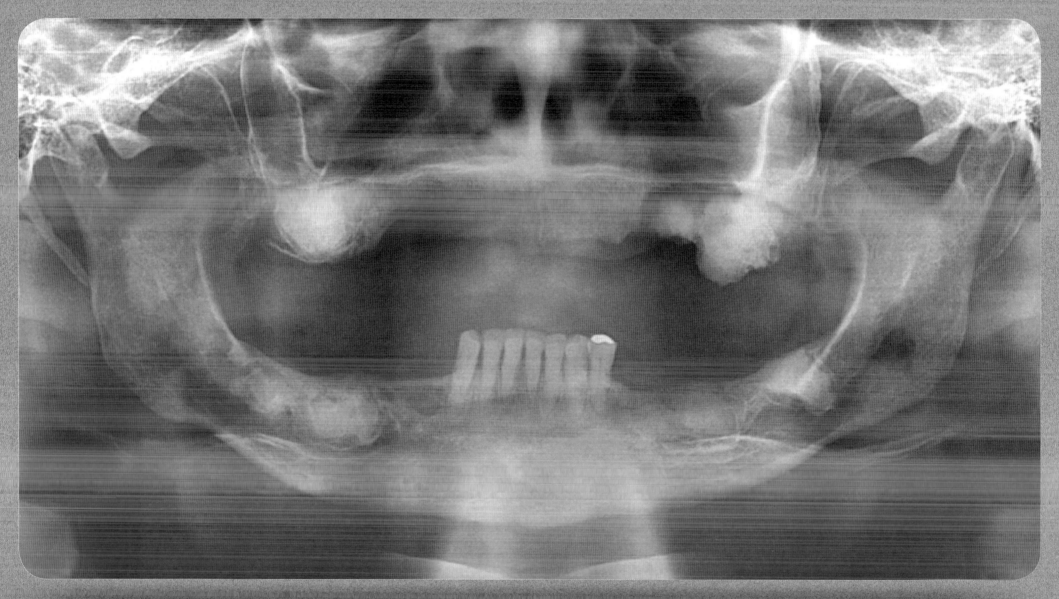

Fig. 6.7 A imagem sugere displasia cemento óssea florida.

Lesões Fibro-Ósseas

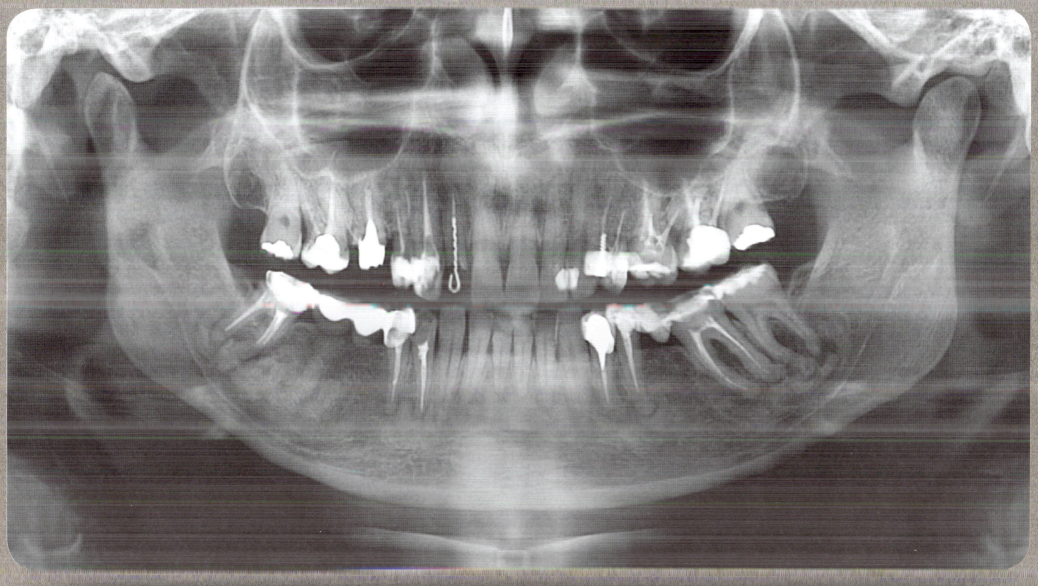

Fig. 6.8 A imagem sugere displasia cemento óssea florida.

Capítulo 7

CISTOS

Cisto é uma cavidade patológica revestida por um epitélio de tecido conjuntivo e preenchida por um material fluido, semifluido ou, até mesmo, gases, que podem ser secretados por tecido adjacente ou pelas próprias células de seu revestimento e estão normalmente envoltos por halo radiopaco.

Os cistos podem ser de origem odontogênica, que se subdividem em inflamatórios e de desenvolvimento, não odontogênicos e pseudocistos, como veremos a seguir.

CISTOS ODONTOGÊNICOS DE ORIGEM INFLAMATÓRIA

Cisto apical: Normalmente, se origina dos resíduos epiteliais do ligamento periodontal, como resultado da necrose pulpar. Comumente chamado de cisto periapical ou radicular, se apresenta como uma imagem radiolúcida, estando envolto por halo radiopaco (Figs. 7.1 e 7.2). Podemos ter também o cisto perirradicular, que pode se apresentar a partir de um canal radicular acessório ou uma perfuração/trepanação (Fig. 7.3). O diagnóstico diferencial do cisto apical é dado pelo granuloma apical e pela displasia cemento óssea periapical (fase I).

Cisto residual: É aquele que, após a remoção incompleta do cisto primário, permite a evolução do epitélio de revestimento, de maneira lenta e assintomática (Figs. 7.4 a 7.6), podendo chegar a proporções consideráveis. O diagnóstico diferencial é dado por queratocisto e cisto ósseo simples.

Cisto paradentário: Esse cisto tem como origem a pericoronarite recorrente, o que justifica seu nome. É mais comum em terceiro molar inferior semi-irrompido em posição vertical (Fig. 7.7). Nesse caso, radiograficamente, observa-se rarefação óssea na porção distal da coroa, que pode se estender para a raiz. Quando acomete o primeiro molar inferior em erupção, além de a rarefação apresentar sua porção distal, ela pode se estender largamente pelo periápice (Fig. 7.8). Nesse caso, o cisto costuma se desenvolver em direção à tábua óssea vestibular, fazendo com que a raiz incline para a tábua lingual. Em outra incidência, é comum observar osteogênese reacional da cortical vestibular. O diagnóstico diferencial é dado pelo cisto dentígero, cisto de erupção e queratocisto.

CISTOS ODONTOGÊNICOS DE DESENVOLVIMENTO

Cisto periodontal lateral: Esse cisto tem etiologia bastante discutida, porque não se sabe de qual epitélio surge. Costuma ser encontrado fortuitamente em exame radiográfico de rotina, pois o dente envolvido responde ao teste de vitalidade pulpar. Importante ressalvar que esse cisto não tem associação com perfurações radiculares ou canais acessórios (nesse caso, sua origem é claramente inflamatória, sendo oriundo de uma necrose pulpar). Alguns autores consideram o cisto periodontal lateral como cisto de desenvolvimento. Sua predileção é pela área do canino (Fig. 7.9) e pré-molar inferior. Seu aspecto é de radiolucência perirradicular, bem delimitada por cortical bastante evidente, indicando crescimento lento. Raramente se apresenta multilocular, dando um aspecto de "cacho de uvas" que, nesse caso, denominamos de cisto botrioide. O diagnóstico diferencial é dado por granuloma eosinófilo, cisto ósseo simples e queratocisto.

Cisto de erupção: O cisto de erupção tem o padrão radiográfico semelhante ao do cisto dentígero: radiolucência unilocular associada à coroa de um dente parcialmente ou não irrompido, com rizogênese incompleta (Fig. 7.10). A diferença é que a loja cística do cisto dentígero de erupção está em íntimo contato com a cortical da crista óssea alveolar, essa última apresentando solução de continuidade. É comum observar tumefação do tecido gengival. O diagnóstico diferencial é dado pelo cisto dentígero, cisto paradentário e queratocisto.

Cisto dentígero: É aquele que se forma ao redor da coroa de um dente não irrompido. Inicia-se pelo acúmulo de líquido nas camadas do epitélio reduzido do órgão do esmalte ou entre o epitélio e a coroa do dente. Pacientes do gênero masculino, da raça branca, na terceira década de vida, são os mais acometidos, sendo os terceiros molares (Figs. 7.11 a 7.14), seguidos dos caninos (Figs. 7.15 e 7.16), os dentes mais envolvidos. A imagem se mostra bem definida, de resolução radiolúcida envolta por halo radiopaco. O diagnóstico diferencial é dado pelo tumor odontogênico adenomatoide (TOA) e pelo ameloblastoma.

CISTOS NÃO ODONTOGÊNICOS

Cisto nasopalatino: Também chamado de cisto do canal incisivo, é representado pelo epitélio embrionário do ducto nasopalatino que passa por proliferação e degeneração cística. Homens entre a quarta e sexta década são os mais acometidos. É assintomático e de lenta evolução. A queixa é apenas um aumento de volume na região, podendo provocar divergência ou mesmo reabsorção radicular externa dos dentes envolvidos. De resolução radiolúcida, circundado por halo radiopaco, pode tomar a forma de "pera invertida" ou, até mesmo, de "coração" (Fig. 7.17), quando da proximidade da espinha nasal anterior.

O diagnóstico diferencial é dado pelo queratocisto e pelo cisto radicular/residual.

Cisto nasolabial: Pode se originar de restos epiteliais da fusão do processo globular, nasolateral e maxilar ou, ainda, do ducto nasolacrimal. Localiza-se em tecido mole, próximo ao processo alveolar e acima dos ápices dos incisivos, região do sulco nasolabial próximo da asa do nariz (Fig. 7.18 A). Dois terços dessas lesões ocorrem em mulheres entre 15 e 75 anos, na média dos 45 anos e, geralmente, são unilaterais. Por ser uma lesão de tecido mole, a radiografia convencional não é eficaz. Para a investigação desses casos, lançamos mão da tomografia computadorizada (Fig. 7.18 B) ou, até mesmo, da ressonância magnética (RM).

PSEUDOCISTOS

Cisto ósseo simples: Também conhecido como cisto ósseo traumático ou cisto hemorrágico. Apesar de não haver evidência para embasar uma etiologia traumática, a maioria dos autores cita o trauma como fator predisponente. Como decorrência, haverá uma hemorragia intraóssea e, quando da punção aspirativa, sua coloração será semelhante à palha ou com aspecto serossanguinolento. Caso essa hemorragia se apresente desorganizada, o hematoma se dissolve, formando uma cavidade dentro do osso, delimitada por tecido conjuntivo, sem nada no seu interior. Acomete mais paciente do sexo masculino com idade média de 18 anos. Assintomático, raramente desenvolve tumefação na região e é, predominantemente, encontrado em corpo de mandíbula, por isso, se torna um achado imaginológico. De resolução radiolúcida, sua margem pode variar de uma cortical radiopaca bem definida a um limite mal definido, misturando-se ao osso circunjacente, que se projeta próximo às raízes dos dentes, porém, sem comprometê-los (Figs. 7.19 a 7.21). O diagnóstico diferencial é dado pelo queratocisto, cisto residual, fibroma ameloblástico e ameloblastoma.

Cisto ósseo aneurismático: É uma cavidade preenchida por sangue e revestida por tecido conjuntivo. Crianças e adultos jovens são os mais acometidos pela lesão. Dor e aumento de volume unilateral na mandíbula, em sua região posterior, são achados frequentes. Trata-se de uma imagem radiolúcida, abaulando as corticais, com suas margens bem definidas, as quais se apresentam radiopacas. No seu estágio mais avançado, provoca reabsorção das raízes dos dentes vizinhos. Pode ser uni ou multilocular. Quando essas imagens se apresentam multilocular e bilateral, pode-se pensar em querubismo (Figs. 7.22 e 7.23), doença hereditária autossômica dominante. Essa desordem aparece na primeira década de vida, evolui até fase da puberdade e começa a regredir depois dessa fase (doença autolimitante). A face das crianças afetadas lembra a dos anjos querubins das pinturas renascentistas, com rosto oval e bochechas salientes, daí o nome da doença, querubismo, que significa "face angelical", dado em 1933 por Jones, o primeiro autor a fazer o relato da lesão. O diagnóstico diferencial é dado pelo granuloma central de células gigantes (GCCG).

Defeito ósseo da mandíbula: Conhecido também como cisto de Stafne, é um defeito ósseo que se desenvolve na região goníaca, abaixo do canal da mandíbula (Figs. 7.24 a 7.27). Atribuía-se sua existência à hipertrofia da glândula submandibular, porém, através de cortes histológicos, foi encontrado, além de tecido de glândula salivar, tecido conjuntivo, adiposo, linfoide ou muscular. Pode até mesmo apresentar-se como uma cavidade vazia. Sua alteração é autolimitante e, na maioria das vezes, unilateral, podendo, raramente, se apresentar bilateralmente. Essas alterações acometem mais pacientes do sexo masculino. Trata-se de uma área radiolúcida, envolta por cortical radiopaca entre a base e o canal da mandíbula, lembrando, às vezes, um cisto verdadeiro.

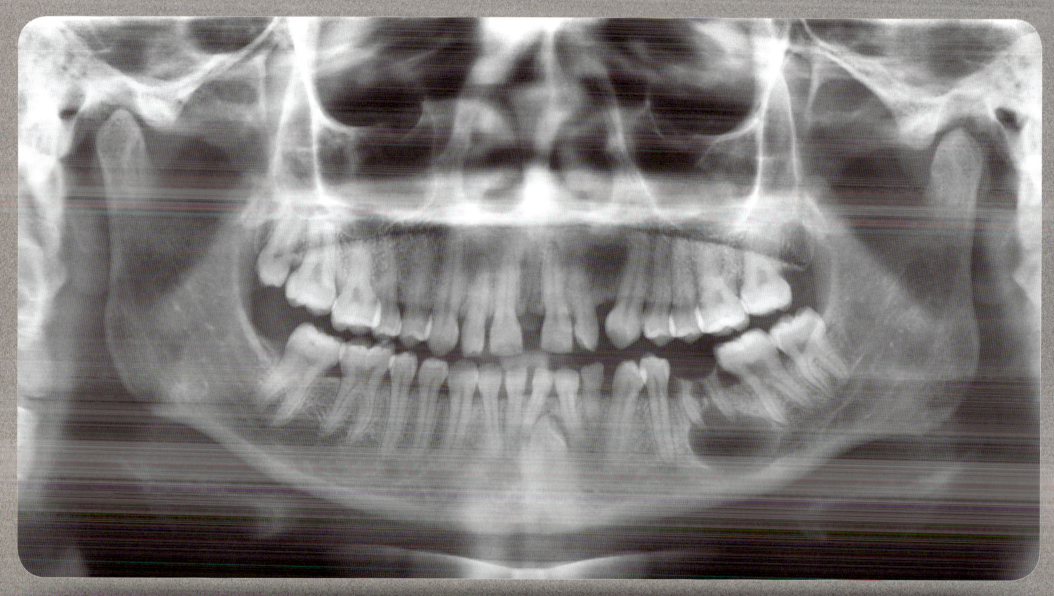

Fig. 7.1 Imagem sugestiva de cisto apical no dente 36. Notar dente 33 incluso em posição ectópica.

Cistos

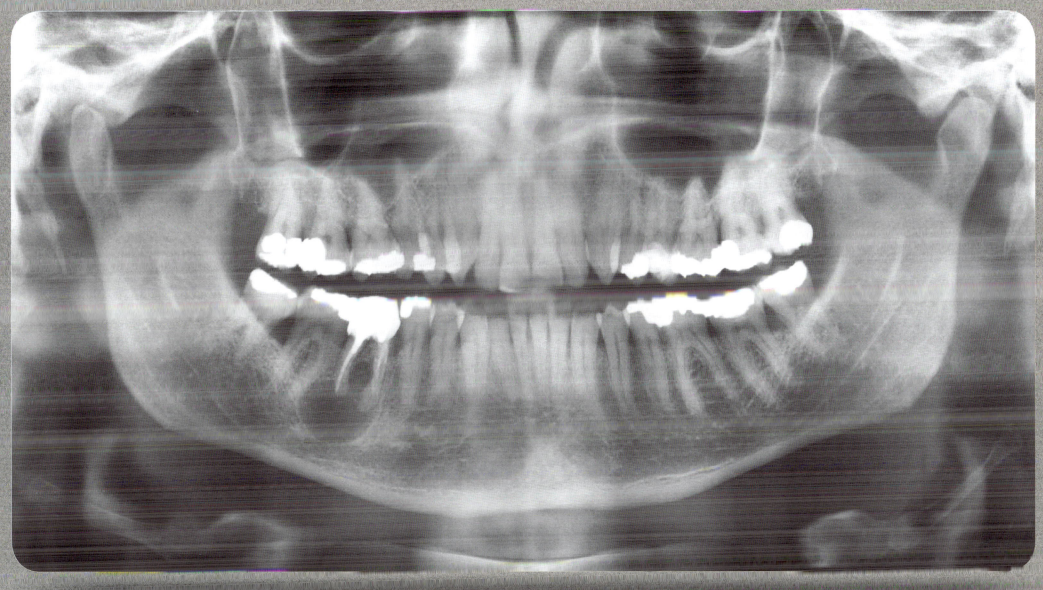

Fig. 7.2 Imagem sugestiva de cisto apical no dente 46.

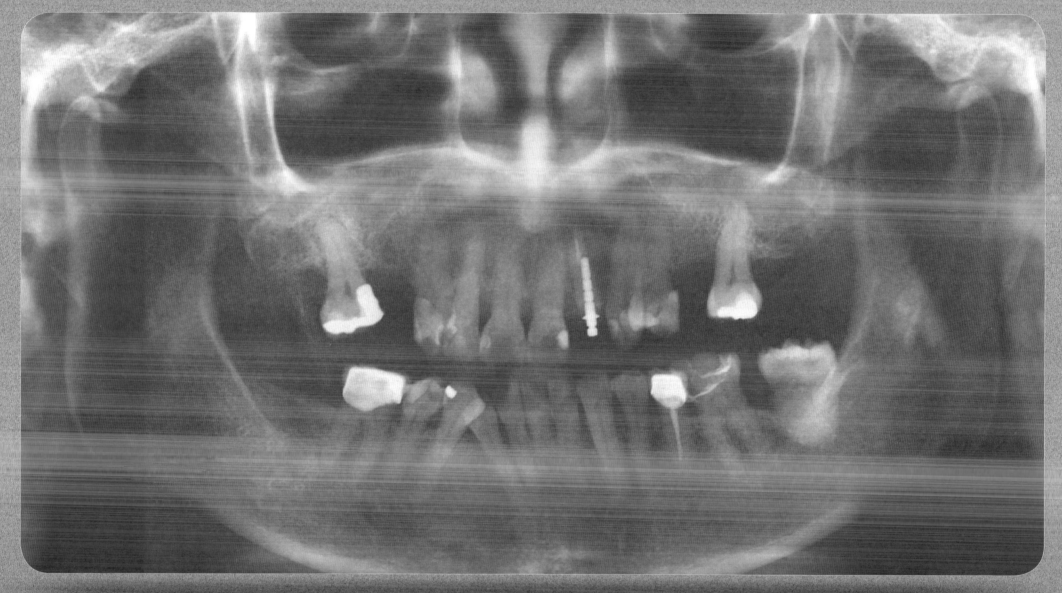

Fig. 7.3 Imagem sugestiva de cisto perirradicular no dente 22.

Cistos

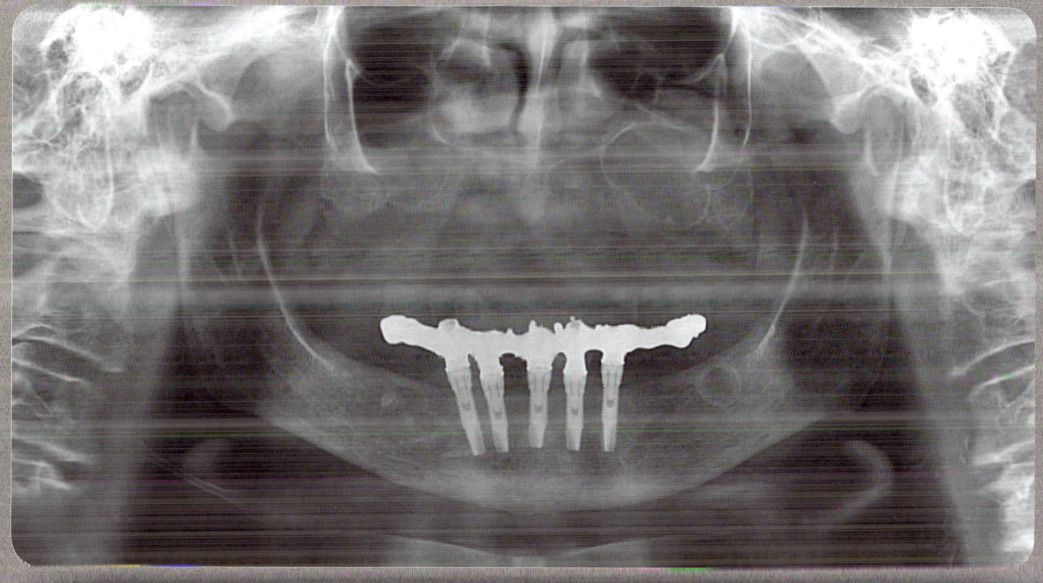

Fig. 7.4 Imagem sugestiva de cisto residual na região do dente 36/37.

Atlas de Radiografia Panorâmica para o Cirurgião-Dentista

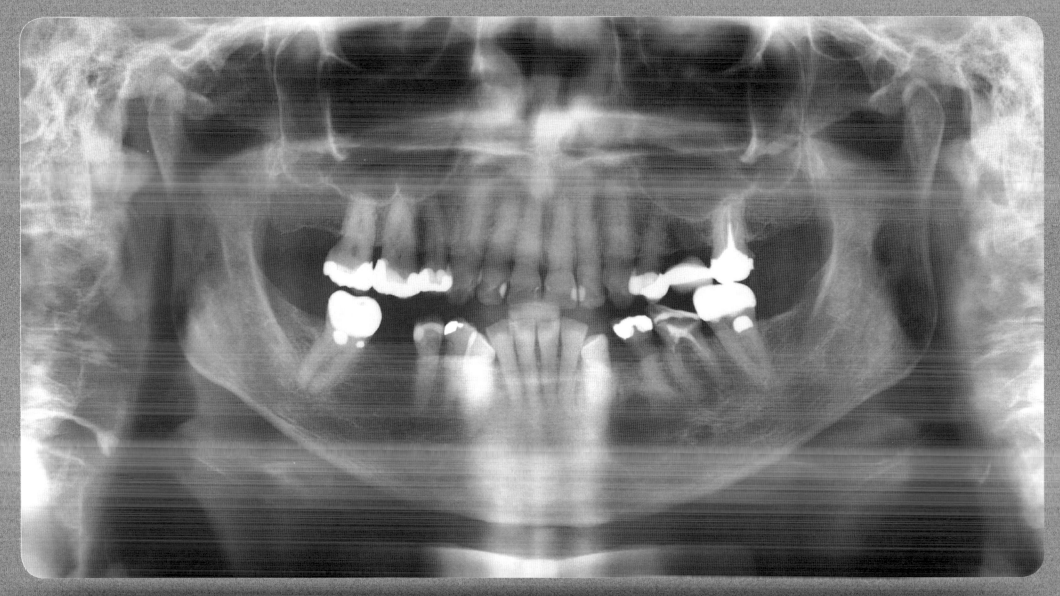

Fig. 7.5 Imagem sugestiva de cisto residual na região do dente 34.

Cistos

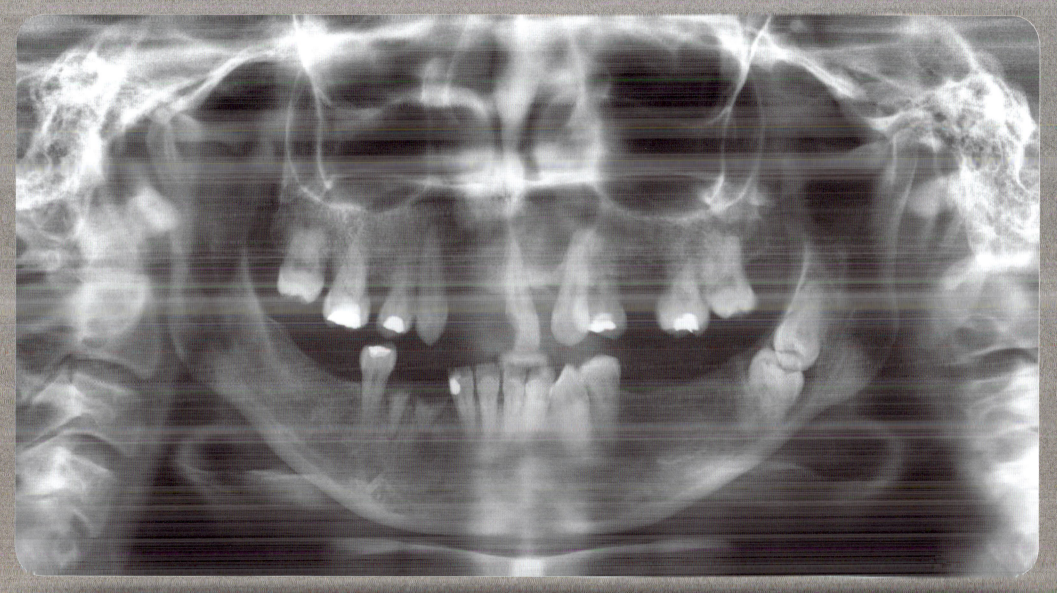

Fig. 7.6 Imagem sugestiva de cisto residual na região do dente 22. Notar dentes 36 e 37 inclusos, impactados em posições ectópicas.

Atlas de Radiografia Panorâmica para o Cirurgião-Dentista

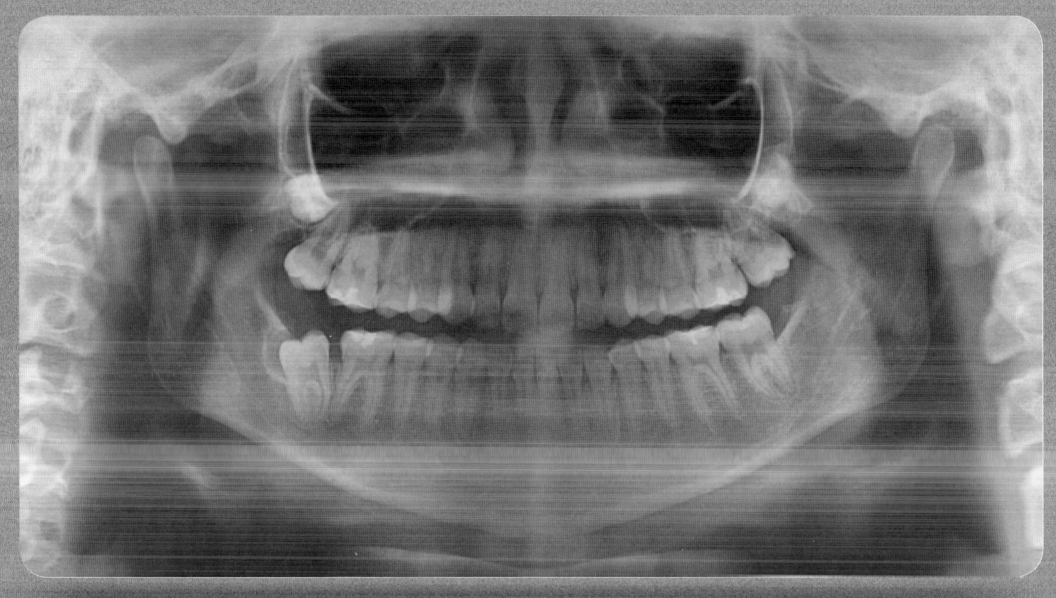

Fig. 7.7 Imagem sugestiva de cisto paradentário no dente 47.

Cistos

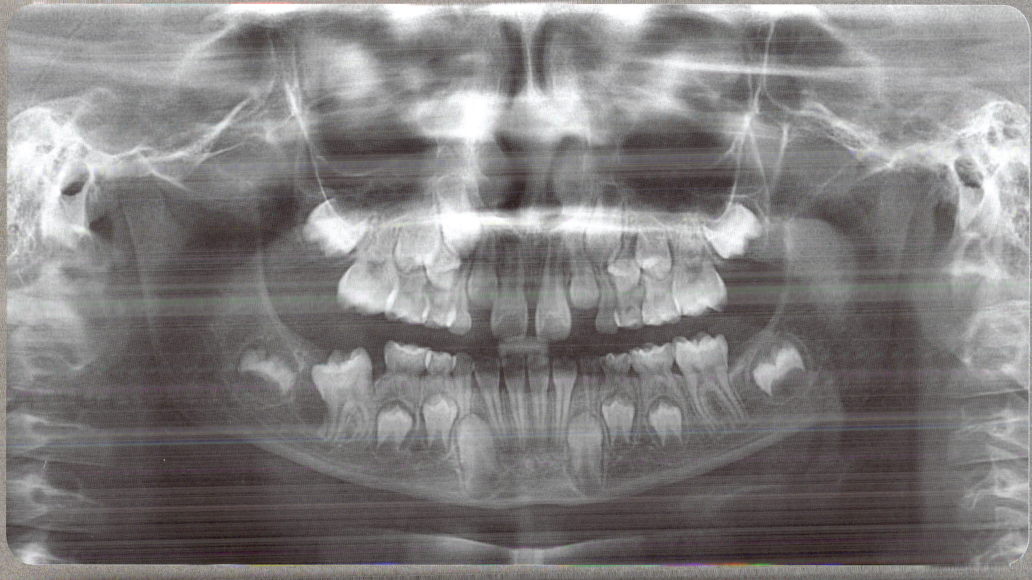

Fig. 7.8 Imagem sugestiva de cisto paradentário no dente 46.

Atlas de Radiografia Panorâmica para o Cirurgião-Dentista

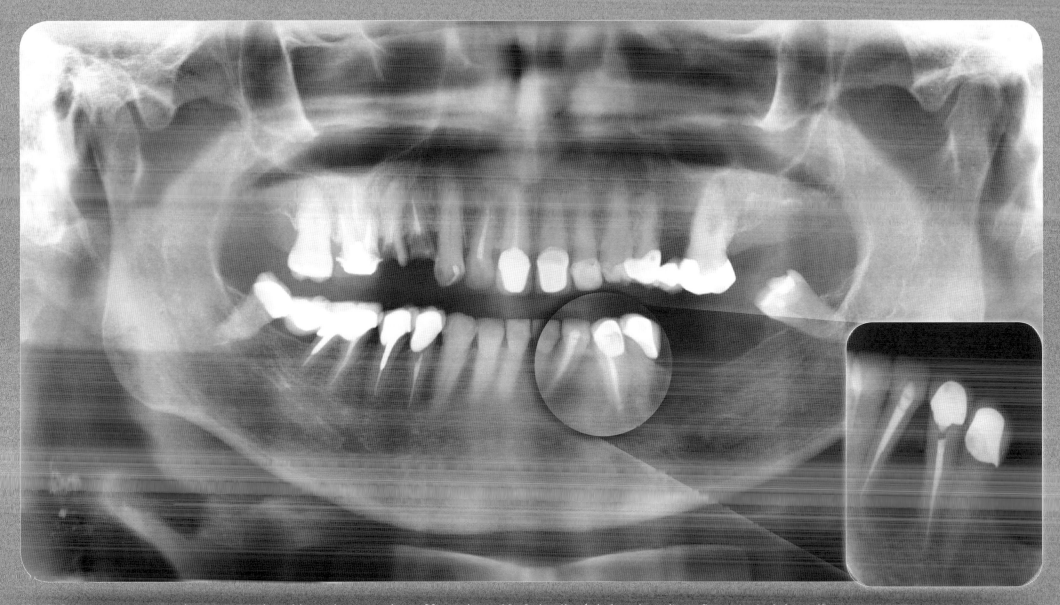

Fig. 7.9 Imagem sugestiva de cisto pariodontal lateral entre o dente 33 e o dente 32. O detalhe é dado pela radiografia periapical da região.

Cistos

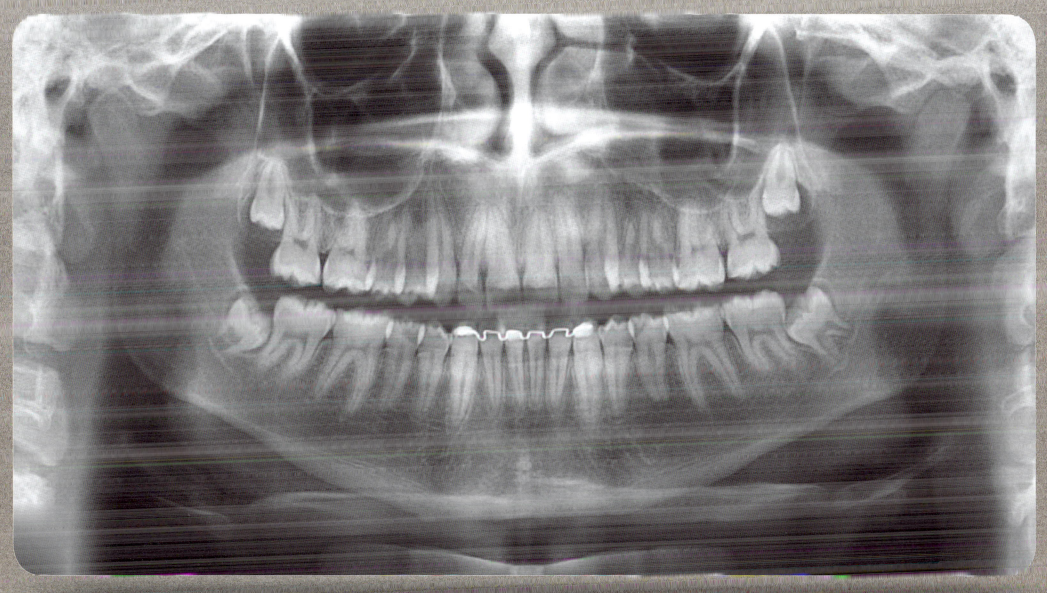

Fig. 7.10 Imagem sugestiva de cisto de erupção nos dentes 18 e 28.

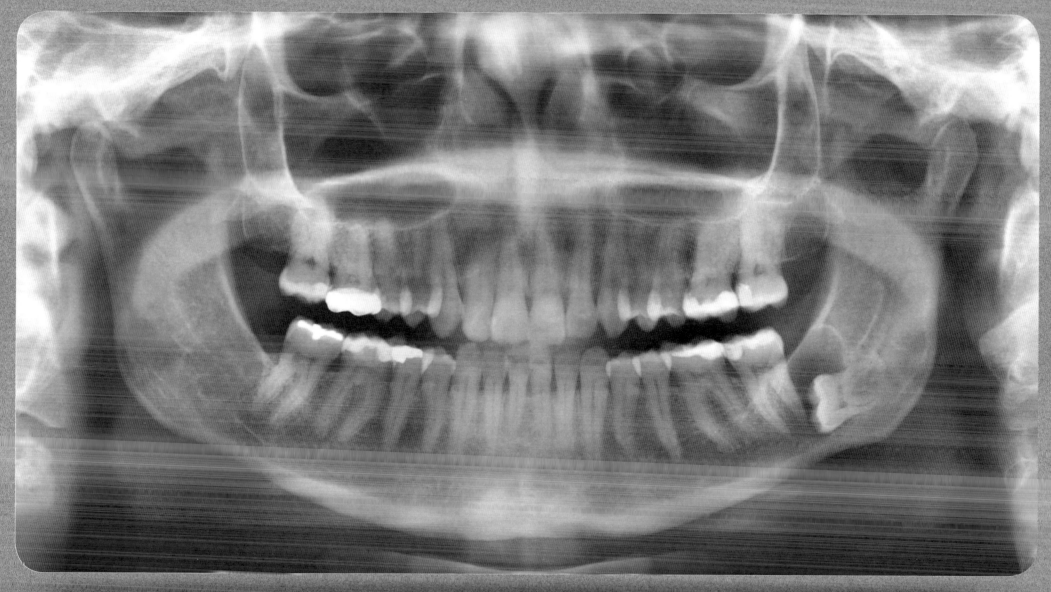

Fig. 7.11 Imagem sugestiva de cisto dentígero no dente 38.

Cistos

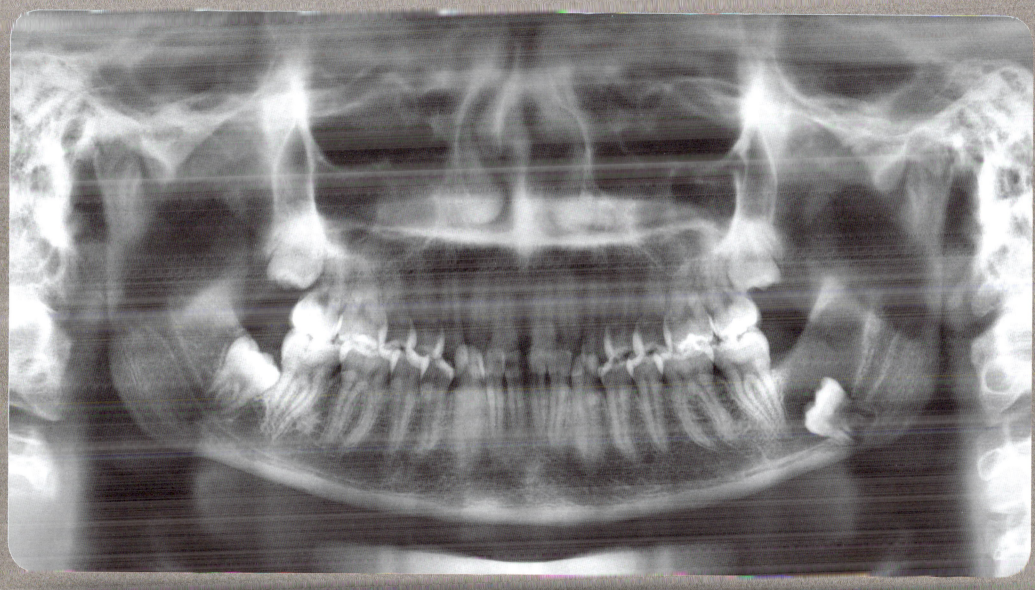

Fig. 7.12 Imagem sugestiva de cisto dentígero no dente 38.

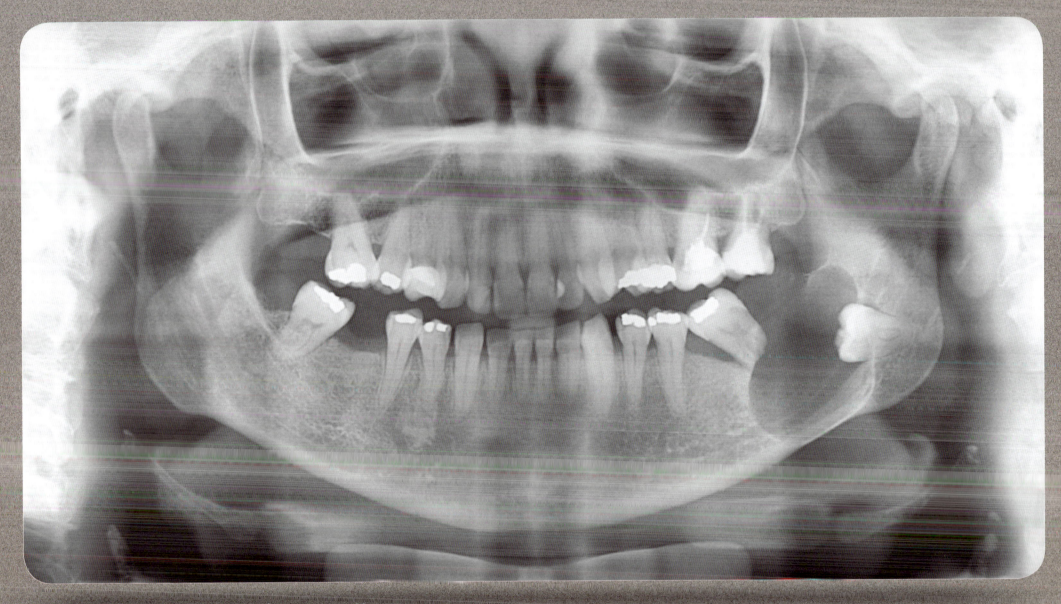

Fig. 7.13 Imagem sugestiva de cisto dentígero no dente 38.

Cistos

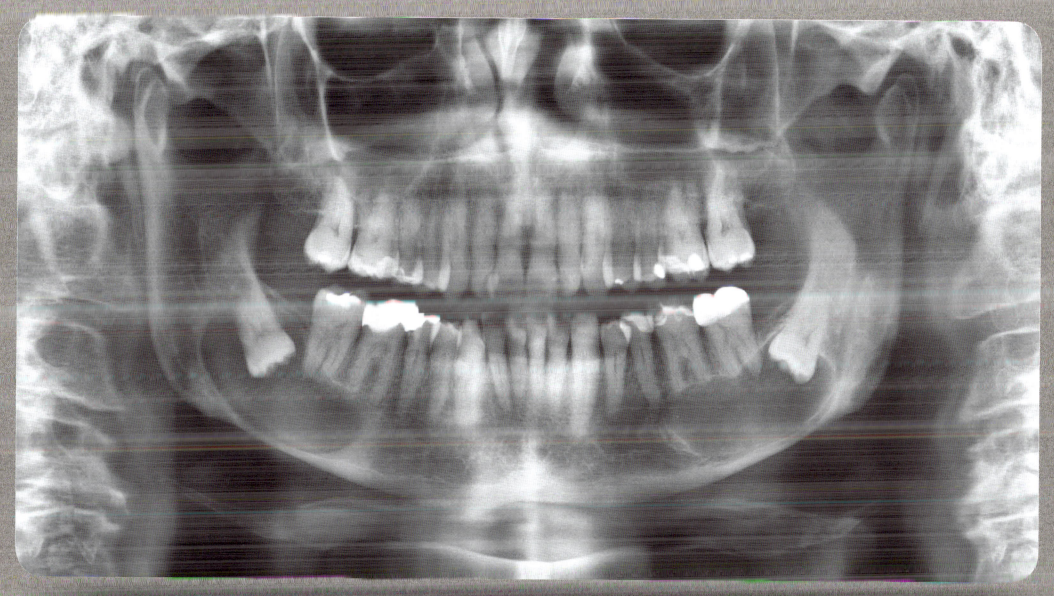

Fig. 7.14 Imagem sugestiva de cisto dentígero nos dentes 38 e 48.

Atlas de Radiografia Panorâmica para o Cirurgião-Dentista

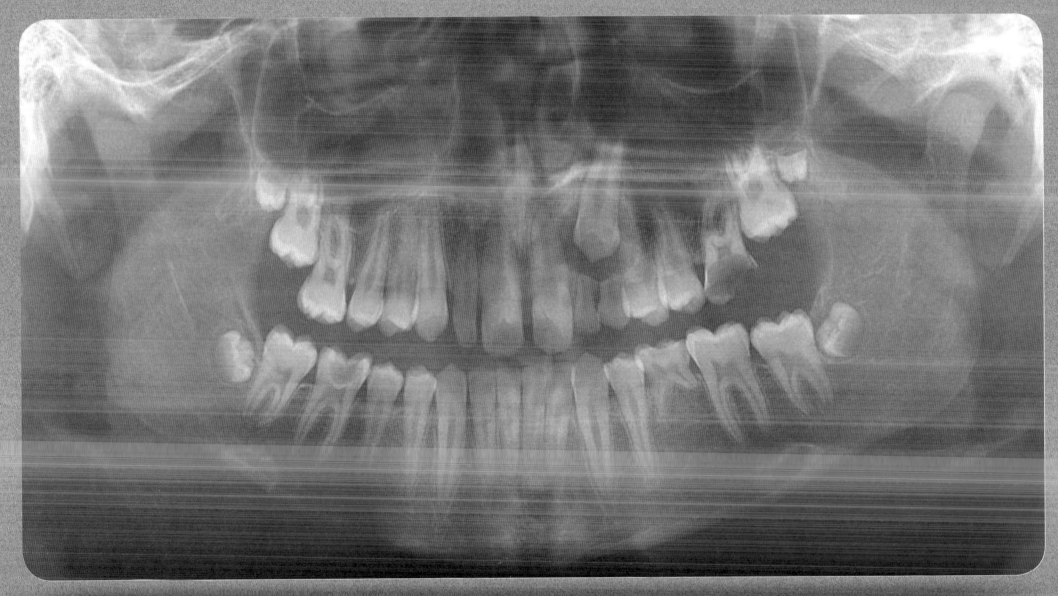

Fig. 7.15 Imagem sugestiva de cisto dentígero no dente 23. Notar agenesia dos dentes 22 e 35 e microdontia dos dentes 18 e 28.

Cistos

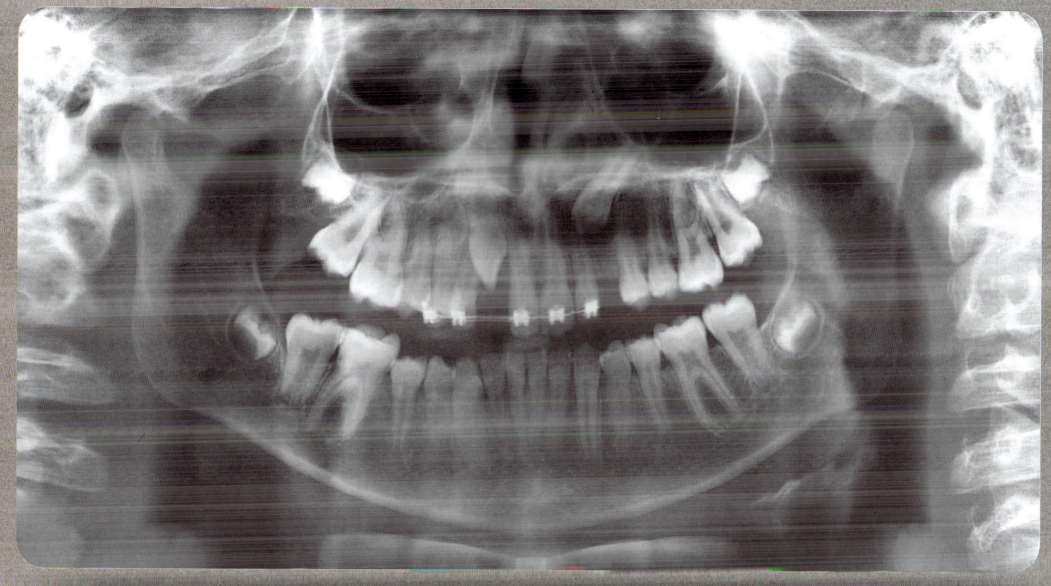

Fig. 7.16 Imagem sugestiva de cisto dentígero no dente 23. Notar transposição entre os dentes 13 e 12.

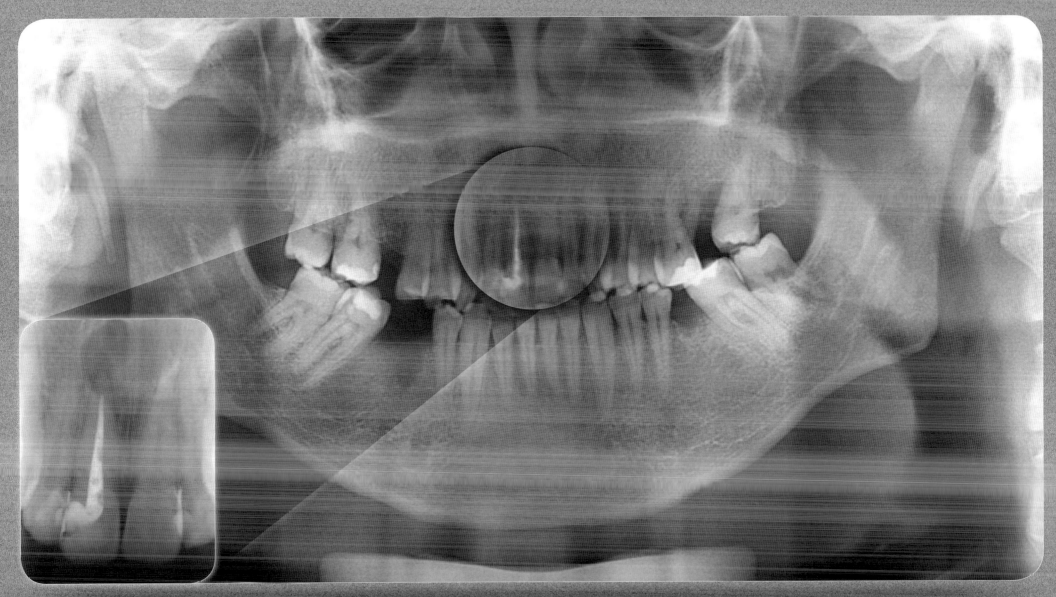

Fig. 7.17 Imagem sugestiva de cisto nasopalatino. O detalhe é dado pela radiografia periapical da região.

Cistos

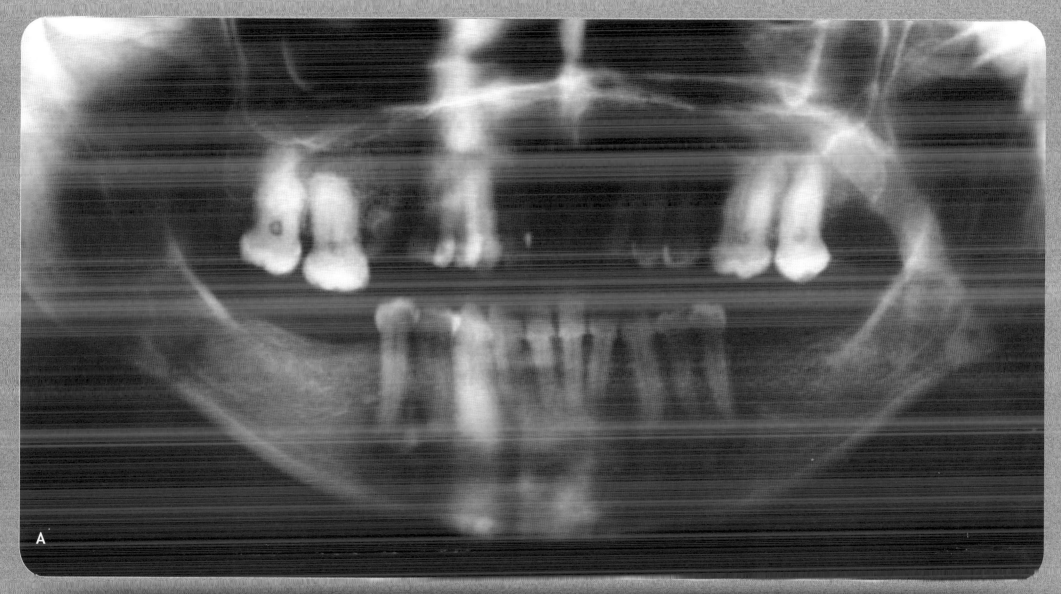

Fig. 7.18 (A) Panorâmica de um caso de cisto nasolabial do lado direito. O detalhe é dado pela TC.

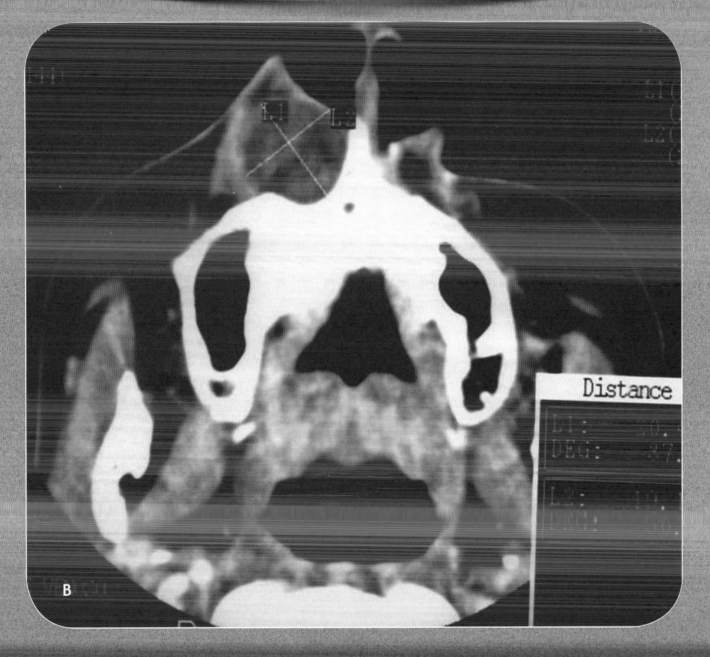

Fig. 7.18 (B) Cisto nasolabial observado no corte axial da tomografia computadorizada.

Cistos

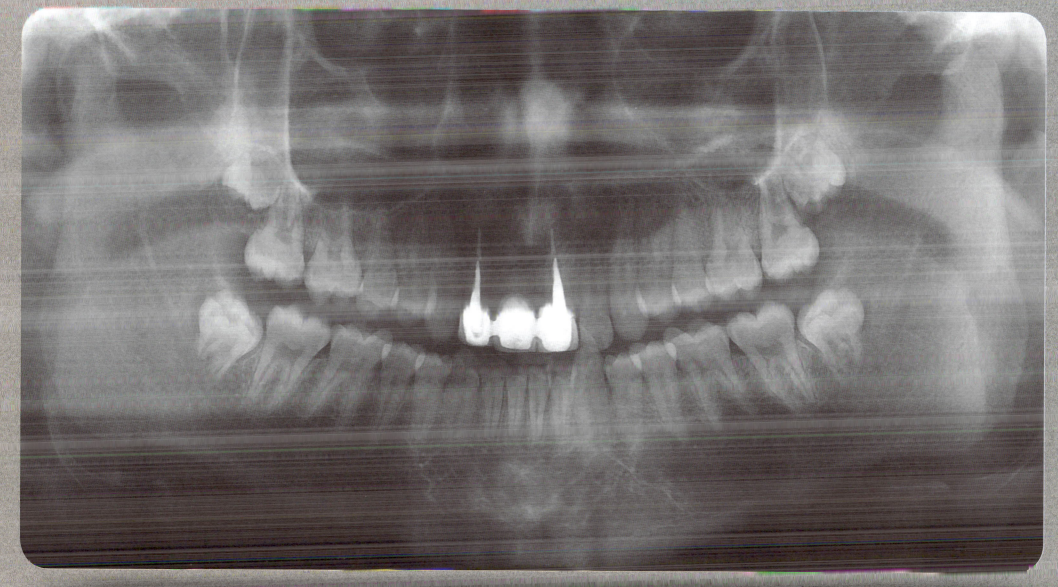

Fig. 7.19 Imagem sugestiva de cisto ósseo simples em corpo da mandíbula do lado esquerdo.

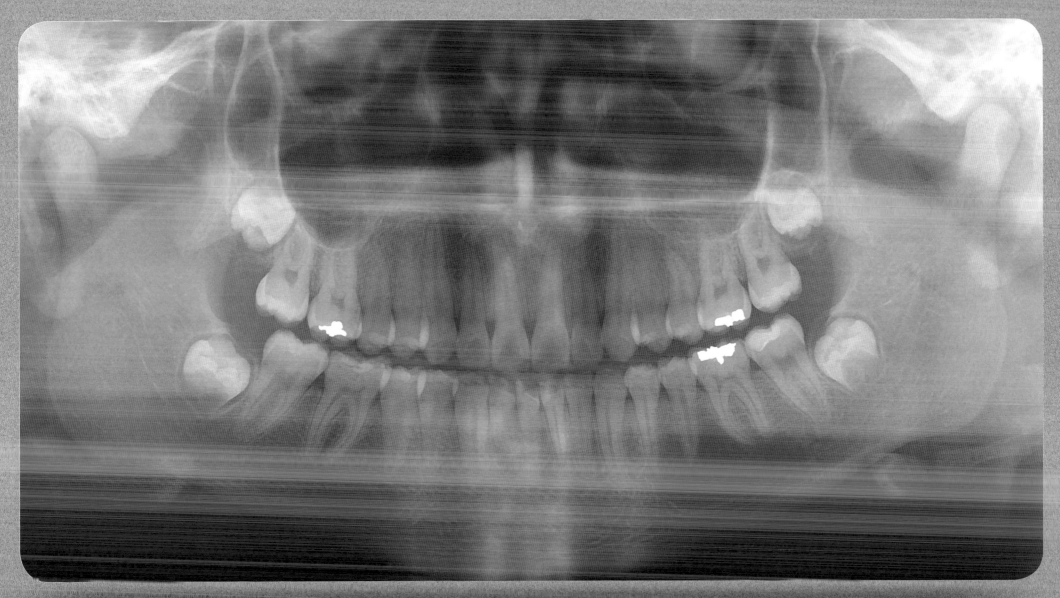

Fig. 7.20 Imagem sugestiva de cisto ósseo simples em corpo da mandíbula do lado esquerdo.

Cistos

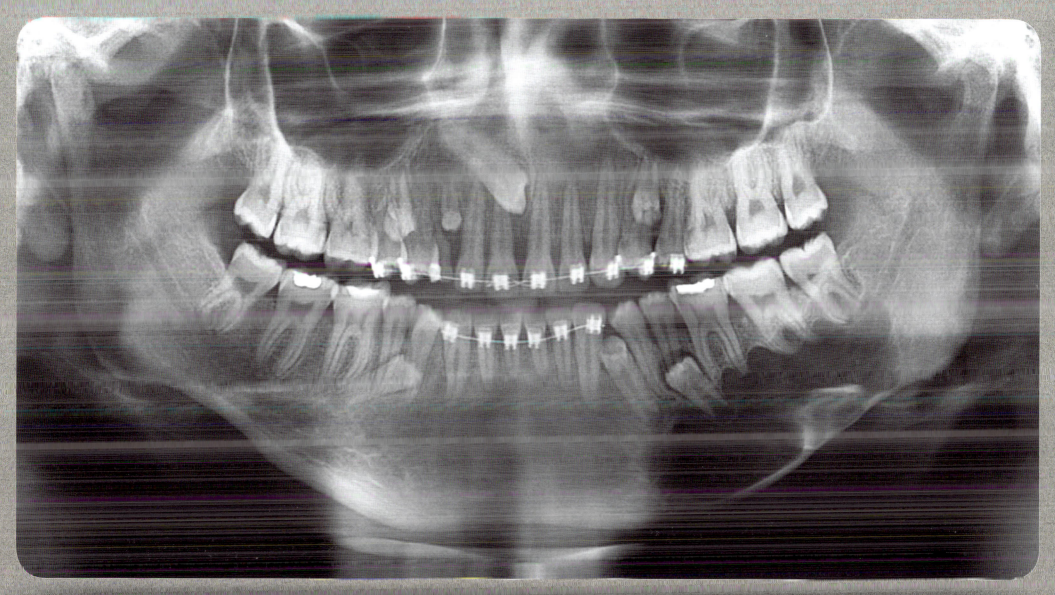

Fig. 7.21 Imagem sugestiva de cisto ósseo simples em corpo da mandíbula do lado esquerdo. Notar presença de dentes supranumerários (6), dente 13 incluso, mesioangular e projeção do osso hioide na referida lesão.

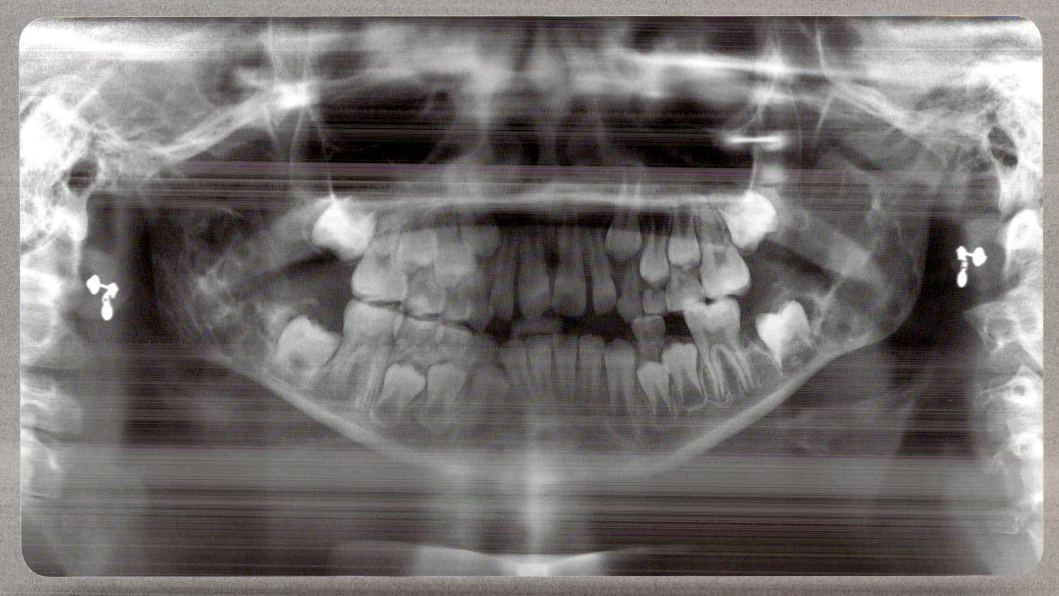

Fig. 7.22 Querubismo. Presença de artetato (brincos).

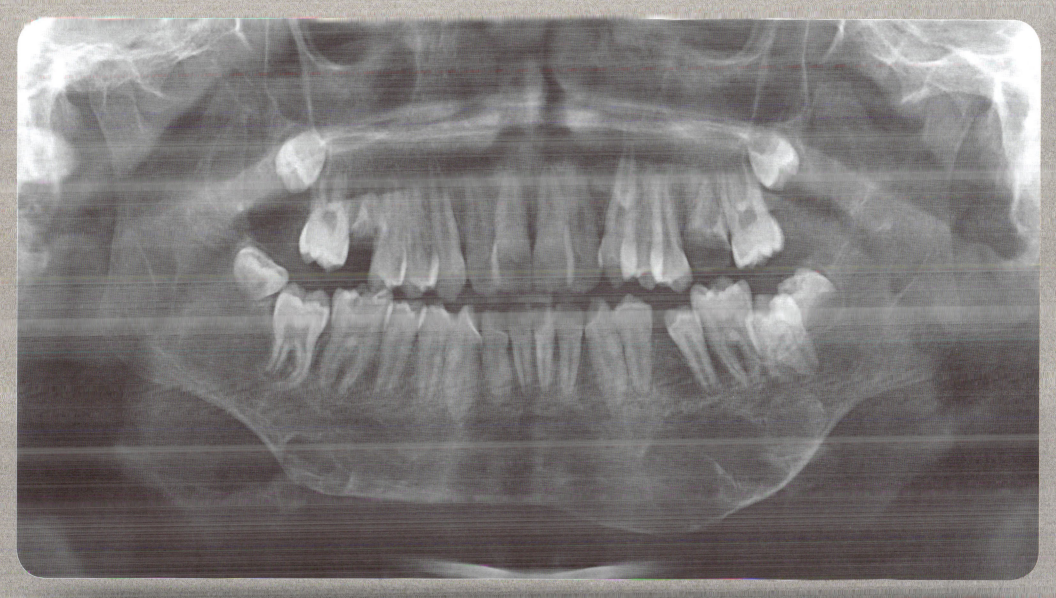

Fig. 7.23 Querubismo. Notar presença de supranumerário na região do dente 23.

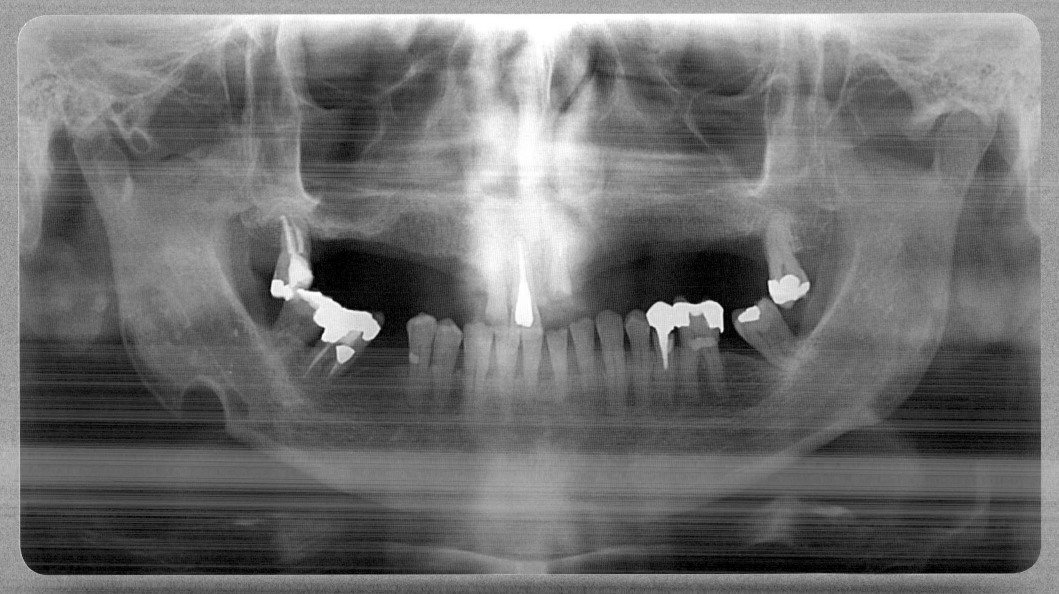

Fig. 7.24 Defeito ósseo da mandíbula do lado direito.

Cistos

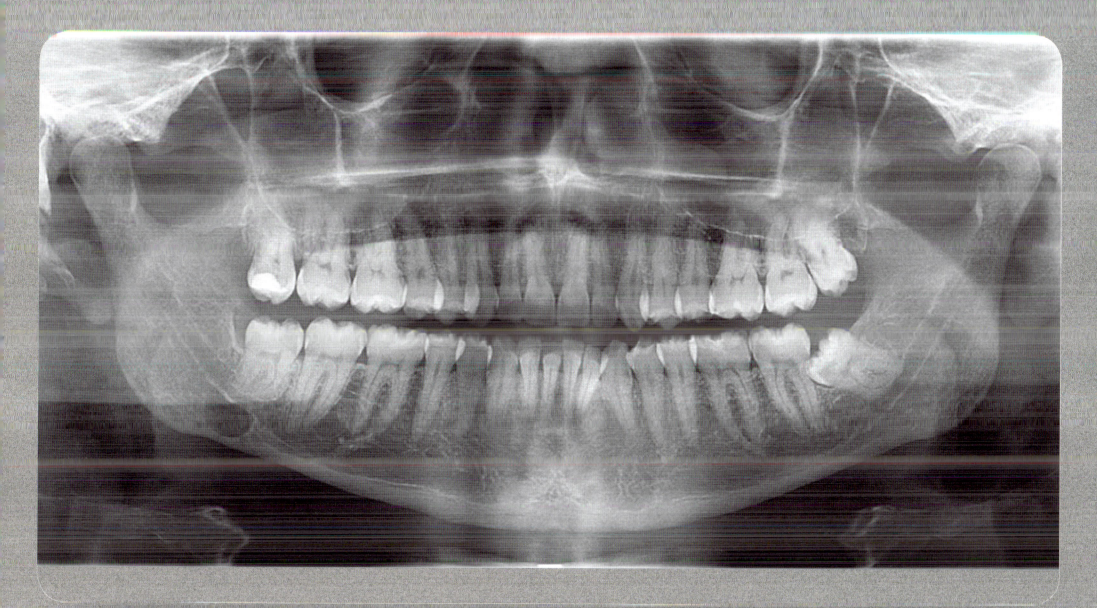

Fig. 7.25 Defeito ósseo da mandíbula do lado direito.

245

Atlas de Radiografia Panorâmica para o Cirurgião-Dentista

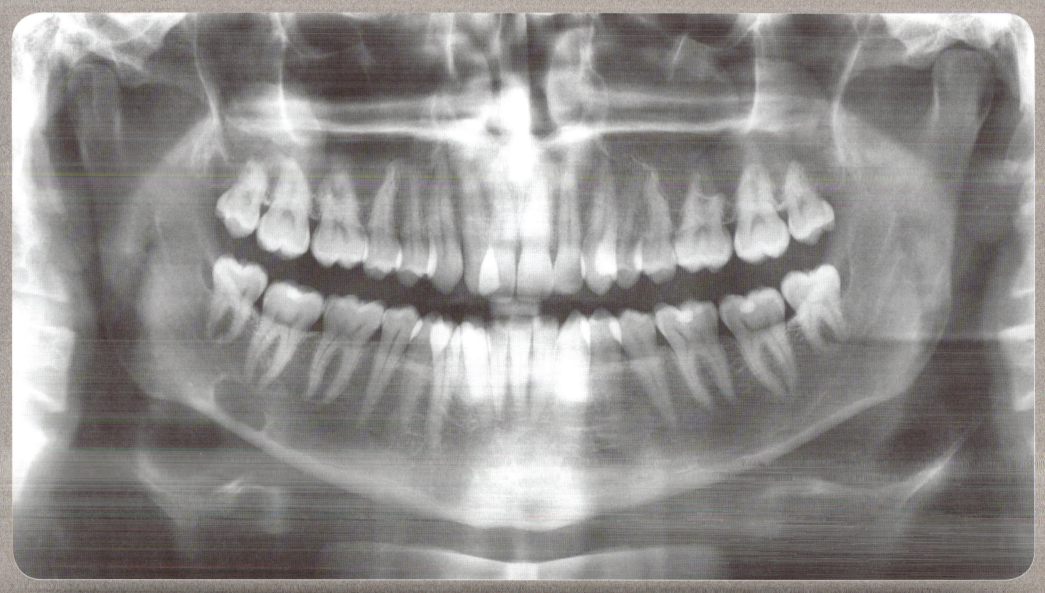

Fig. 7.26 Defeito ósseo da mandíbula do lado direito. Notar fenômeno de retenção de muco bilateral.

Cistos

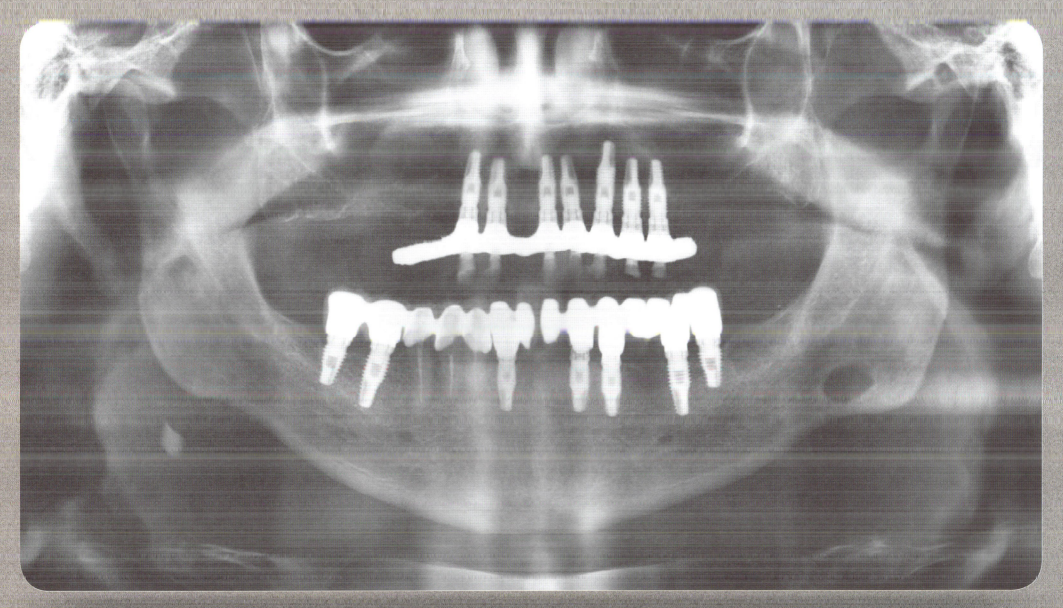

Fig. 7.27 Defeito ósseo da mandíbula do lado esquerdo. Notar área radiopaca na região do ângulo da mandíbula do lado direito, sugerindo pesquisa de calcificação distrófica (sialolito).

Capítulo 8

TUMORES ODONTOGÊNICOS

São neoplasias que têm como origem os tecidos envolvidos na odontogênese. Existem tumores odontogênicos benignos e malignos, de origem epitelial e/ou mesenquimal.

Os tumores benignos são de crescimento lento, com áreas de extensa destruição óssea, corticalizados, com bordas definidas, podendo apresentar aumento de volume da estrutura envolvida. São localmente invasivos, agressivos e destrutivos, entretanto, respeitando as estruturas anatômicas, afastando-as, mas não as destruindo. Não apresentam metástases e, normalmente, são indolores, por isso, muitas vezes se tornam achados imaginológicos.

Os tumores malignos são localmente mais invasivos que os benignos; seu crescimento é rápido, são altamente destrutivos e não respeitam estruturas adjacentes, destruindo-as. As estruturas envolvidas não apresentam bordas nítidas, podendo, por vezes, apresentar espículas ósseas ou, ainda, aspecto "roído por traça". Metástase é comum nesse tipo de tumor. Caso atinja os dentes, estes podem apresentar mobilidade, deslocamento ou, até mesmo, flutuar na massa tumoral.

Os tumores malignos que tem como origem o epitélio são chamados de carcinomas. Já os que têm origem do mesênquima, são chamados de sarcomas.

Por entendermos que a imaginologia é um auxílio ao diagnóstico, classificaremos os tumores odontogênicos por sua etiologia, utilizando, para isso, uma classificação recente datada de 2005 da International Agency for Research on Cancer (IARC).

TUMORES BENIGNOS

Epitélio odontogênico sem ectomesênquima odontogênico

Ameloblastoma: Tumor que se apresenta tanto na mandíbula, preferencialmente na região do ramo (o mais comum), como na maxila, podendo se entender para a região dos seios paranasais e base do crânio. A literatura médica mostra que a faixa etária pode variar de 3 a 80 anos, mas a grande maioria está entre os 20 e 50. Sua descoberta se faz por volta dos 40 anos de idade, acometendo mais os pacientes do sexo masculino. Essa lesão pode ser unilocular (Fig. 8.1), totalmente radiolúcida, tornando seu diagnóstico diferencial mais difícil, ou multilocular (Figs. 8.2 e 8.3), mais comum, com presença de septações ósseas radiopacas, apresentando-se em forma de "bolhas de sabão" (mais citado pela literatura) ou "favos de mel", não muito raro. Em geral, o terceiro molar inferior pode estar envolvido, lembrando um cisto dentígero, abaulando a cortical, porém assintomático, o que faz com que, por vezes, ele seja descoberto apenas em exames clínicos de rotina ou pela queixa de aumento de volume na região (assimetria), característica de todos os tumores benignos. Em sua fase final, os dentes vizinhos podem se apresentar com reabsorções radiculares externas ou até mesmo migrar. O diagnóstico diferencial é dado pelo cisto dentígero, ceratocisto, mixoma, fibroma ameloblástico, fibroma odontogênico e pelo granuloma central de células gigantes (GCCG).

Tumor odontogênico escamoso: Sem predileção por maxila ou mandíbula, acomete tanto homens como mulheres e a faixa etária de sua descoberta é por volta dos 30 anos. Normalmente, seu aspecto imaginológico é unilocular, imagem radiolúcida. De ocorrência rara, apresenta-se localmente agressivo. O diagnóstico diferencial é dado pelo fibroma odontogênico e pelo cisto periodontal lateral.

Tumor odontogênico epitelial calcificante (Pindborg): O osso de eleição desse tumor é a mandíbula. Pode ocorrer em pacientes de todas as idades, sendo mais recorrente na faixa dos 40 anos, e acomete, preferencialmente, homens. Localmente invasivo, pode expandir as corticais, produzindo em seu interior uma substância mineralizada, radiopaca, semelhante a amiloide, o que dá a esse tumor uma característica de consistência à palpação. O diagnóstico diferencial é dado por fibroma odontogênico, ameloblastoma e tumor odontogênico cístico calcificante (TOCC).

Tumor odontogênico adenomatoide (TOA): Maxila é o osso mais acometido por essa neoplasia. Ocorre mais em pacientes do gênero feminino em torno dos 16 anos, podendo, no entanto, se manifestar na faixa dos 5 aos 50 anos de idade. Associa-se a dente não irrompido, que quase sempre é a queixa principal do paciente ou, ainda, abaulamento da cortical (Fig. 8.4). Não muito raro, pode conter em seu interior matriz de esmalte e dentina, áreas radiopacas que caracterizam o TOA. O diagnóstico diferencial é dado pelo cisto dentígero, tumor odontogênico epitelial calcificante (TOEC), tumor odontogênico cístico calcificante (TOCC) e, remotamente, por um ameloblastoma.

Queratocisto (tumor odontogênico cístico queratinizante): A localização desses tumores é, em 60 a 80% dos casos, na mandíbula, sendo 90% na região de corpo e ramo. Há uma leve preferência pelo gênero masculino. O tumor se desenvolve

entre os 10 e 40 anos de idade. Há presença de queratina em seu interior, daí o nome do tumor, não aumentando iconograficamente a radiopacidade, mostrando-se ainda radiolúcido, normalmente unilocular (Figs. 8.5 e 8.6). Septos internos curvos podem dar característica multilocular à lesão quando há um dente envolvido, normalmente o terceiro molar (Fig. 8.7). O diagnóstico diferencial é dado pelo cisto radicular, cisto periodontal lateral, cisto residual, cisto do ducto naso palatino, cisto dentígero, cisto ósseo simples, fibroma ameloblástico, ameloblastoma, tumor odontogênico epitelial calcificante (TOEC) e pelo tumor odontogênico adenomatoide (TOA).

Epitélio odontogênico com ectomesênquima odontogênico, com ou sem formação de tecido duro

Fibroma amelobástico: O corpo da mandíbula é a região preferida do fibroma ameloblástico, que ocorre em pacientes jovens, homens e mulheres entre 5 e 20 anos de idade, sendo a média de 15 anos. Pode ser uniloculado, apresentando-se com uma área radiolúcida bem definida envolta por uma cortical radiopaca, lembrando um cisto; ou multiloculado (Fig. 8.8), imagem que nos remete a um ameloblastoma, porém em pacientes com idade mais avançada. Sua descoberta pode estar associada a um exame de rotina, pois comumente está ligada a ausência do elemento dental. O diagnóstico diferencial é dado pelo queratocisto, ameloblastoma, mixoma e pelo granuloma central de células gigantes (GCCG).

Fibrodentinoma amelobástico e fibro-odontoma amelbástico: Assemelham-se ao fibroma ameloblástico, porém ambos induzem a formação de dentina (fibrodentinoma, Fig. 8.9) ou dontina e esmalto (fibro odontoma, Figs. 8.10 a 8.12). O diagnóstico diferencial é dado pelo odontoma, fibroma ameloblástico e ameloblastoma.

Odontoma composto: Mais de 60% desses tumores se apresentam na maxila, em pacientes jovens por volta da segunda década de vida. No interior da lesão, nota-se um arranjo (emaranhado) de areas radiopacas, que são constituídas por esmalte, dentina, cemento e tecido pulpar, lembrando a formação de um ou mais dontículos, envoltos por uma cápsula fibrosa (Figs. 8.13 a 8.15). Com relação ao diagnóstico diferencial, é muito característico alguns autores, remotamente, falarem em odontoameloblastoma.

Odontoma complexo: Mais de 70% desses tumores se apresentam na mandíbula, também em pacientes jovens. Trata-se de imagem radiopaca, contendo esmalte, dentina, cemento e tecido pulpar, constituindo-se em massa desorganizada, envolta por uma cápsula fibrosa. Dentes não irrompidos podem ser a causa da investigação dessas lesões ou, até mesmo, um achado imaginológico (Fig. 8.16). O diagnóstico diferencial é dado por osteíte condensante, pelo tumor odontogênico epitelial calcificante (TOEC) e odontogênico cístico calcificante (TOCC).

Odontoameloblastoma: Tumor raro, de origem epitelial (radiolúcido), que contém no seu interior tecidos de um elemento dental (radiopaco). O diagnóstico diferencial é dado pelo odontoma e pelo ameloblastoma.

Tumor odontogênico cístico calcificante (Gorlin): Não tem predileção por gênero ou pela localização, se maxila ou mandíbula, mas a maioria dos casos relatam maxila, sendo que 75% deles estão associados a caninos e incisivos, ocorrendo em pacientes na faixa etária dos 36 anos. Em seu interior, normalmente, são observados focos salpicados de materiais calcificados (Fig. 8.17). Uma de suas células, em particular, é denominada célula-fantasma, daí alguns autores chamá-lo de tumor de células-fantasmas. Pode se mostrar ainda como uma massa sólida grande e amorfa. Sua imagem pode ser unilocular, totalmente radiolúcida, o que não é comum. Raras vezes se apresenta multilocular. O diagnóstico diferencial é dado pelo tumor odontogênico adenomatoide (TOA), tumor odontogênico epitelial calcificante (TOEC) e pelo odontoma cístico.

Mesênquima e/ou ectomesênquima odontogênico com ou sem epitélio odontogênico

Fibroma odontogênico: Localiza-se na mandíbula em corpo, enquanto na maxila na região anterior. Mulheres são as mais acometidas por essa neoplasia, que ocorre entre os 10 e 40 anos de idade. As lesões menores são geralmente uniloculares, radiolúcidas e podem estar associadas a dentes. As maiores, por sua vez, podem se apresentar multiloculares, mostrando septos finos e retilíneos. Abaulamento e adelgaçamento das corticais, assim como o deslocamento dental, são comuns nessas lesões. O diagnóstico diferencial é dado pelo tumor odontogênico adenomatoide (TOA), cisto dentígero, mixoma e ameloblastoma.

Mixoma: As regiões de pré-molares e molares são as mais acometidas, embora o mixoma seja mais observado na mandíbula e, quando na maxila, pode invadir seio maxilar. Raramente ocorre antes dos 10 anos e depois dos 50 anos, ficando a prevalência entre os 10 e 40 anos. Pode se apresentar uni ou multilocular, situação mais frequente dada pelos septos, que podem ser retilíneos, de aspecto em "raquete de tênis", ou curvilíneos, de aspecto de "bolhas de sabão" (Fig. 8.18). Assim como o ameloblastoma, o mixoma é agressivo e infiltrativo, produzindo, às vezes, rompimento das corticais, fator esse que implica em um estudo tridimensional para melhor avaliar sua extensão e seus limites com estruturas nobres. O diagnóstico diferencial é dado pelo ameloblastoma, fibroma ameloblástico, fibroma odontogênico e granuloma central de células gigantes (GCCG).

Cementoblastoma: Homens entre 12 e 60 anos são os mais acometidos. Evidencia-se entre a segunda e terceira década de vida, manifestando-se na região de pré-molares e molares inferiores. É caracterizado por imagem, predominantemente, radiopaca na região apical. Essa massa cementária, somada ao osso anômalo, funde-se à raiz dos referidos dentes e está envolta por halo radiolúcido, indicando o amadurecimento do centro para a periferia (Figs. 8.19 a 8.21). Seu crescimento é lento. Em uma fase mais adiantada, reabsorções radiculares externas e abaulamento com expansão das corticais podem ser observados. O diagnóstico diferencial é dado por osteoma, osteoblastoma, osteossarcoma e osteíte condensante.

TUMORES MALIGNOS

Carcinomas Odontogênicos

Ameloblastoma maligno: Seu comportamento clínico é mais agressivo que o ameloblastoma, lembrando que os tumores malignos não respeitam tecidos adjacentes, portanto a invasão dos tecidos moles é comum nessa neoplasia. Uma das características desse tumor é a presença de metástase. Os aspectos imaginológicos lembram um ameloblastoma.

Carcinoma intraósseo (primário): Homens entre 40 e 80 anos são os mais acometidos. O osso de eleição é a mandíbula. Apresenta evolução rápida, aumento de volume e, nos casos mais avançados, provoca dores na região. A imagem radiolúcida se apresenta de forma irregular, lembrando um aspecto de "roído por traça" (Figs. 8.22 e 8.23). Os dentes envolvidos que perderam tanto a lâmina dura como o osso alveolar parecem flutuar na massa tumoral. Nesses casos, a metástase não é frequente. O diagnóstico diferencial é dado por osteomielite supurativa crônica.

Sarcomas Odontogênicos

Fibrossarcoma odontogênico: Afeta igualmente homens e mulheres, na faixa etária entre 20 e 50 anos, sendo mais comum no corpo da mandíbula. De evolução muito rápida, com um aumento de volume em poucos meses, provoca deslocamento e mobilidade dos dentes da região. Na maioria dos casos, as lesões são inteiramente radiolúcidas. Se a lesão não for muito agressiva e existir a algum tempo, poderá haver formação de tecido ósseo reacional ou mesmo residual. Quando do envolvimento e rompimento do periósteo, observaremos espículas em "raios de sol", característica dos osteossarcomas. Metástase é uma ocorrência tardia e, quando surge, o pulmão é o órgão mais atingido.

Fibrodentinossarcoma amelobástico e fibrodontossarcoma amelobástico: Assemelham-se ao fibrossarcoma ameloblástico, porém ambos induzem a formação de dentina e dentina/esmalte, respectivamente, no interior da lesão.

Tumores Odontogênicos

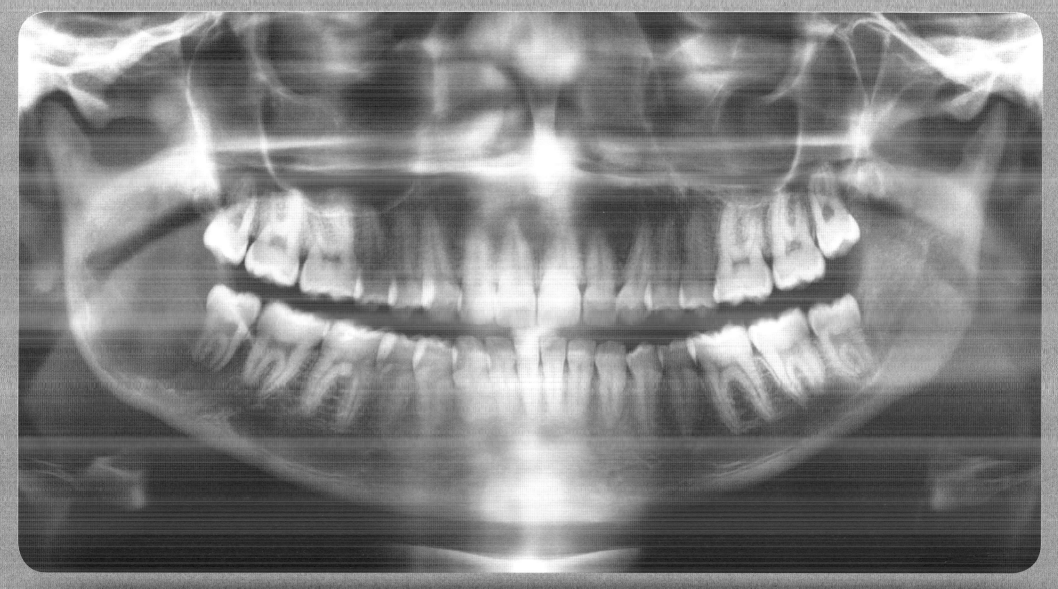

Fig. 1.1 Imagem sugestiva amelobastoma em ramo da mandíbula do lado direito.

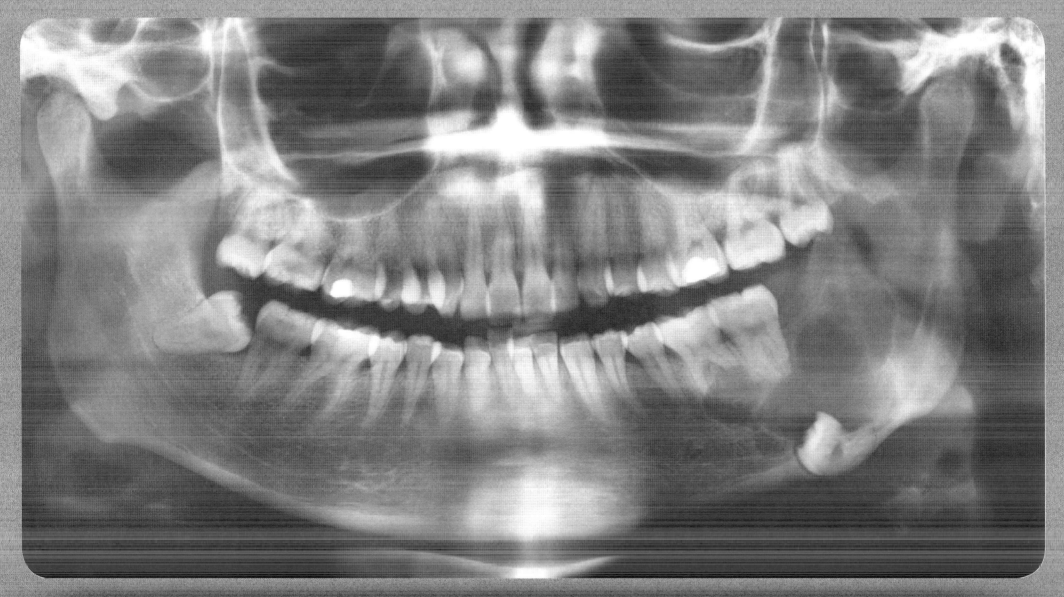

Fig. 8.2 Imagem sugestiva ameloblastoma em corpo e ramo da mandíbula do lado esquerdo.

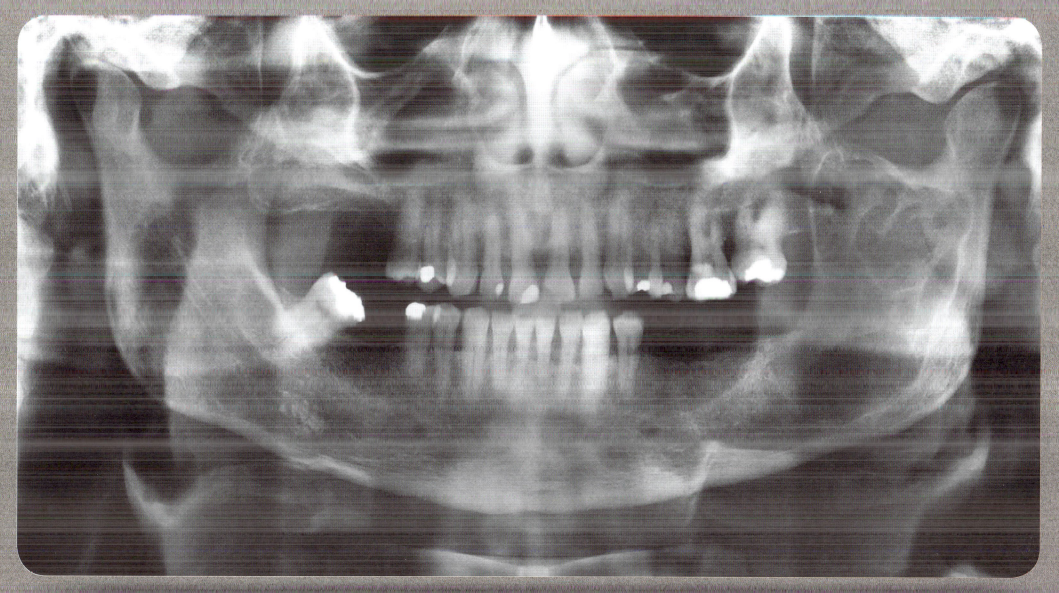

Fig. 8.3 Imagem sugestiva ameloblastoma em corpo e ramo da mandíbula do lado esquerdo.

Atlas de Radiografia Panorâmica para o Cirurgião-Dentista

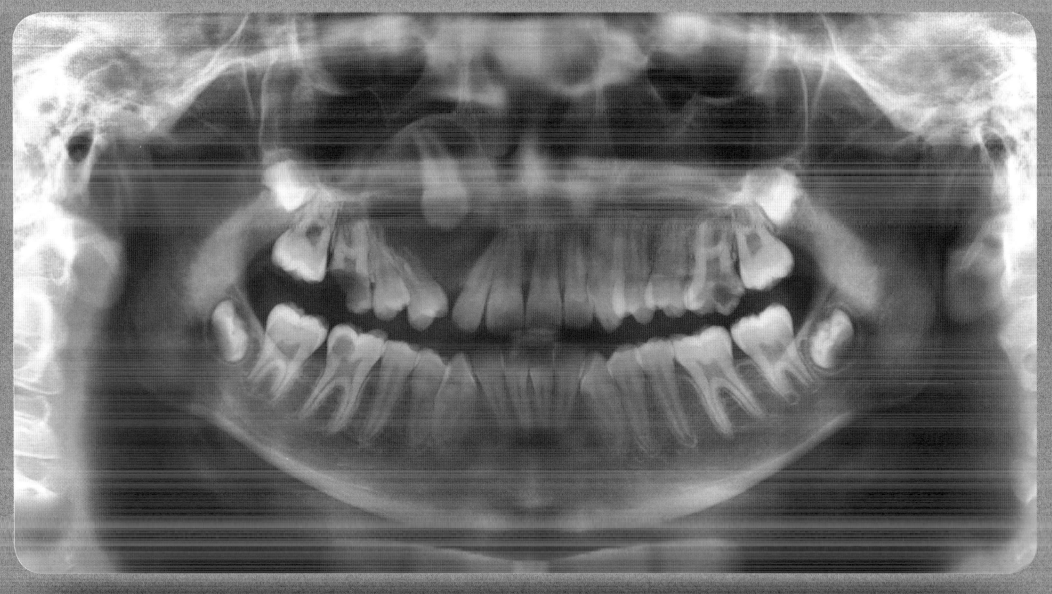

Fig. 8.4 Queratocisto na região de corpo da mandíbula lado direito.

Tumores Odontogênicos

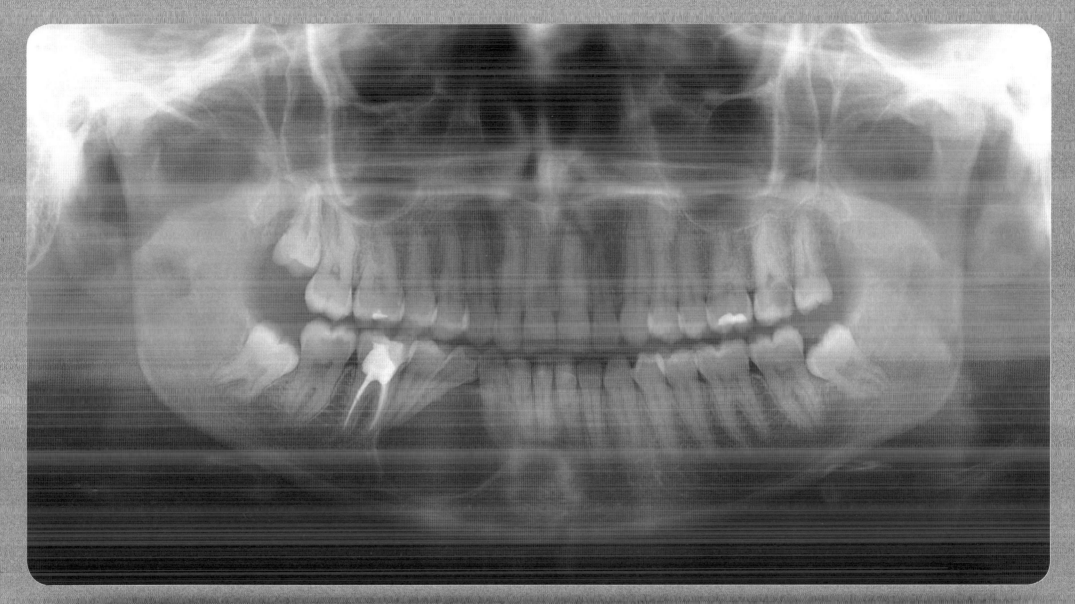

Fig. 8.5 Queratocisto na região anterior da mandíbula lado direito.

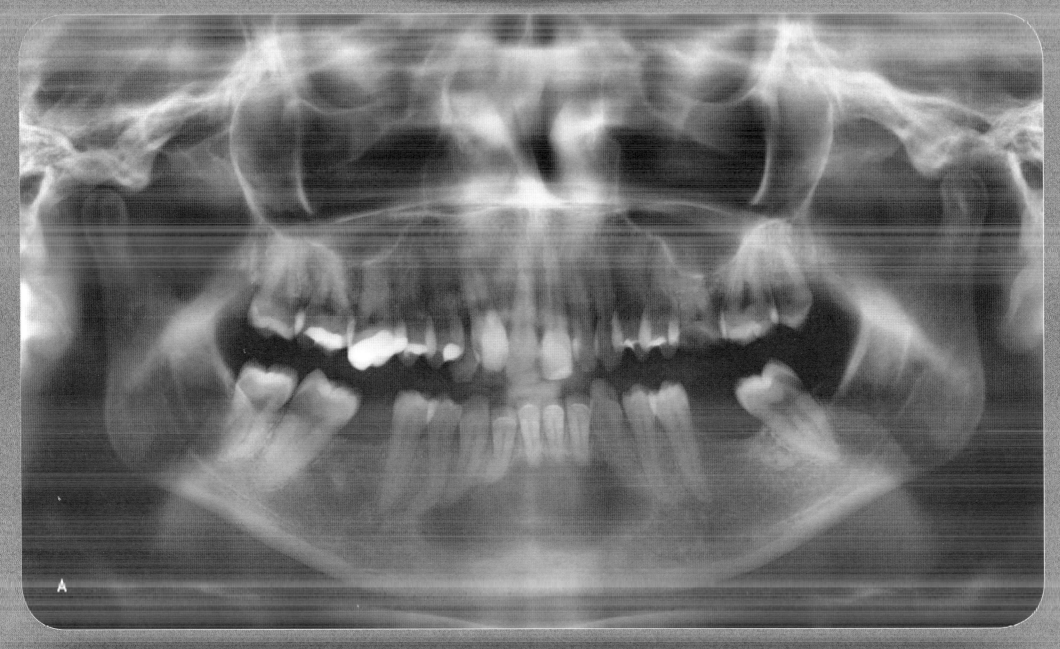

Fig. 8.6 (A) Queratocisto na região anterior da mandíbula.

Tumores Odontogênicos

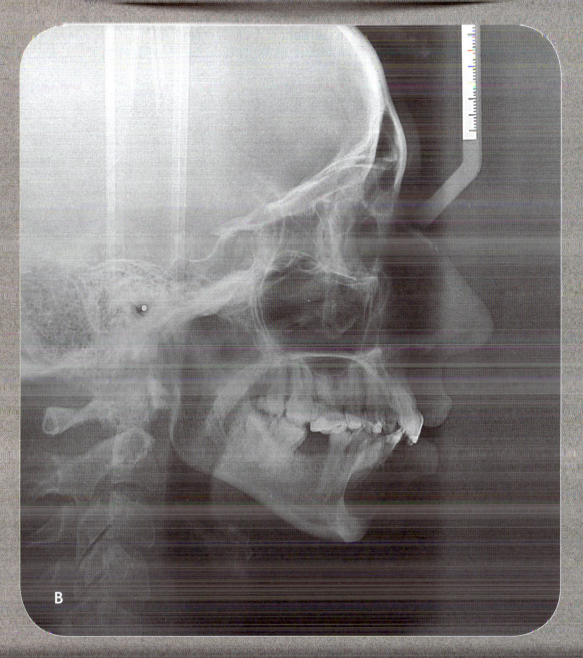

Fig. 8.6 (B)Telerradiografia, mostrando o abaulamento das corticais vestibular e lingual.

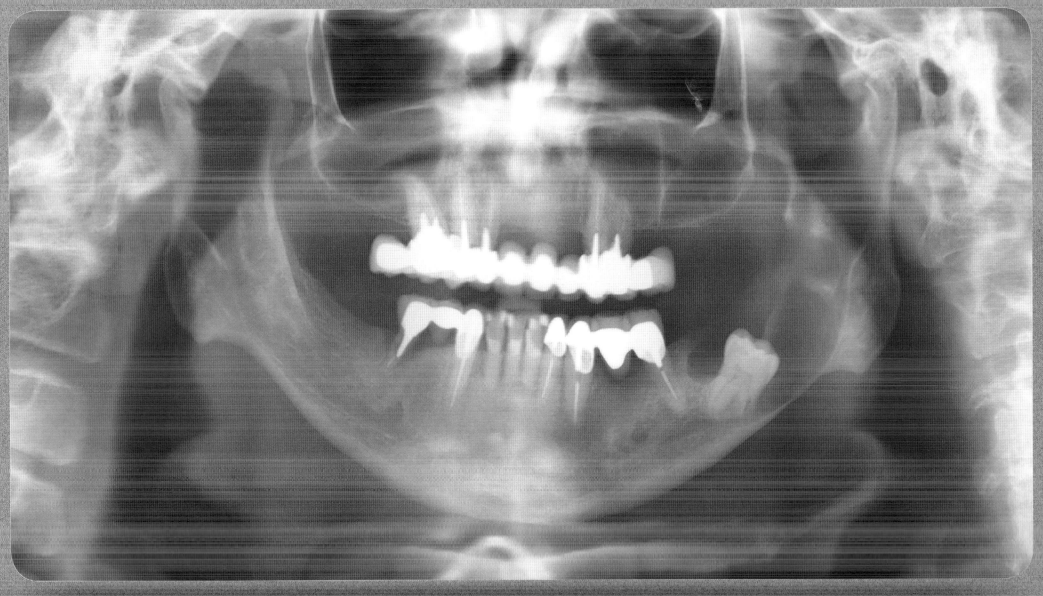

Fig. 8.7 Queratocisto na região posterior da mandíbula do lado esquerdo.

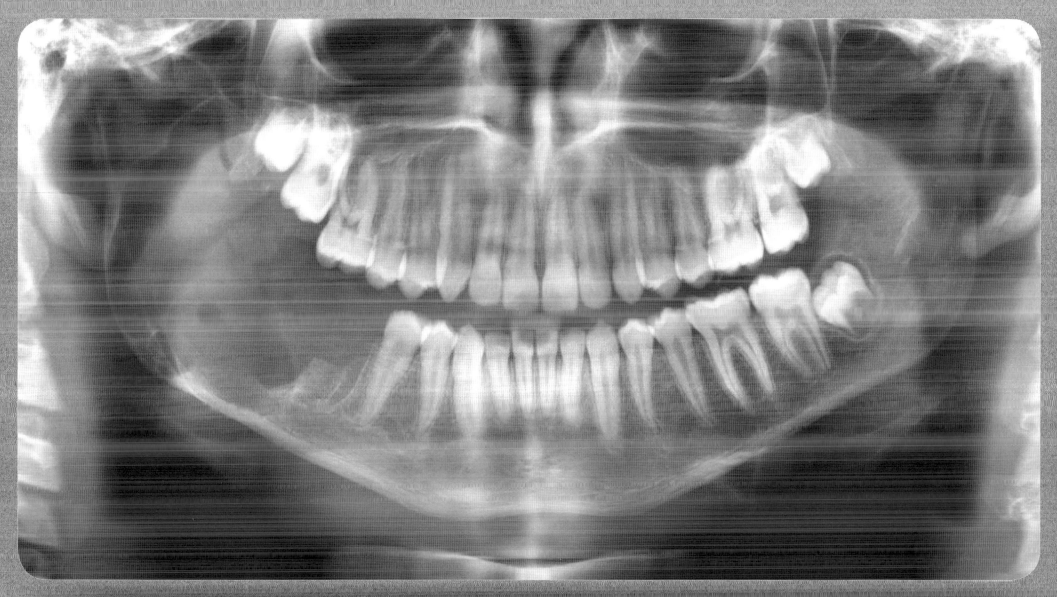

Fig. 8.8 Fibroma ameloblástico em corpo e ramo da mandíbula do lado direito.

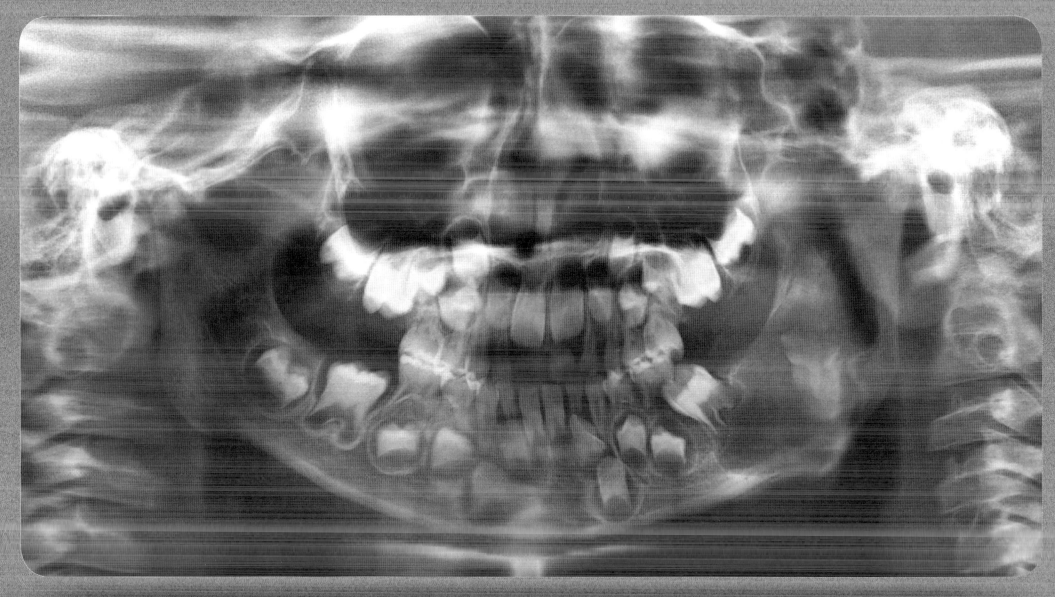

Fig. 8.9 Fibrodentinoma ameloblástico em corpo e ramo da mandíbula do lado esquerdo.

Tumores Odontogênicos

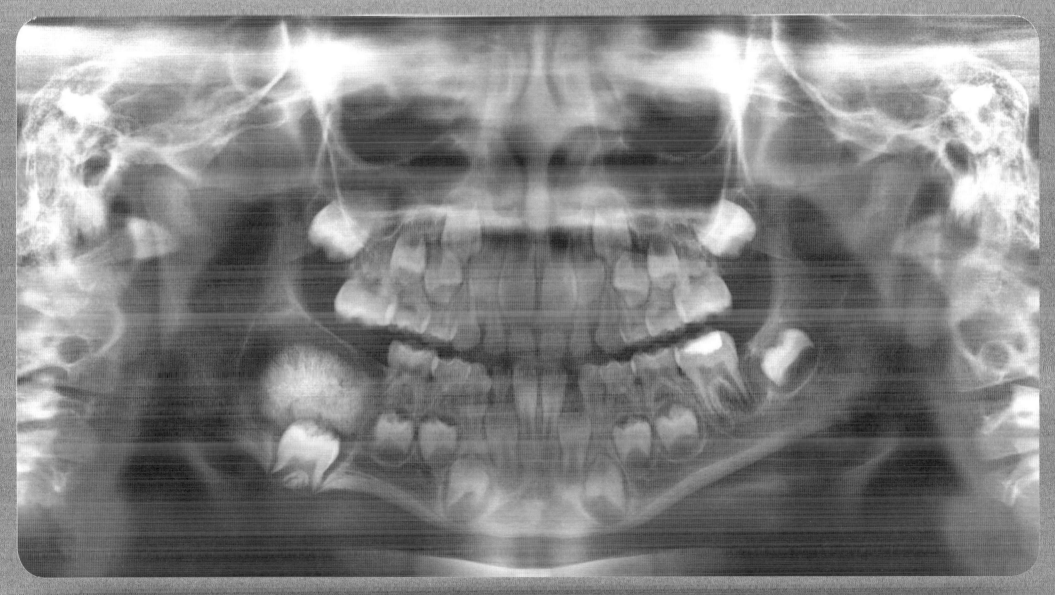

Fig. 8.10 Fibro odontoma ameloblástico em mandíbula do lado direito.

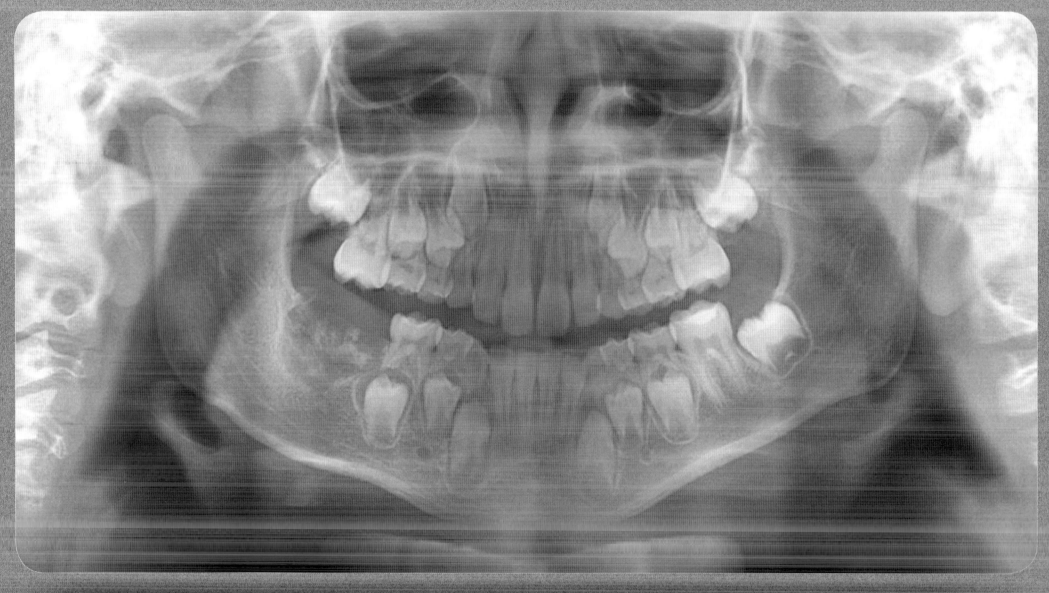

Fig. 8.11 Pós-operatório (2 anos) do caso de fibro-odontoma ameloblástico (Fig. 8.10) em mandíbula do lado direito.

Tumores Odontogênicos

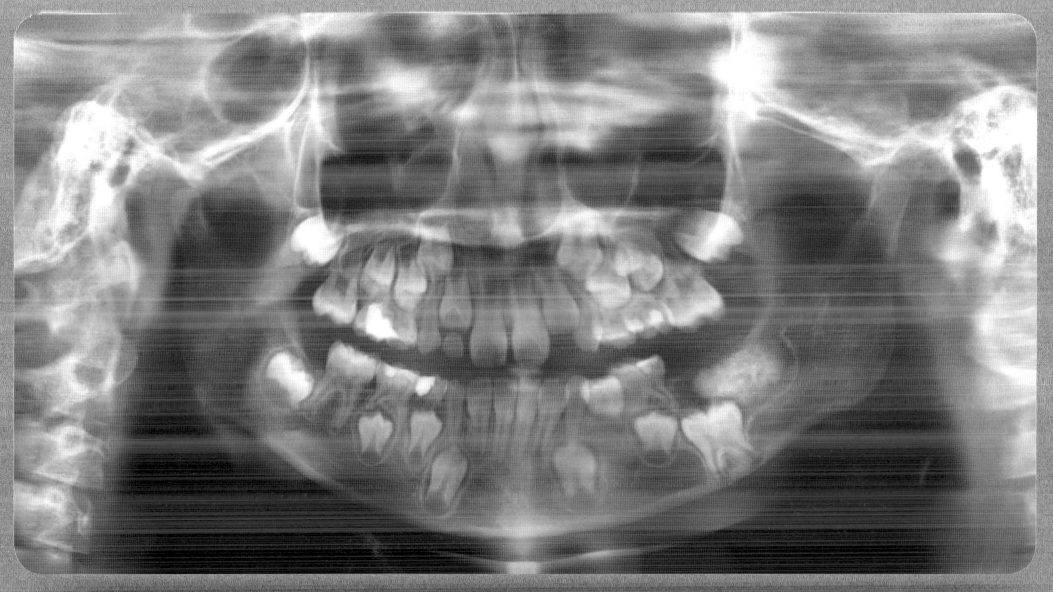

Fig. 0.12 Fibro-odontoma ameloblástico em mandíbula do lado esquerdo.

Atlas de Radiografia Panorâmica para o Cirurgião-Dentista

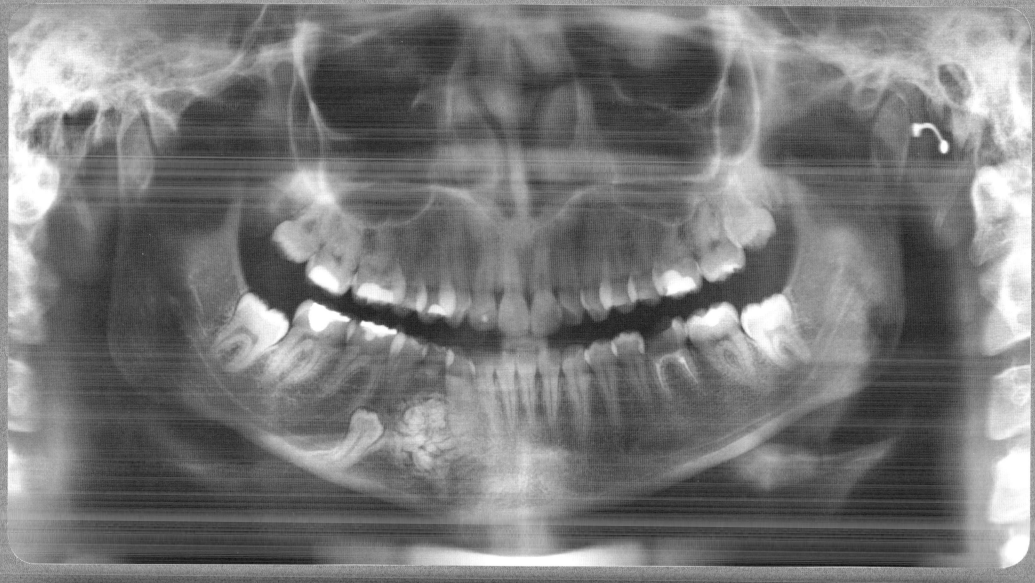

Fig. 8.13 Odontoma composto em mandíbula do lado direito. Presença de *piercing* em orelha esquerda.

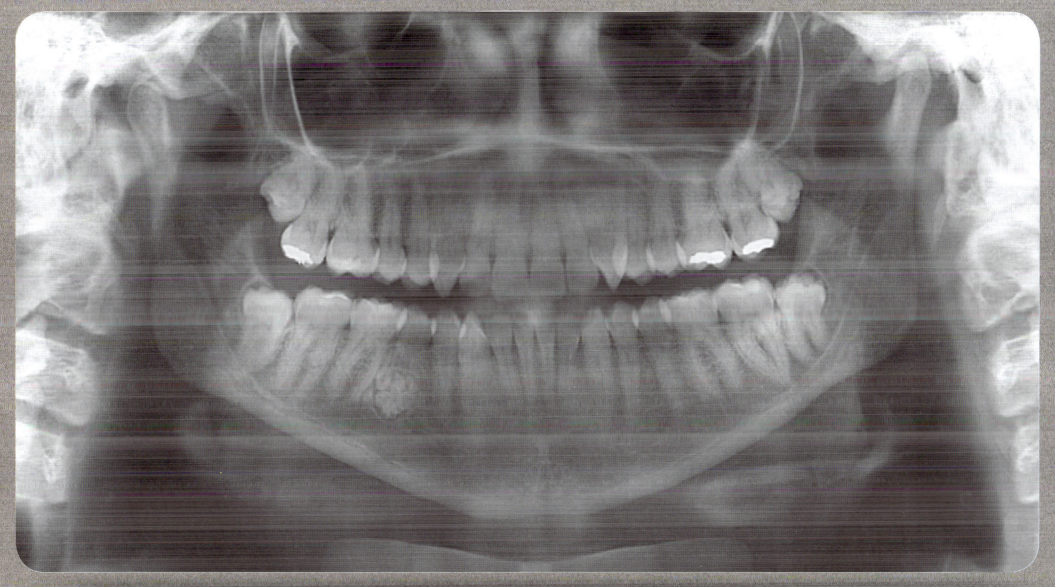

Fig. 8.14 Odontoma composto em mandíbula do lado direito.

Atlas de Radiografia Panorâmica para o Cirurgião-Dentista

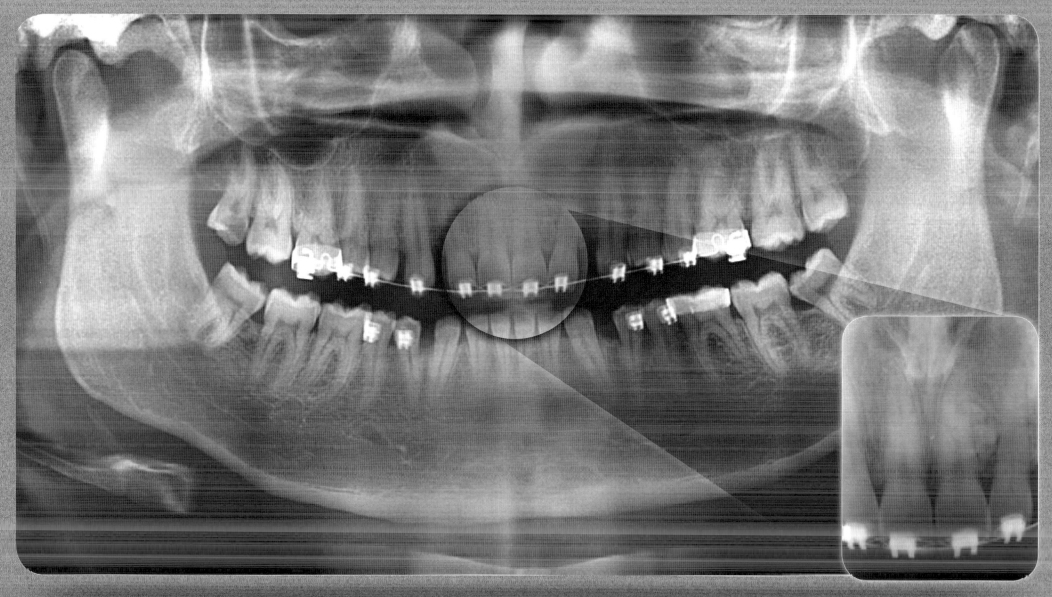

Fig. 8.15 Odontoma composto em maxila do lado esquerdo. O detalhe é dado pela radiografia periapical da região.

Tumores Odontogênicos

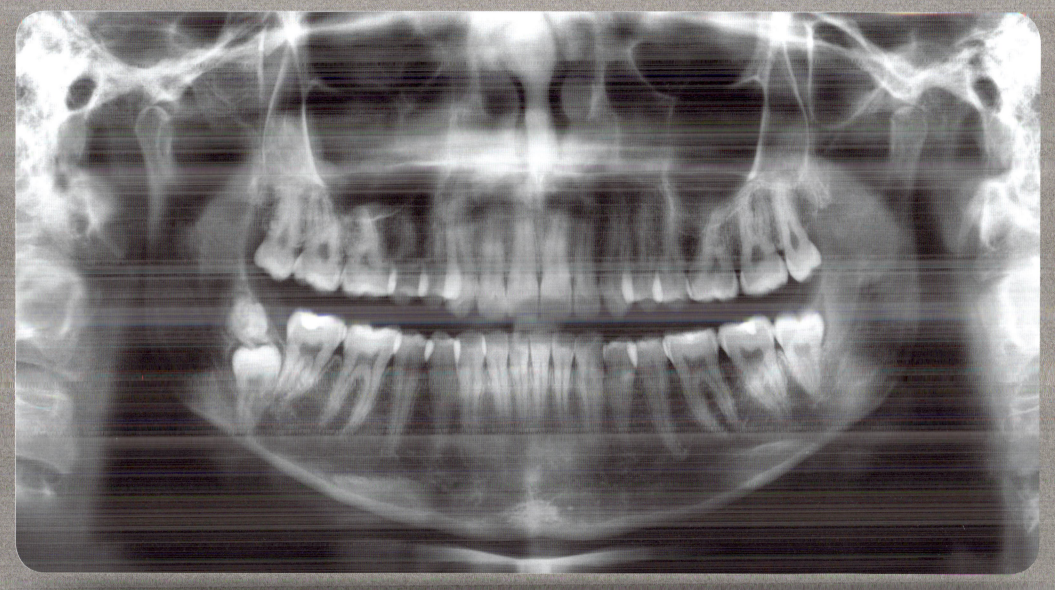

Fig. 8.16 Odontoma complexo em mandíbula do lado direito, região do terceiro molar, que se encontra incluso e impactado pela lesão.

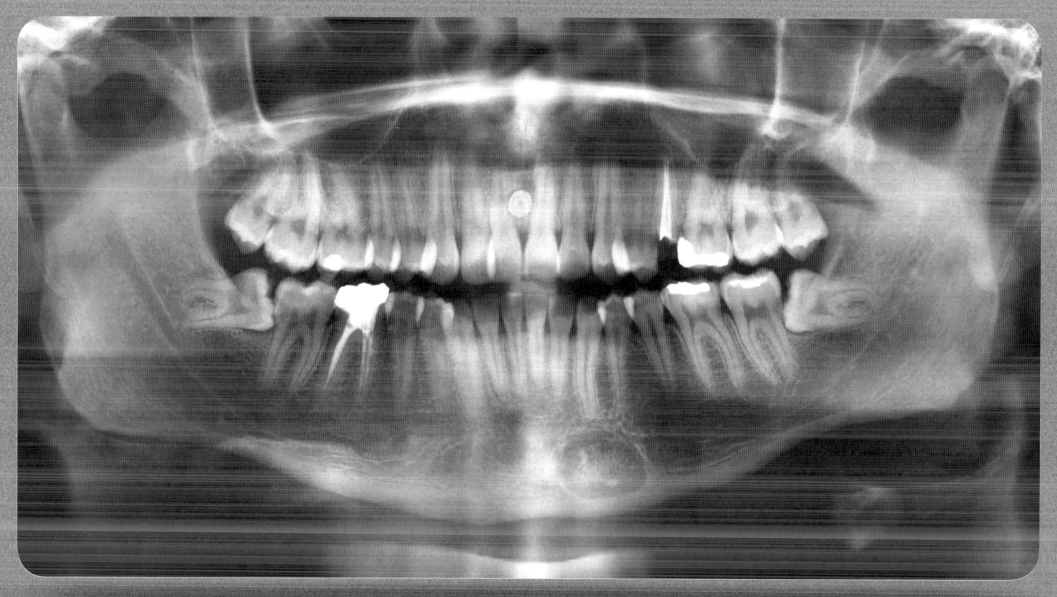

Fig. 8.17 Tumor odontogênico cístico calcificante (Gorlin) na região apical do dente 33. Notar presença de supranumerário transverso *mesiodens* (maxila).

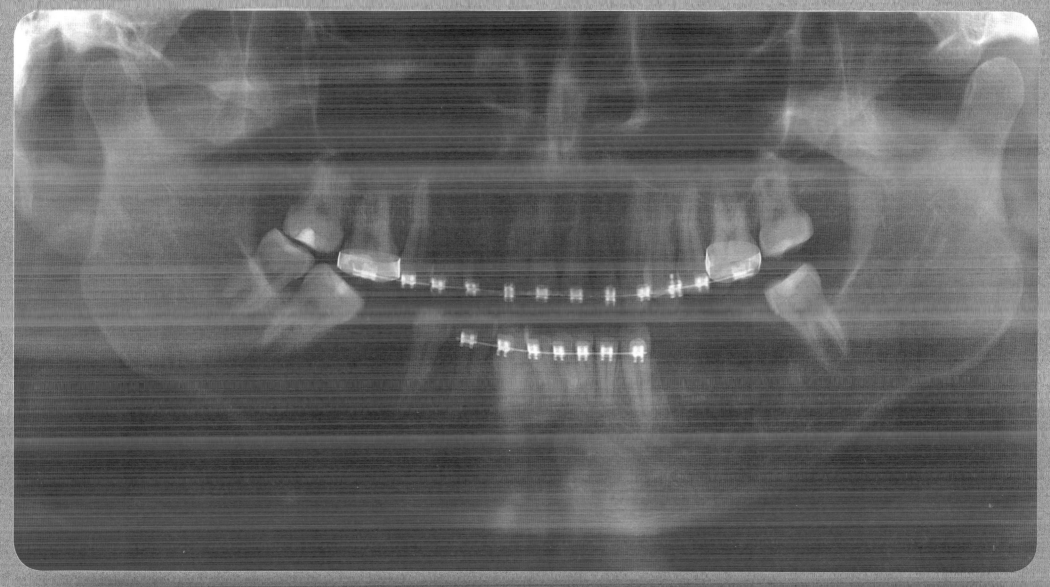

Fig. 8.10 Mixoma em corpo da mandíbula do lado esquerdo.

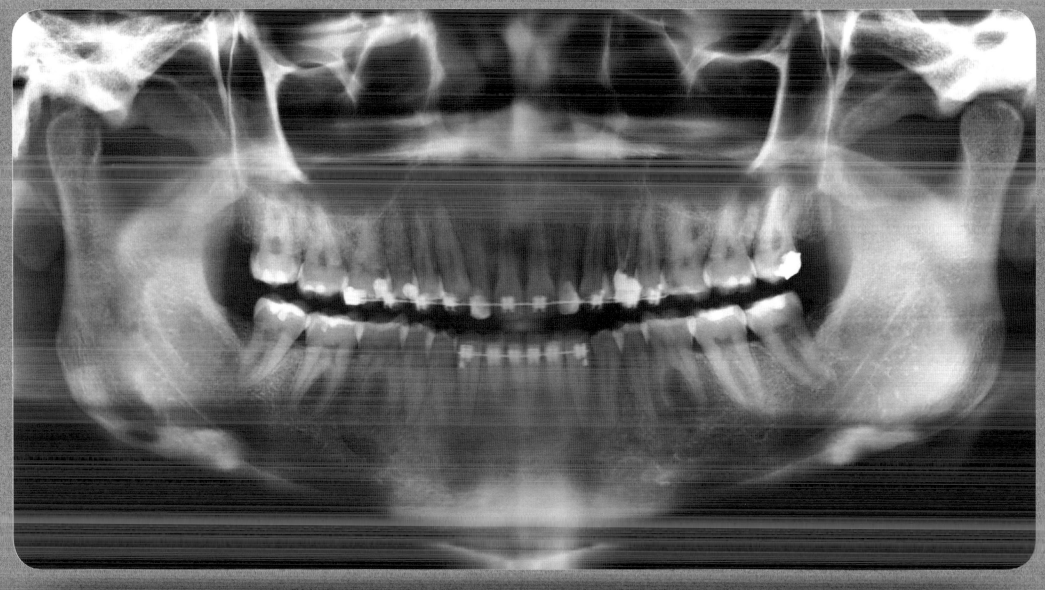
Fig. 8.19 Cementoblastoma no dente 46.

Tumores Odontogênicos

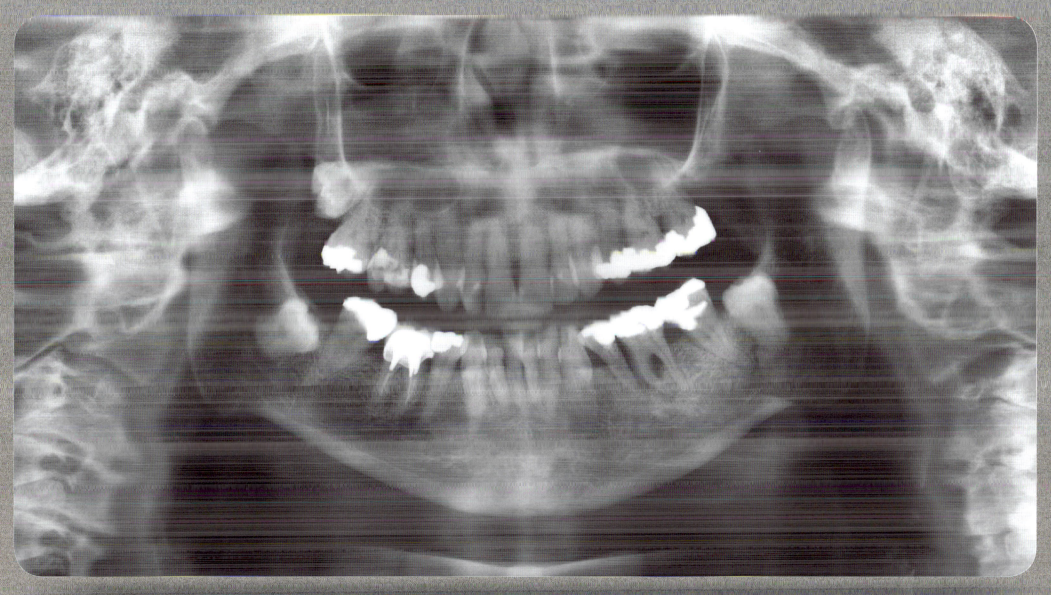

Fig. 8.20 Cementoblastoma no dente 38.

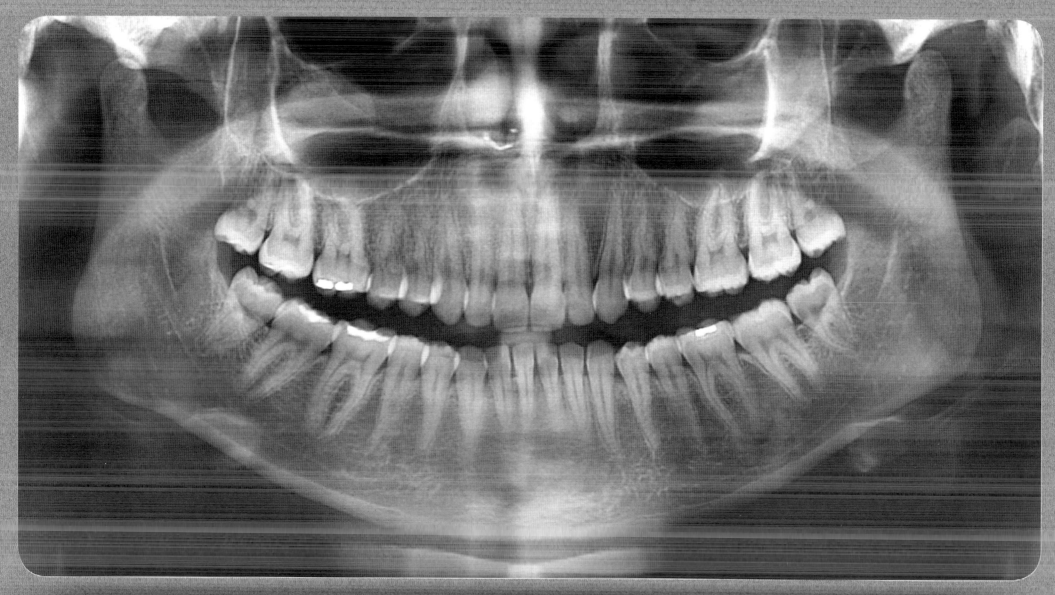

Fig. 8.21 Cementoblastoma no dente 36.

Tumores Odontogênicos

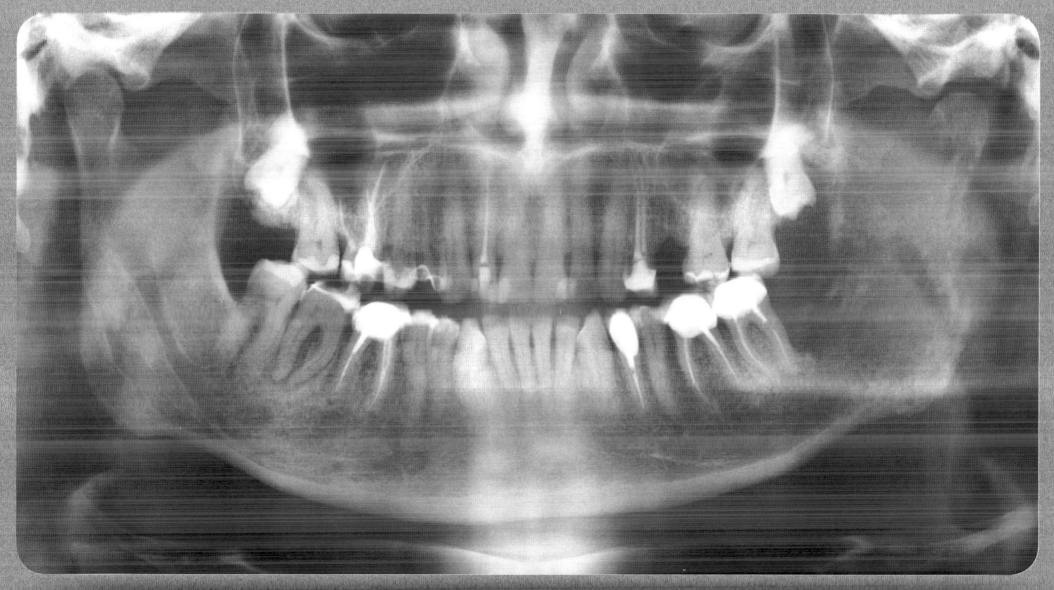

Fig. 8.22 Carcinoma intraosseo na região do ramo da mandíbula do lado esquerdo envolvendo o processo coronoide, incisura da mandíbula e cabeça da mandíbula.

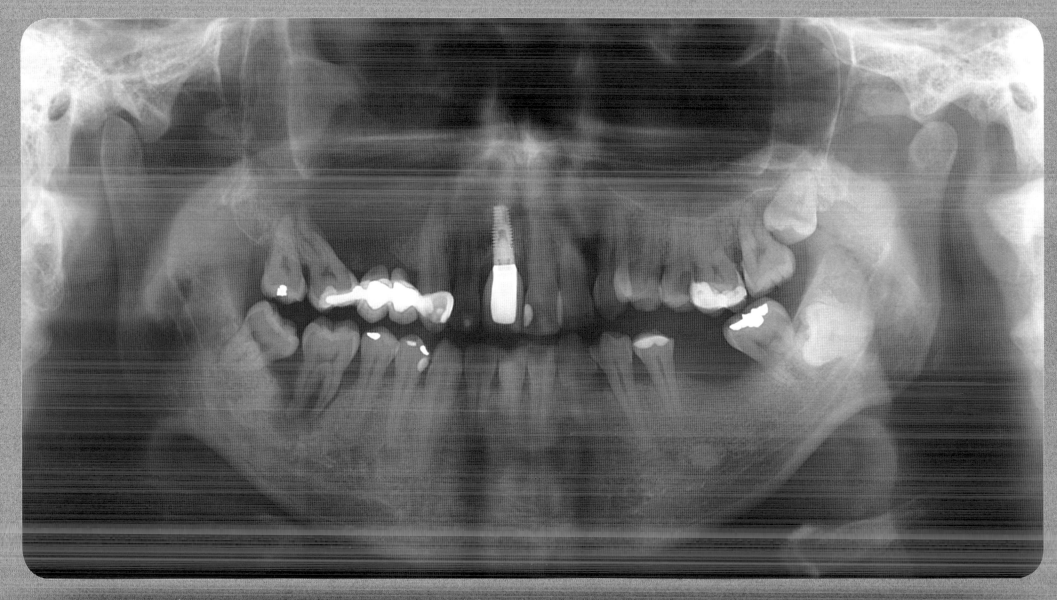

Fig. 8.23 Carcinoma intraósseo na região de maxila do lado direito. Notar ausência da cortical do seio maxilar.

Capítulo 9

FRATURAS ÓSSEAS

O complexo maxilofacial está sujeito aos mais variados tipos de traumatismo. A incidência do trauma facial é alta. Na ordem de ocorrência das fraturas do esqueleto humano, a mandíbula ocupa a décima posição, por isso a importância de observar as fraturas da face por meio de imagem, o que dará não somente sua localização topográfica, como também mostrará o aspecto da fratura (simples, composta, cominutiva etc.). Isso auxiliará a propedêutica cirúrgica e determinará o prognóstico.

Em radiologia, as fraturas são representadas pela solução de continuidade do tecido (linha radiolúcida), ou seja, a ruptura deste. A evidência radiográfica de uma linha de separação óssea é prova inequívoca de fratura, sendo, portanto, conclusiva. Porém, não se deve desmerecer a anamnese e o exame físico, assim como os exames complementares, que são igualmente importantes, pois muitas vezes, dadas as superposições de estruturas e paralelismo dos raios X, a solução de continuidade pode permanecer obscura.

A radiografia panorâmica, pela quantidade de informação que sua projeção proporciona, pode ser um excelente exame para uma avaliação inicial, principalmente em fraturas da mandíbula.

CLASSIFICAÇÃO DAS FRATURAS

Simples ou única: Presença de 1 traço de fratura que pode ser completa ou incompleta (Figs. 9.1 a 9.9).

Múltiplas: Presença de dois ou mais traços de fratura em diferentes regiões (Figs. 9.10 a 9.13).

Cominutiva: Presença de fraturas múltiplas representadas por um ou mais fragmentos em uma mesma região (Fig. 9.14).

Galho verde: Fratura incompleta, envolvendo apenas uma das corticais ósseas. Mais comum em crianças devido à calcificação parcial (Figs. 9.15 e 9.16).

FRATURAS DO ESQUELETO FIXO DA FACE

Le Fort I: Separação do processo alveolar da maxila; estende-se da espinha nasal anterior, tuber da maxila, crista zigomático alveolar até o processo pterigoide do osso esfenoide.

Le Fort II: Separação da maxila e esqueleto nasal do resto do terço médio da face; estende-se desde a porção lateral do osso nasal, descendo a parede medial da órbita, fossa canina, crista zigomático alveolar até o processo pterigoide do osso esfenoide.

Le Fort III: Separação do esplancnocrânio com o neurocrânio: é um tipo sempre bilateral e estendem-se desde a sutura frontonasal, ossos nasais, envolvendo a cavidade orbital até a sutura frontozigomática.

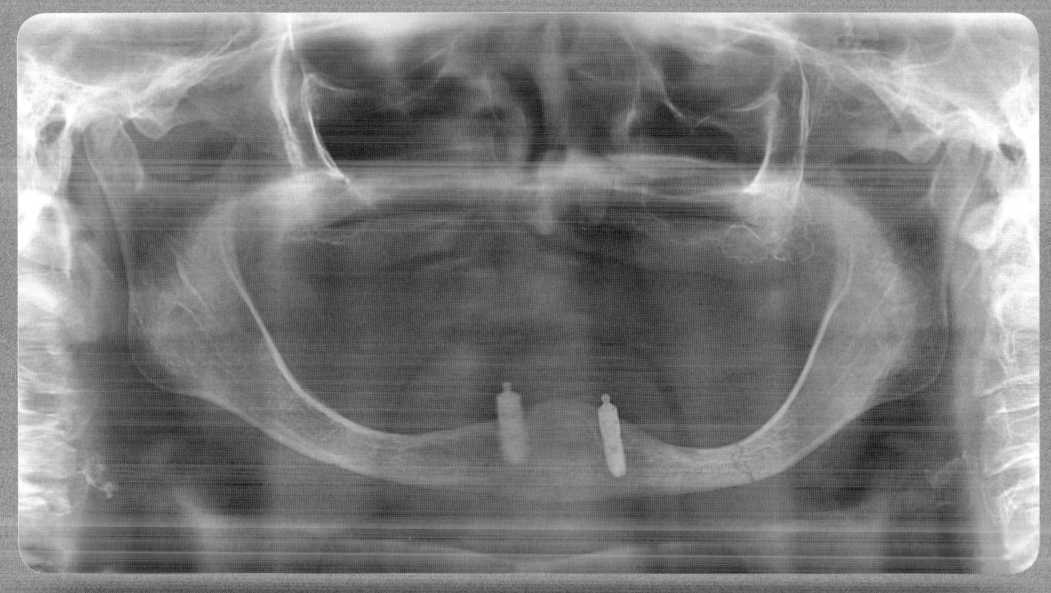

Fig. 9.1 Fratura simples em corpo da mandíbula do lado esquerdo, região do dente 36.

Fraturas Ósseas

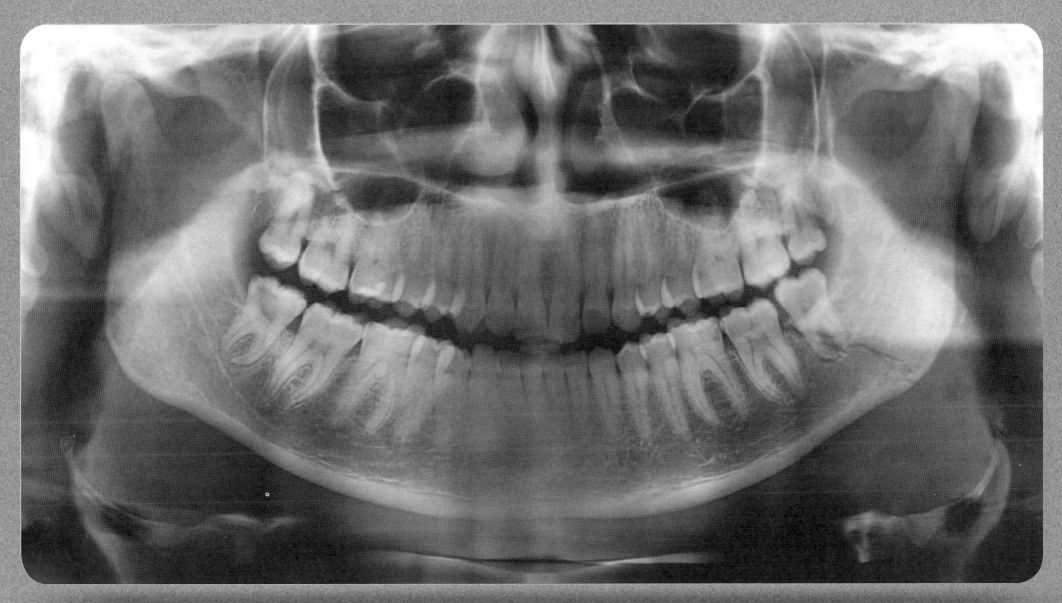

Fig. 9.2 Fratura simples em ângulo da mandíbula do lado esquerdo, região do dente 36.

Atlas de Radiografia Panorâmica para o Cirurgião-Dentista

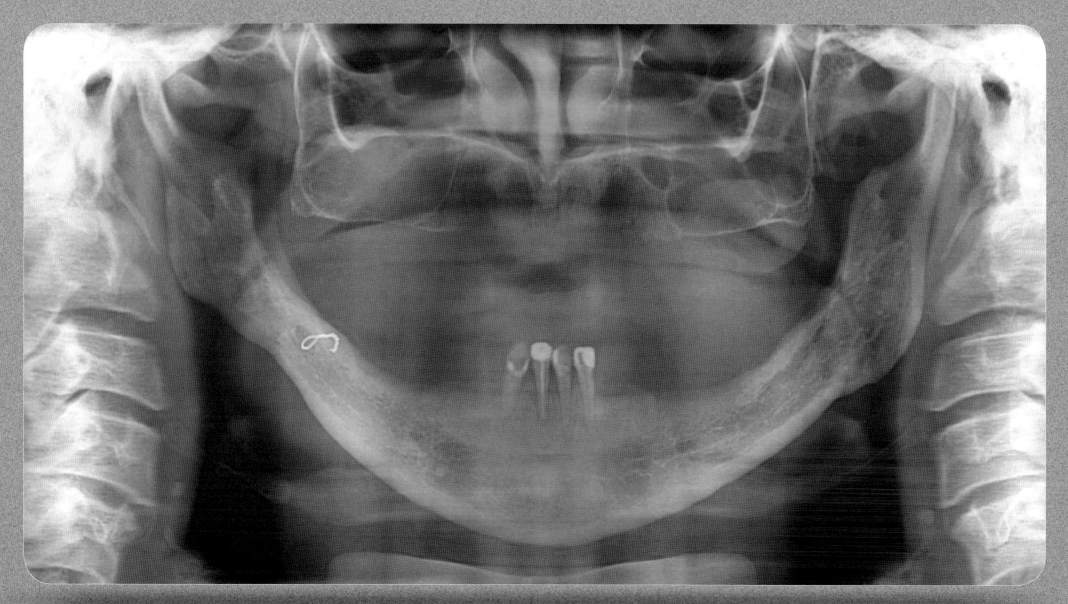

Fig. 9.3 Fratura simples (com deslocamento) do processo coronoide do lado esquerdo. Presença de fio de osteossíntese em corpo da mandíbula do lado direito.

Fraturas Ósseas

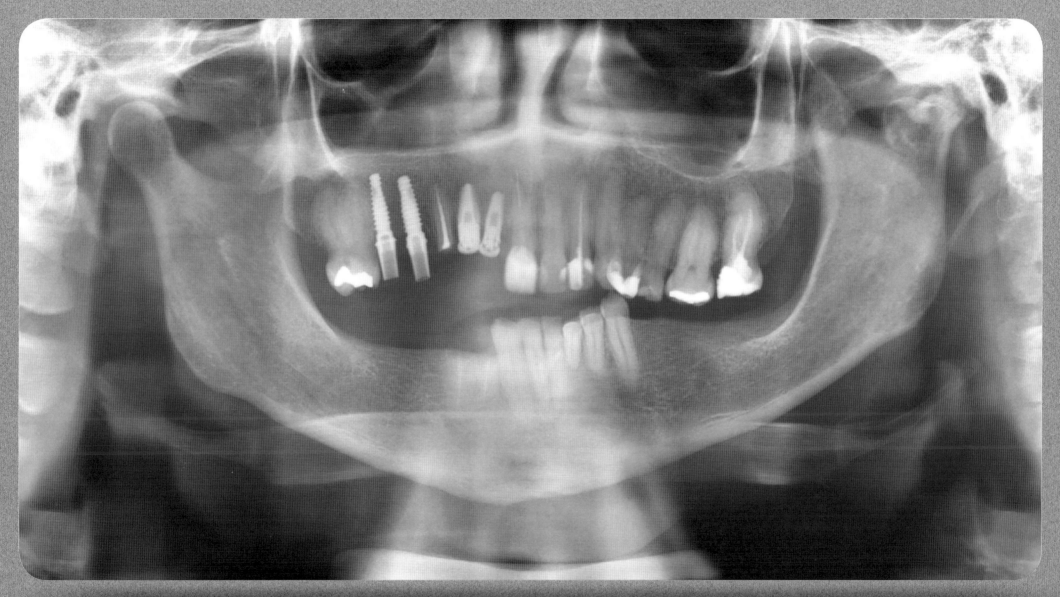

Fig. 9.4 Fratura simples (com deslocamento) na cabeça da mandíbula do lado esquerdo.

Atlas de Radiografia Panorâmica para o Cirurgião-Dentista

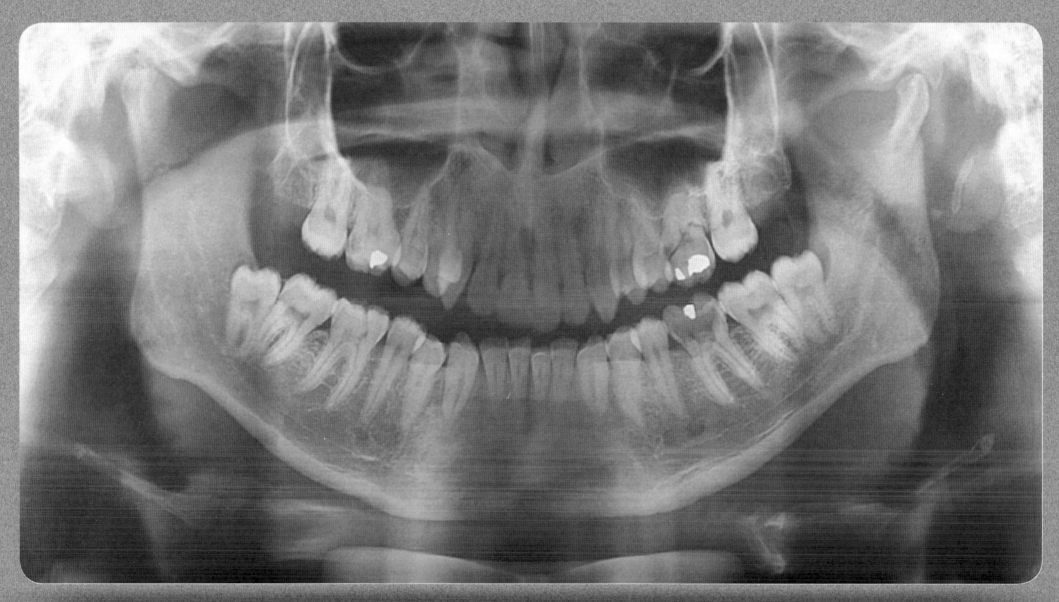

Fig. 9.5 Fratura simples do colo da cabeça da mandíbula do lado esquerdo, estando deslocado, e do processo condilar do lado direito. Notar fratura do elemento dental 26.

Fraturas Ósseas

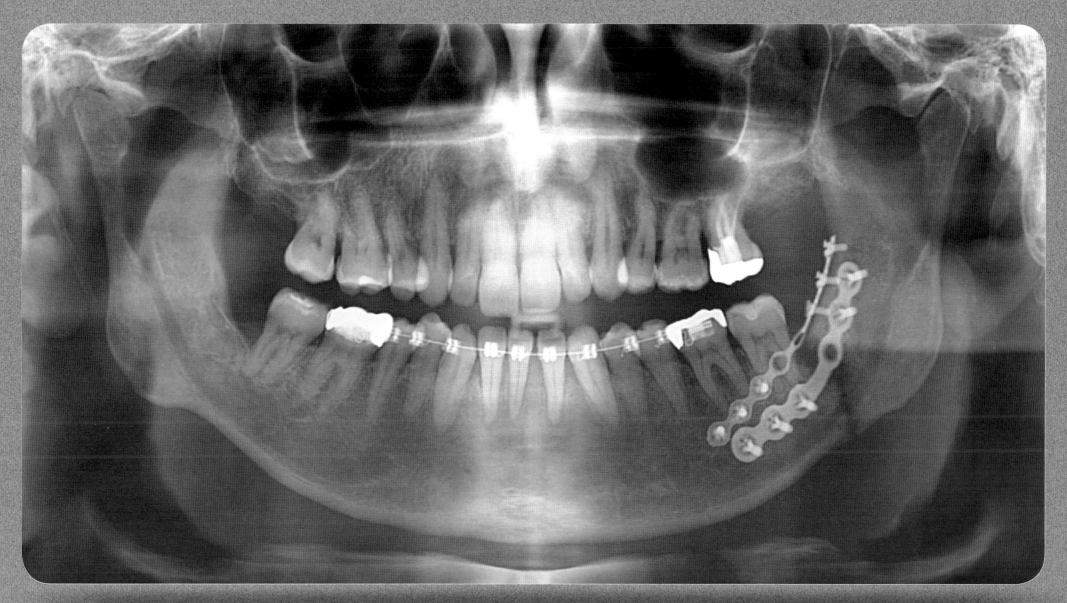

Fig. 9.6 Pós-operatório de fratura simples em corpo da mandíbula do lado esquerdo.

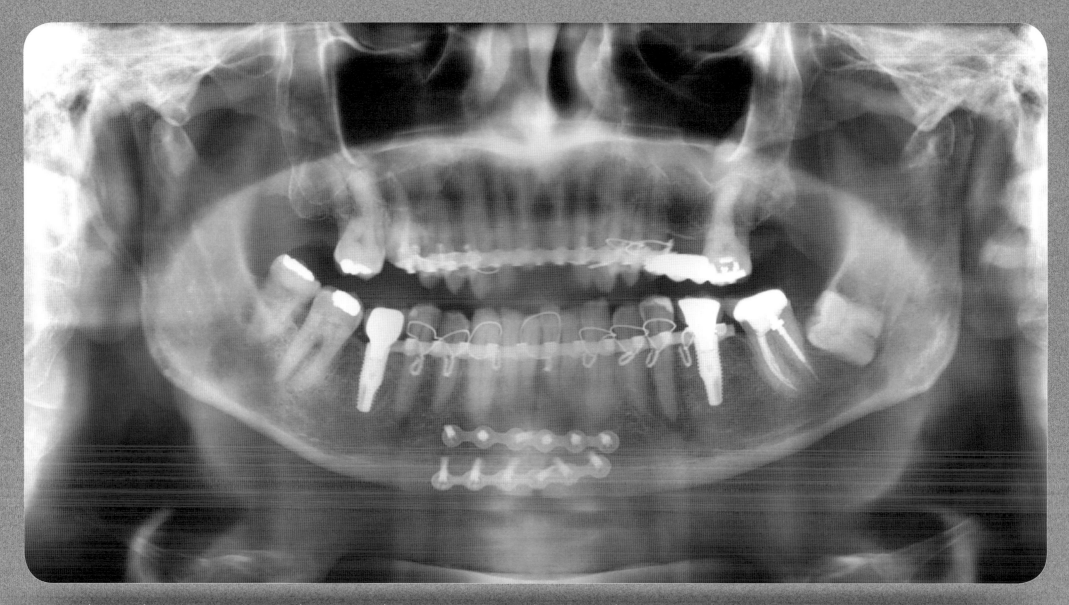

Fig. 9.7 Pós-operatório de fratura simples na sínfise da mandíbula. Notar fratura em cabeça da mandíbula bilateral.

Fraturas Ósseas

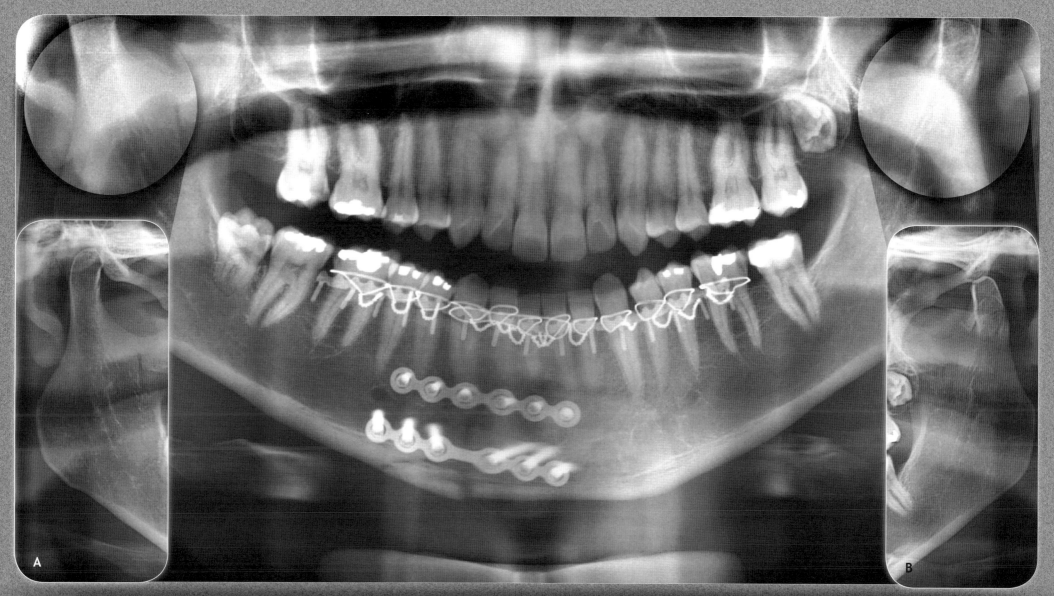

Fig. 9.8 Pós-operatório de fratura simples em corpo da mandíbula do lado direito. Notar fratura na cabeça da mandíbula do lado esquerdo. Detalhe é dado pela radiografia da ATM (A e B).

Atlas de Radiografia Panorâmica para o Cirurgião-Dentista

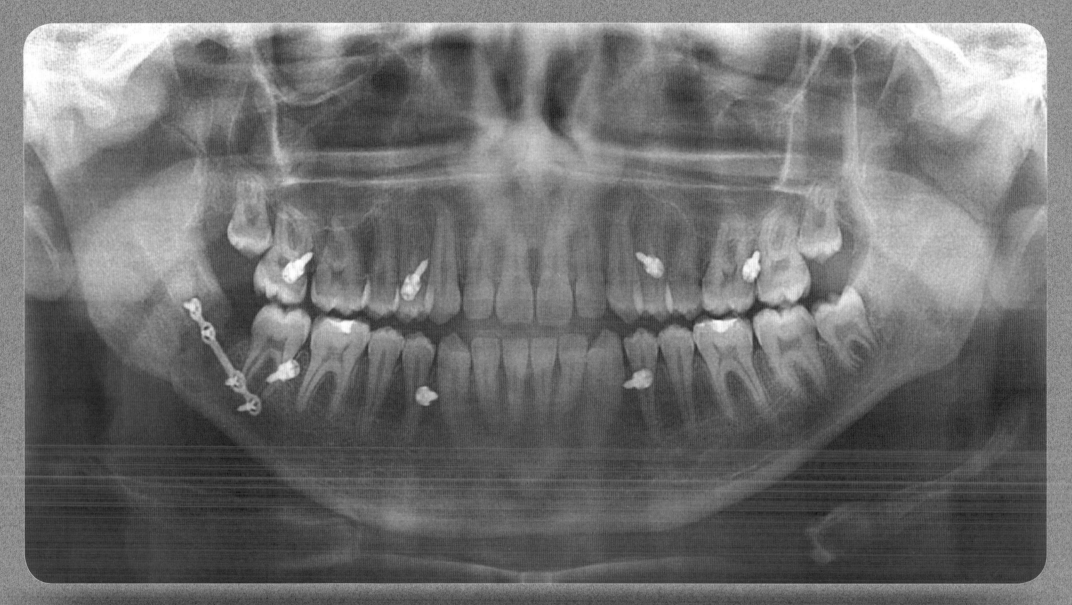

Fig. 9.9 Pós-operatório de fratura simples na região de corpo da mandíbula do lado direito. Notar presença de miniparafusos (7) na maxila e na mandíbula.

Fraturas Ósseas

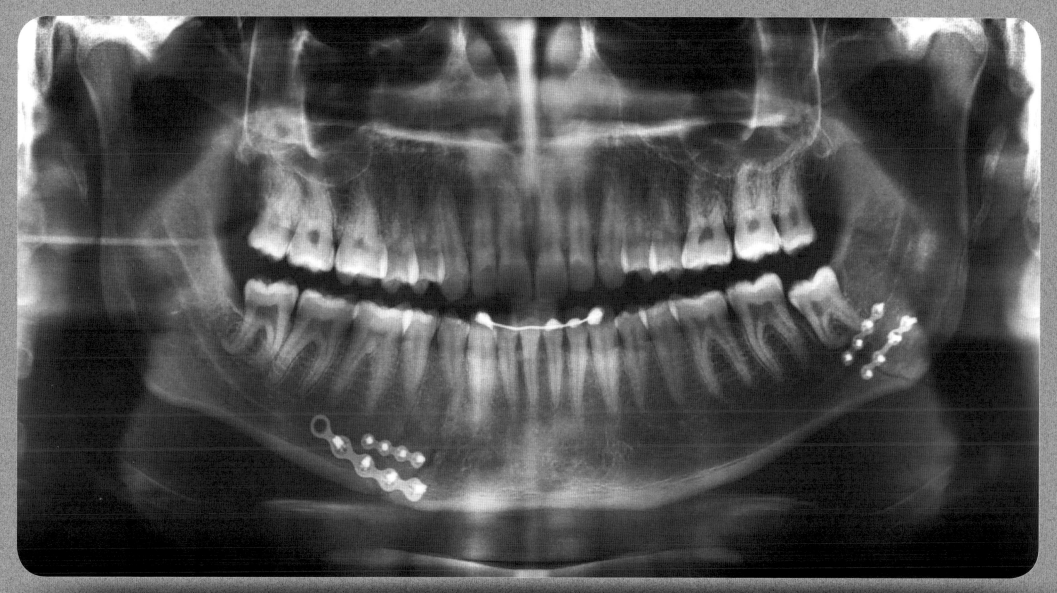

Fig. 9.10 Pós-operatório de fratura simples em ângulo da mandíbula lado esquerdo e múltipla em corpo da mandíbula do lado direito.

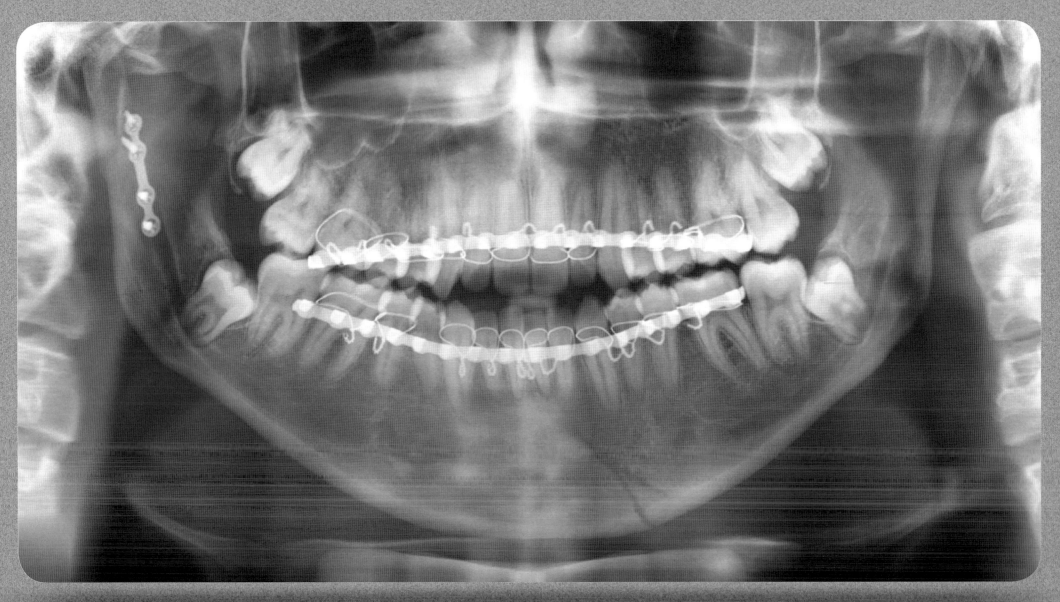

Fig. 9.11 Pós-operatório de fratura simples do colo da cabeça da mandíbula lado direito. Notar fratura múltipla em corpo da mandíbula na região parassinfisária do lado esquerdo. Presença de bloqueio maxilomandibular.

Fraturas Ósseas

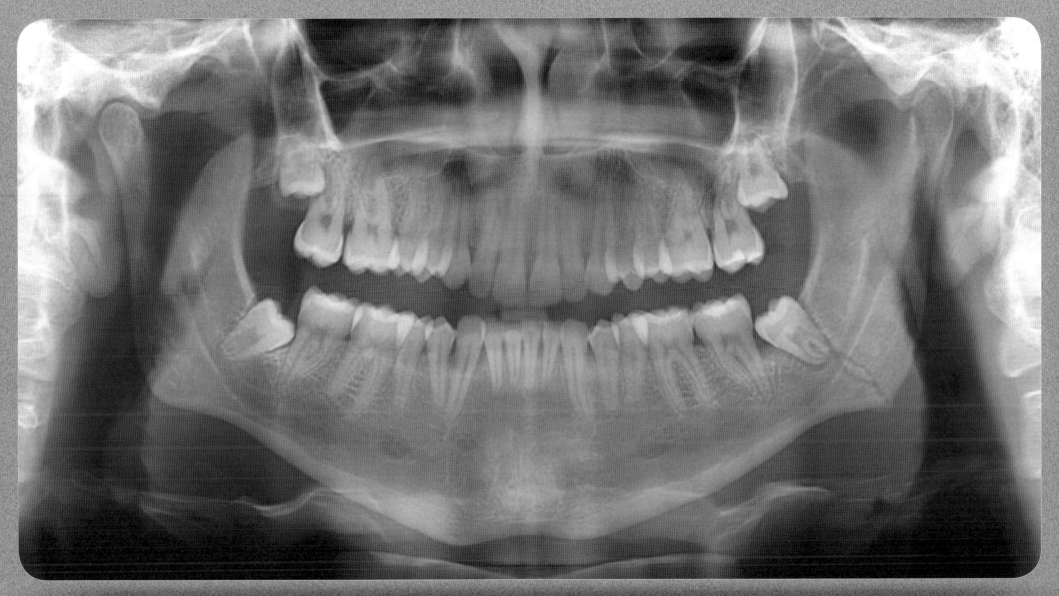

Fig. 9.12 Fratura múltipla em ângulo da mandíbula do lado esquerdo, região do dente 38.

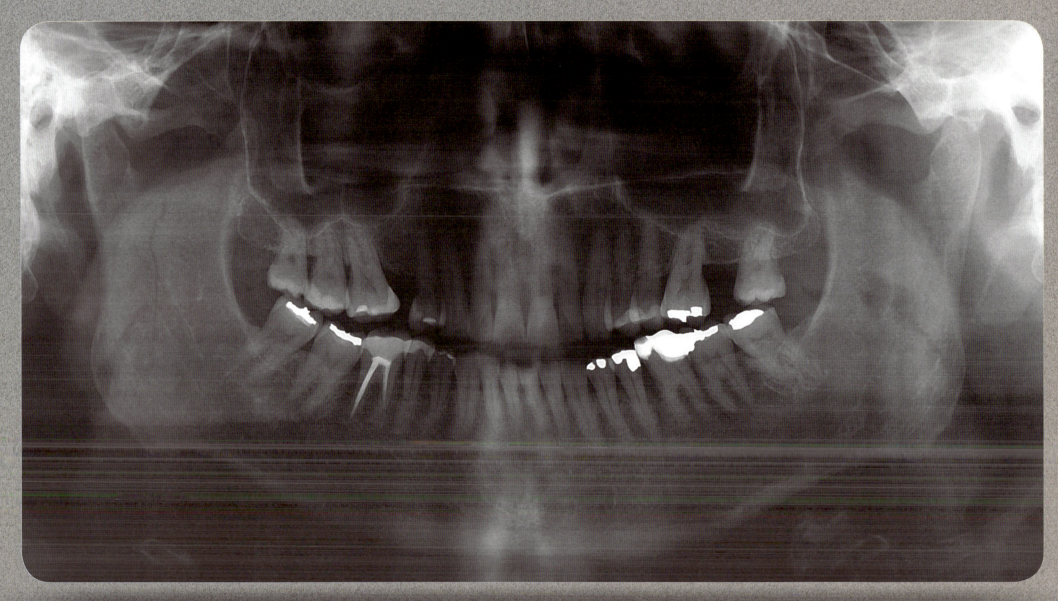

Fig. 9.13 Fratura múltipla na região de corpo da mandíbula do lado esquerdo, fratura simples incompleta com início na incisura da mandíbula em direção ao ângulo da mandíbula do lado direito.

Fraturas Ósseas

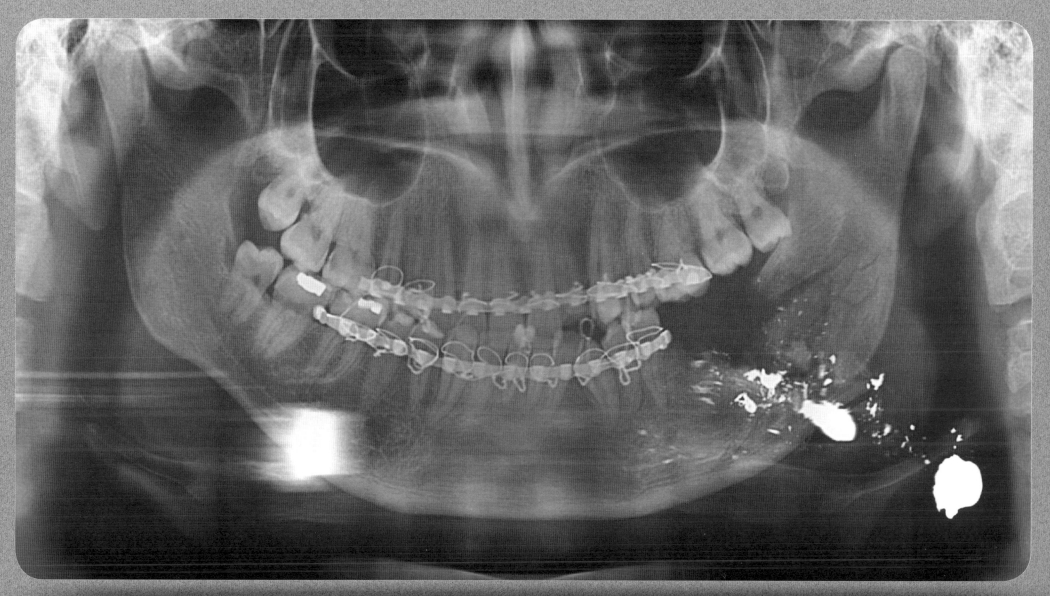

Fig. 9.14 Fratura cominutiva na região de corpo e ângulo da mandíbula do lado esquerdo, causada por arma de fogo. Presença de bloqueio maxilomandibular.

Atlas de Radiografia Panorâmica para o Cirurgião-Dentista

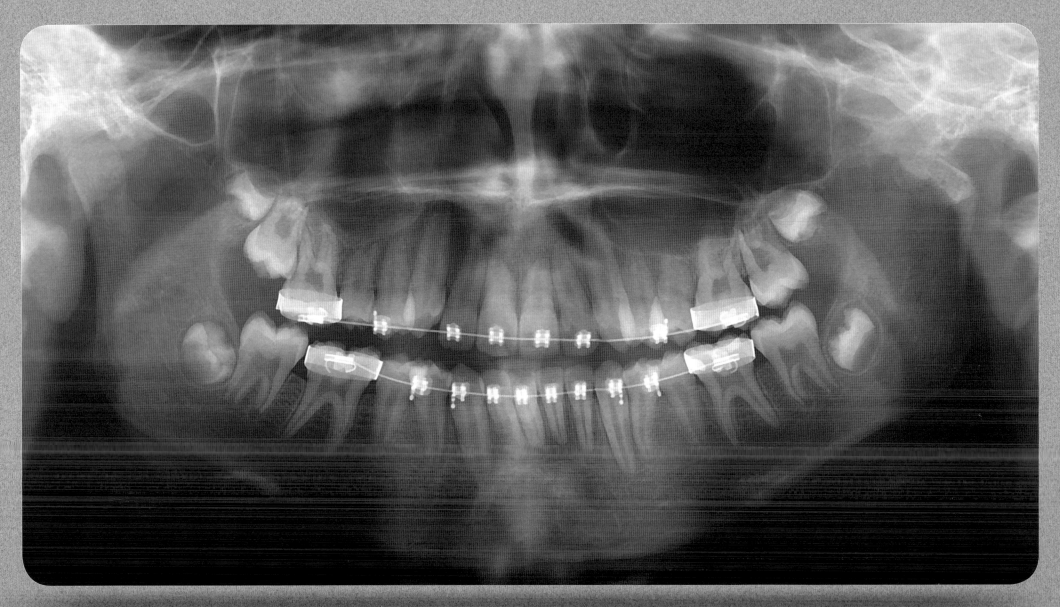

Fig. 9.15 Fratura em galho verde do colo da cabeça da mandíbula do lado esquerdo.

Fraturas Ósseas

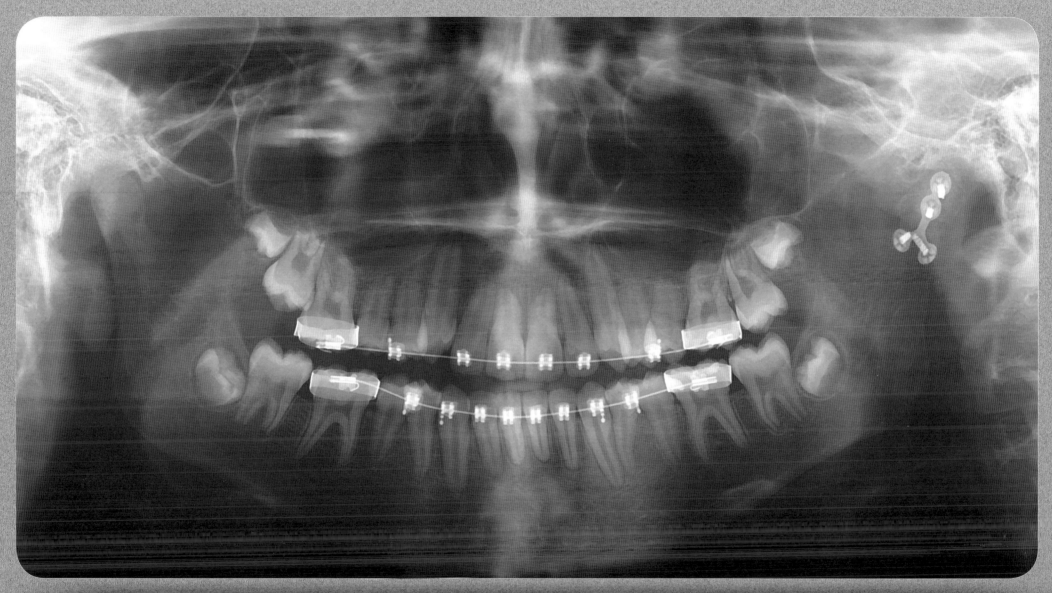

Fig. 9.16 Pós-operatório de fratura em galho verde do colo da cabeça da mandíbula do lado esquerdo (Fig. 9.15).

Capítulo 10

SÍNDROMES

Por definição, síndromes são associações de diversos aspectos clínicos diferentes, como sinais, sintomas e demais características que, frequentemente, manifestam-se simultaneamente, evidenciando, assim, uma determinada condição patológica.

Neste capítulo serão apresentadas algumas síndromes com repercussão na cavidade bucal, nos ossos maxilomandibulares dentre outras de interesse do cirurgião-dentista.

Picnodisostose: Displasia esquelética autossômica recessiva, associada à consanguinidade dos pais. A picnodisostose (Figs. 10.1 e 10.2) provoca repercussões sistêmicas, desencadeadas por desarranjos bioquímicos: a ocorrência de um defeito no gene decodificador da enzima Catepsina K, responsável pelo processo de reabsorção óssea. Nessa síndrome, existe uma deficiência na produção do hormônio do crescimento. Os principais sinais clínicos são: baixa estatura, ligeira exoftalmia, escleras azuladas, falanges distais curtas, fragilidade óssea e atraso na calcificação das suturas cranianas, em especial, a occiptoparietal. Nas alterações do complexo maxilomandibular, destaca-se a hipoplasia/ausência do ângulo da mandíbula. Ao exame intraoral observa-se hipoplasia do esmalte e má posição dentária; radiograficamente, os dentes apresentam hipercementose. Alguns autores relatam erupção prematura ou retardada.

Goldenhar: Também descrita como displasia óculo aurículo-vertebral ou síndrome do 1º e 2º arco braquial foi, primeiramente, descrita por Goldenhar em 1952 (Figs. 10.3 a 10.4.1). Dentre as anomalias que essa síndrome manifesta, enumeram-se: alterações no epitélio do globo ocular e pálpebras, anomalias no pavilhão auditivo interno/externo e má formações vertebrais. A clássica manifestação dessa síndrome que repercute no complexo maxilomandibular é a hipoplasia ou agenesia do ramo e da cabeça da mandíbula, proporcionando assimetria facial. Ao exame intraoral constata-se palato estreito, má oclusão e, em alguns casos, pode haver fissura labial e/ou palatina. Em alguns portadores da síndrome, também foram observados retardo mental, dificuldade de deglutição e anomalias cardíacas. Como diagnósticos diferenciais, têm-se a disostose maxilofacial e as síndromes de Townes Brocks e Treacher Collins.

Eagle: Essa síndrome está associada à calcificação/mineralizaçao do ligamento estilo-hióide com dor orofacial, dificuldade na deglutição (disfagia) ou na abertura da boca, dor de ouvido (otalgia), dor de cabeça e/ou dor cervical ao movimentar o pescoço, provavelmente pelo impedimento da atuação do nervo glossofaríngeo diante dessa calcificação/mineralização. O diagnóstico é baseado principalmente na sintomatologia do paciente ou mesmo em radiografia de rotina (panorâmica), na qual poderá ser observado com a interpretação dos achados radiográficos. Radiograficamente, a síndrome de Eagle (Figs. 10.5 a 10.15) pode apresentar se uni ou bilateralmente como uma projeção contínua do processo estiloide do osso temporal. Podemos, ainda, visualizar um processo alongado, pseudoarticulado ou segmentado no qual há a falta de contiguidade nessa calcificação/mineralização, seguindo sua classificação.

Gorlin-Goltz: Também conhecida como síndrome do carcinoma basocelular nevoide, é uma doença hereditária transmitida por um caráter autossômico dominante. Os indivíduos portadores desta síndrome têm predisposição a desenvolverem carcinomas basocelulares em diversas regiões do corpo. A síndrome de Gorlin-Goltz (Figs. 10.16 e 10.17) apresenta deformidades esquelética tais como a sexta costela bífida, calcificações no encéfalo, pequenas manchas e queratoses palmares e plantares e lesões no globo ocular. Radiograficamente, observam-se, nesses indivíduos, múltiplas rarefações ósseas envoltas por esclerose óssea, podendo ser uni ou multiloculares, e se apresentam em qualquer região da mandíbula e/ou maxila. Histologicamente, essas rarefações são muito similares aos queratocistos odontogênicos.

Papillon-Lefèvre: Síndrome que carrega os nomes dos autores. Exibe uma prevalência de um a quatro casos para cada um milhão de pessoas. Trata-se de uma desordem autossômica recessiva com manifestações orais e dermatológicas. A síndrome de Papillon-Lefèvre (Fig. 10.18) é desencadeada pela perda da função do gene da Catepsina C, responsável pelo cresci-

mento estrutural da pele e pelo funcionamento pleno do sistema imunológico. Clinicamente, os achados dermatológicos caracterizam-se pelo desenvolvimento de ceratosepalmoplantar e cútis chamada de café com leite. As manifestações orais consistem em periodontite agressiva, que é vista tanto na dentição decídua quanto na permanente; e a perda de suporte ósseo que se dá tão logo ocorre a esfoliação dos dentes decíduos. Migração e mobilidade são frequentemente observadas. O aspecto radiográfico dessa síndrome caracteriza-se pela acentuada perda óssea generalizada; os elementos parecem estar flutuando nos tecidos moles. Sem um tratamento agressivo, a perda dentária torna-se inevitável.

McCune-Albright: Na síndrome de Albright (Figs. 10.19 e 10.20 A e B), observamos, além da displasia fibrosa, pigmentação café com leite, deformação das pernas em "bastão de hóquei" e múltiplas endocrinopatias, como precocidade sexual, adenoma pituitário ou hipertireoidismo, desencadeadas pela produção excessiva de AMP cíclico, um estimulador celular que ocasiona a hiperfunção dos tecidos glandulares. Diferentemente da displasia fibrosa monoctótica ou craniofacial, a aposição de tecido fibroso na síndrome de Albright é contínua ao longo da vida do indivíduo.

Morquio Brailsford: Também conhecida como síndrome de Huler (Fig. 10.21) é caracterizada por uma desordem metabólica. Os indivíduos afetados são carentes de enzimas lisossômicas responsáveis pela quebra de moléculas de carboidratos, os mucopolissacarídeos. Estes, quando acumulados no interior das células (osteócitos, fibroblastos e condrócitos), induzem à sua disfunção. A ruptura celular promove extravasamento das moléculas de mucopolissacarídeo no interstício, que acabam por penetrar em outros tecidos (fígado, rim e cérebro), levando a alterações clínicas, a saber: opacificação da córnea, hepatoesplenomegalia (aumento de volume do fígado e do baço), déficit mental e auditivo, nanismo, cardiopatias e rigidez articular. Dentre as manifestações concernentes à odontologia notamos: dolicocefalia, retardo na erupção dental, macroglossia e alterações gengivais. Radiograficamente, observa-se má formação ou agenesia nas cabeças da mandíbula, impactação e agenesias dentais.

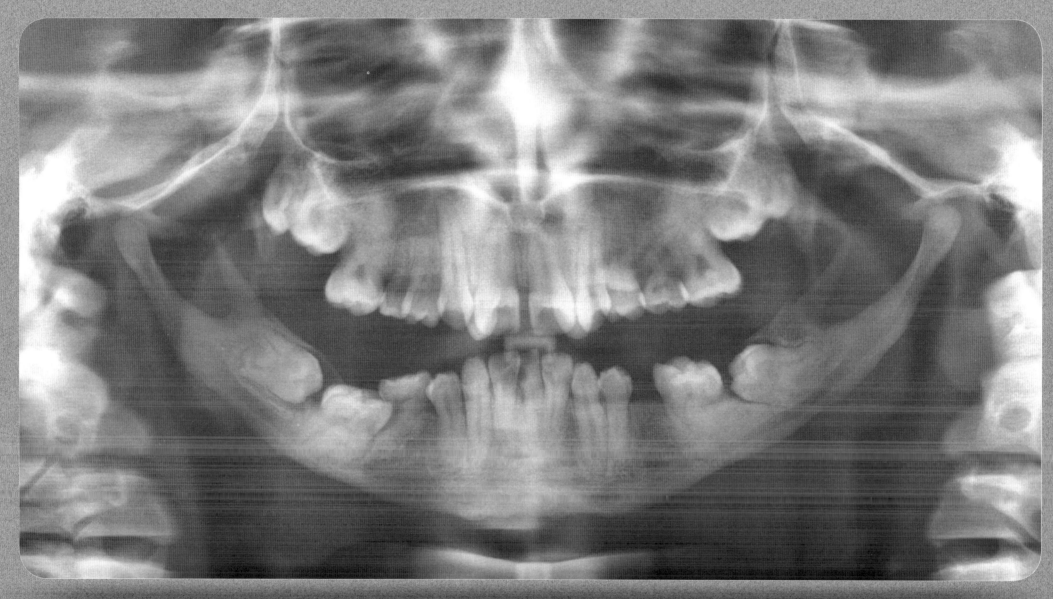

Fig. 10.1 Radiografia panorâmica de paciente portador de picnodisostose.

Síndromes

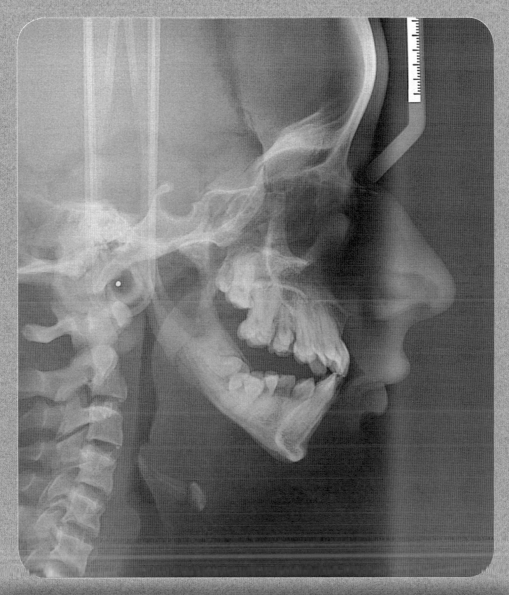

Fig. 10.2 Telerradiografia do paciente portador de picnodisostose.

Atlas de Radiografia Panorâmica para o Cirurgião-Dentista

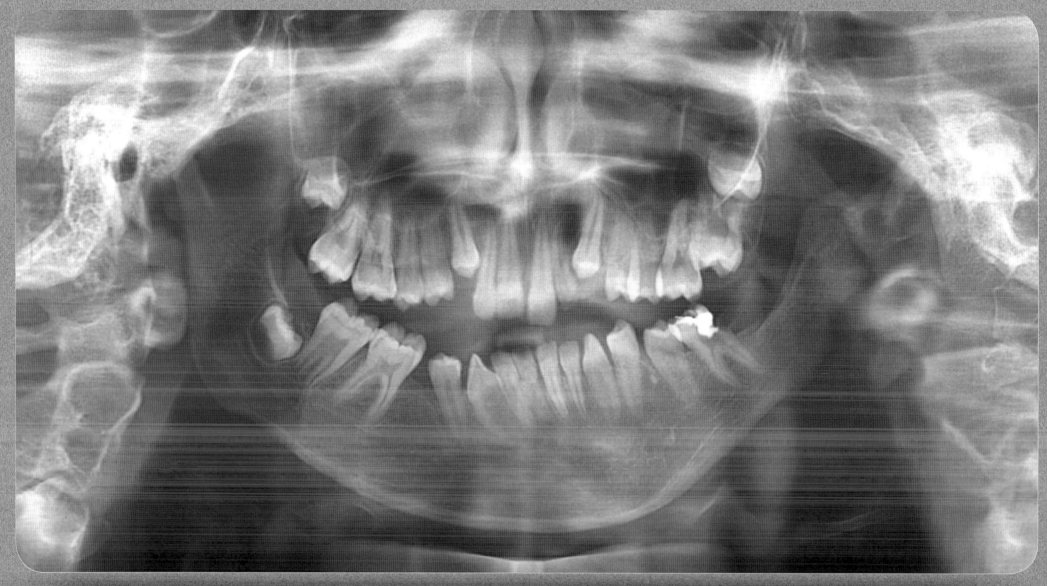

Fig. 10.3 Radiografia panorâmica de paciente portador de síndrome de Goldenhar — lado esquerdo comprometido.

Síndromes

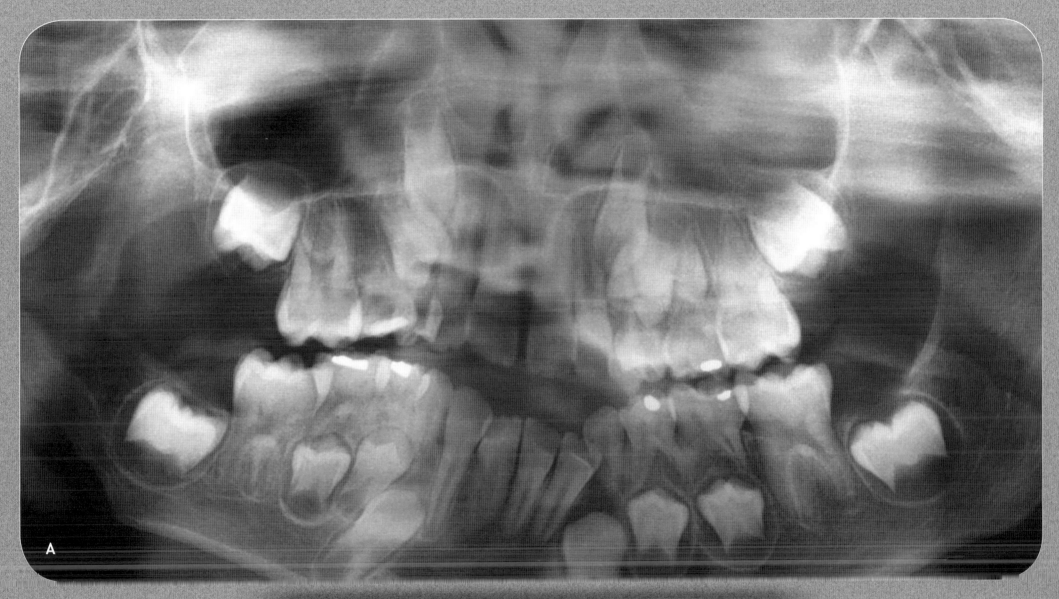

Fig. 10.4 (A) Radiografia panorâmica de paciente portador de síndrome de Goldenhar — lado direito comprometido.

Atlas de Radiografia Panorâmica para o Cirurgião-Dentista

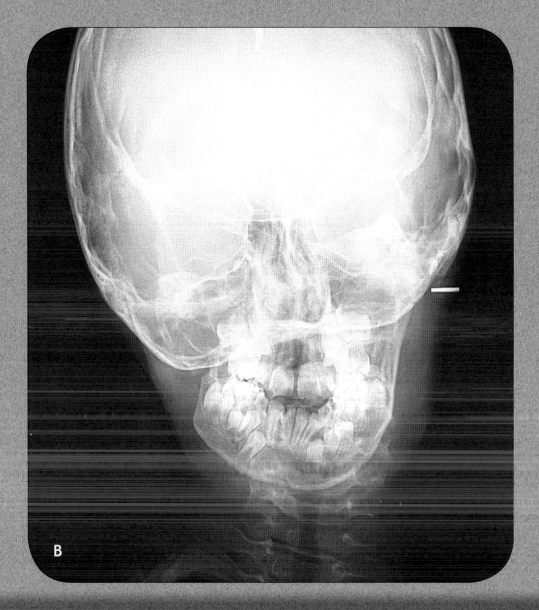

Fig. 10.4 (B) Radiografia frontal de paciente portador de síndrome de Goldenhar.

Síndromes

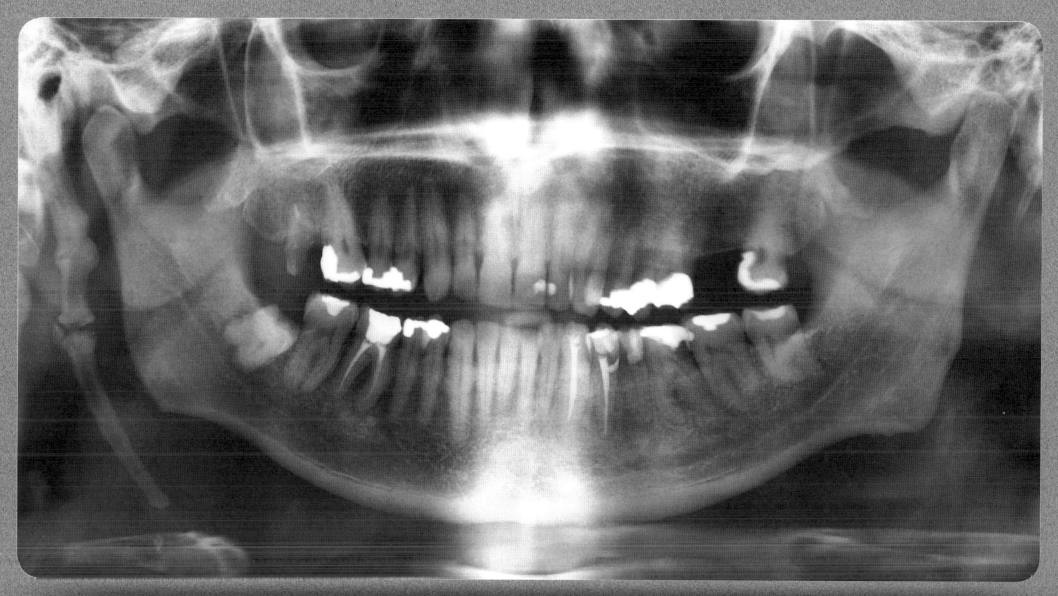

Fig. 10.5 Radiografia panorâmica de paciente portador de síndrome de Eagle. Ligamento estilo hióideo do lado direito pseudoarticulado.

Atlas de Radiografia Panorâmica para o Cirurgião-Dentista

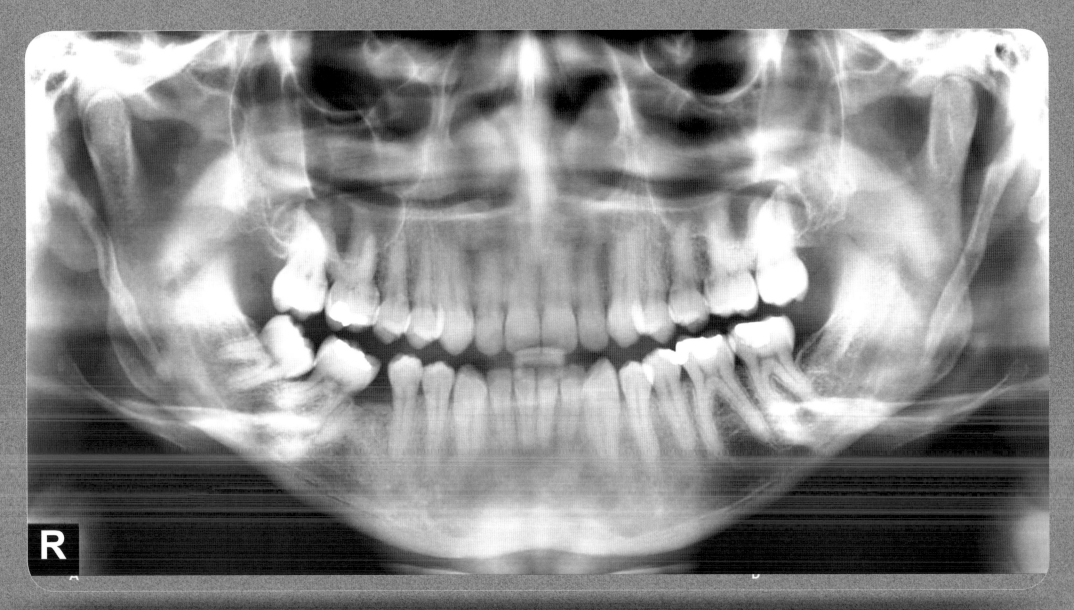

Fig. 10.6 Radiografia panorâmica de paciente portador de síndrome de Eagle. Ligamento estilo-hióideo bilateral alongado.

Síndromes

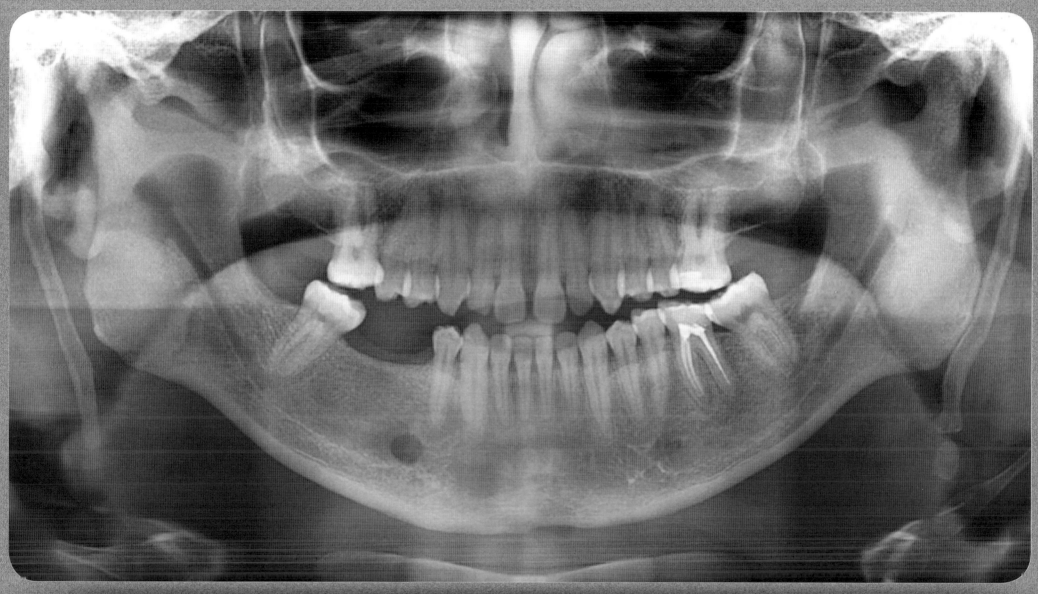

Fig. 10.7 Radiografia panorâmica de paciente portador de síndrome de Eagle. Ligamento estilo-hióideo bilateral alongado.

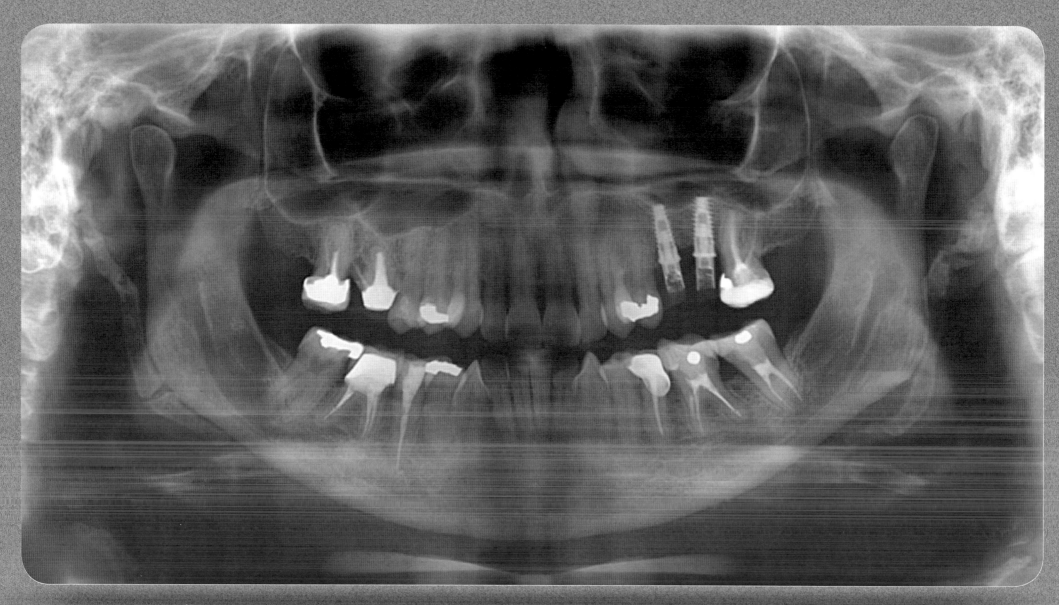

Fig. 10.8 Radiografia panorâmica de paciente portador de síndrome de Eagle. Ligamento estilo-hióideo alongado e pseudoarticulado.

Síndromes

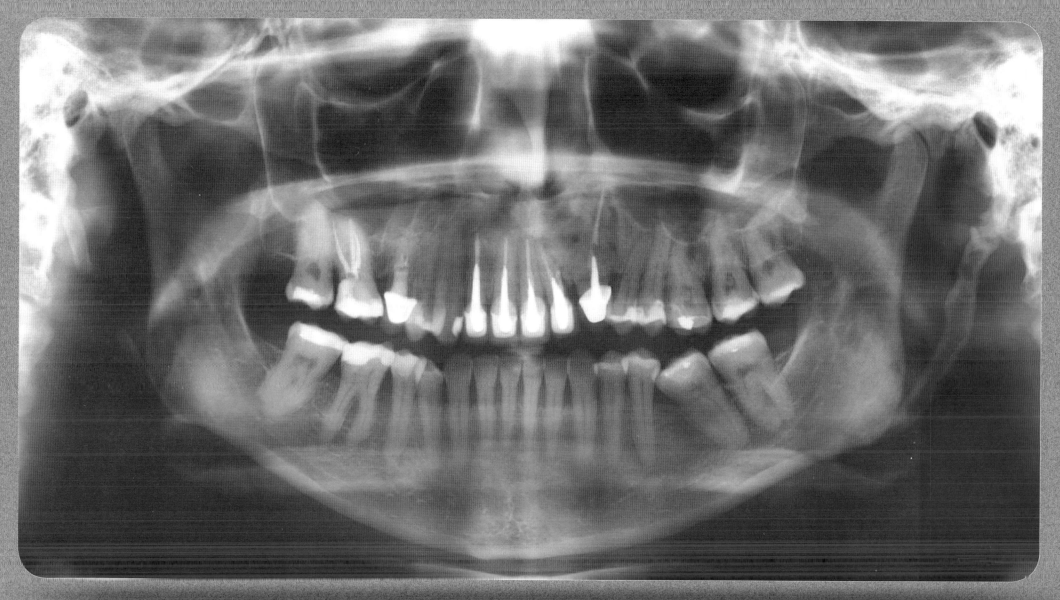

Fig. 10.9 Radiografia panorâmica de paciente portador de síndrome de Eagle. Ligamento estilo-hióideo bilateral alongado, o do lado direito segmentado.

Atlas de Radiografia Panorâmica para o Cirurgião-Dentista

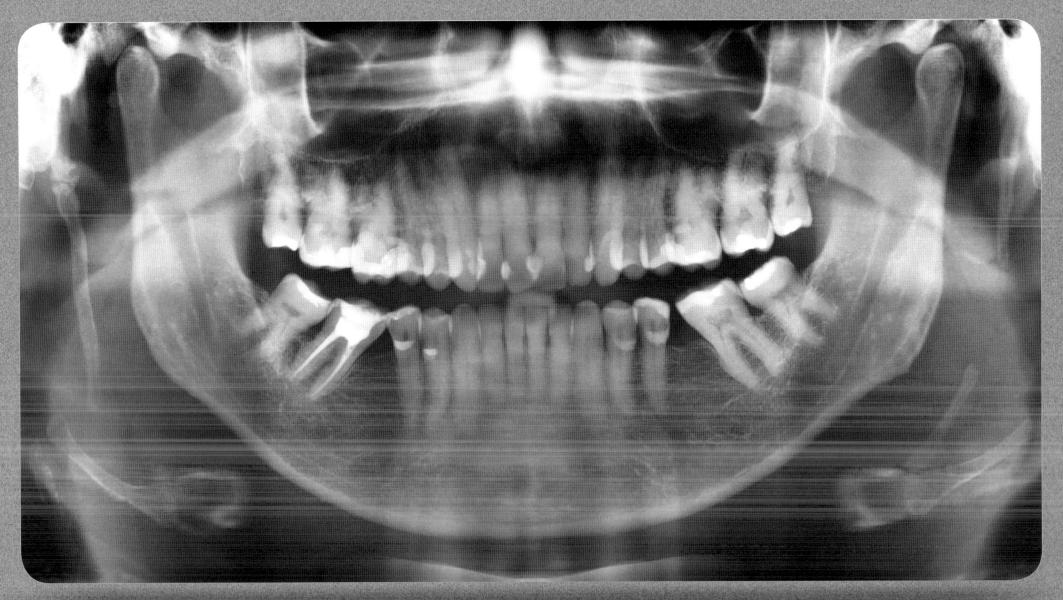

Fig. 10.10 Radiografia panorâmica de paciente portador de síndrome de Eagle. Ligamento estilo-hióideo bilateral alongado, o do lado esquerdo segmentado e o do lado direito pseudoarticulado.

Síndromes

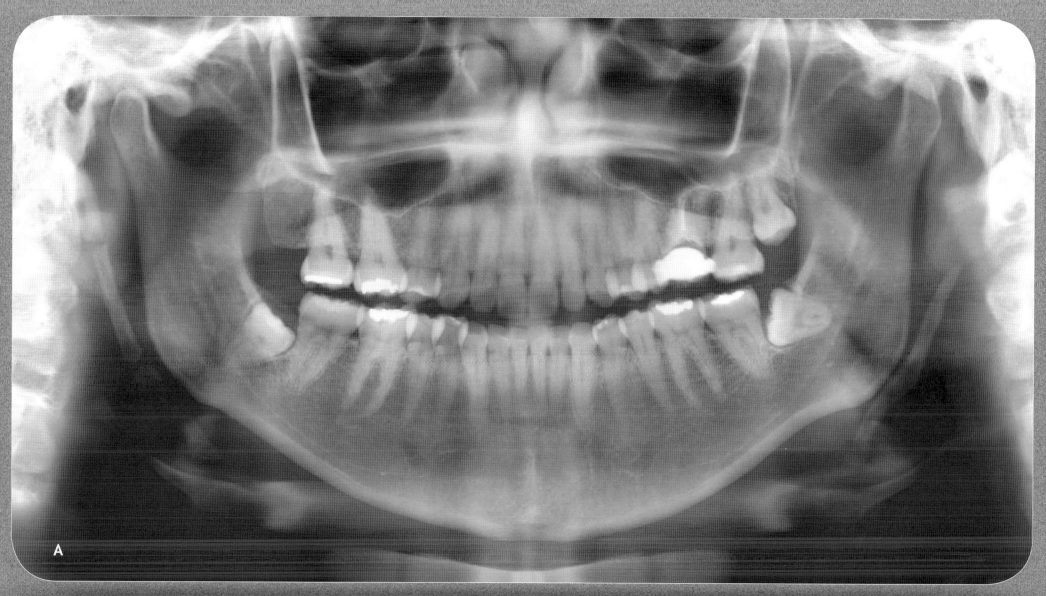

Fig. 10.11 (A) Radiografia panorâmica de paciente portador de síndrome de Eagle. Ligamento estilo-hióideo bilateral alongado, o do lado esquerdo segmentado e o do lado direito pseudoarticulado.

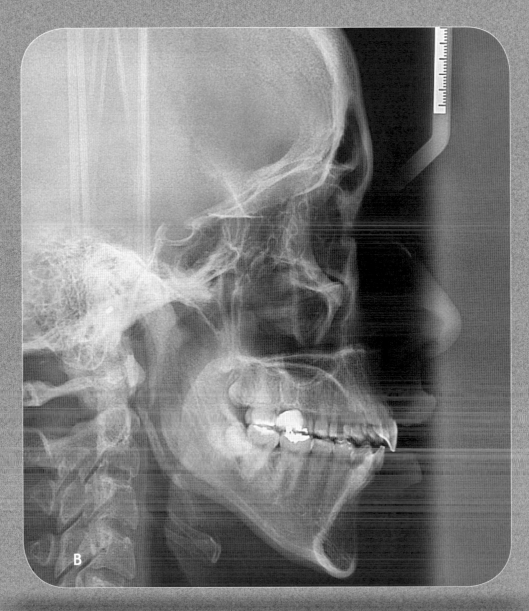

Fig. 10.11 (B) Telerradiografia do caso de paciente portador de síndrome de Eagle.

Síndromes

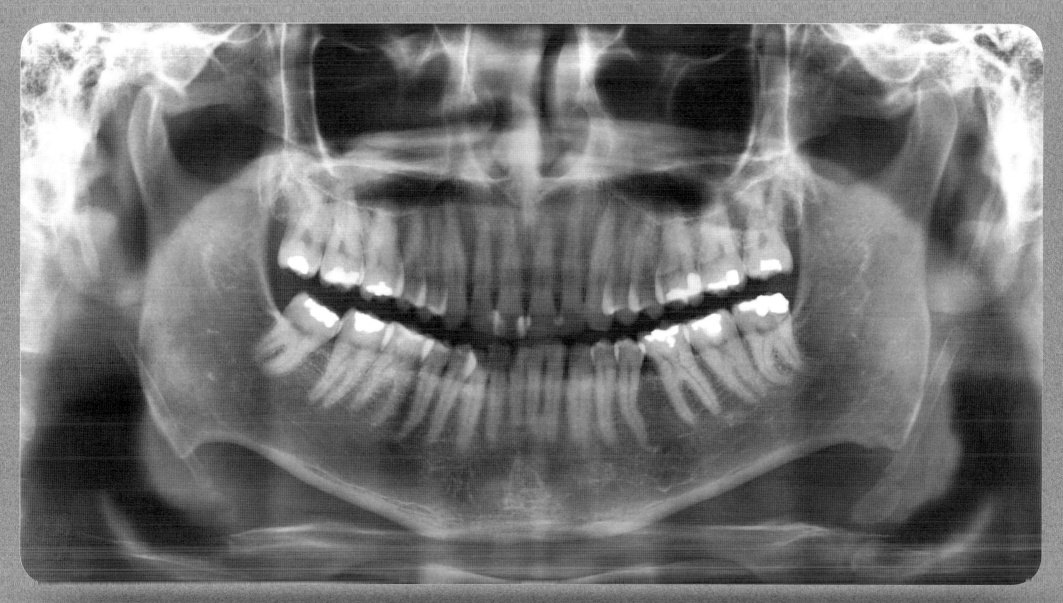

Fig. 10.12 Radiografia panorâmica de paciente portador de síndrome de Eagle. Ligamento estilo-hióideo bilateral alongado e segmentado.

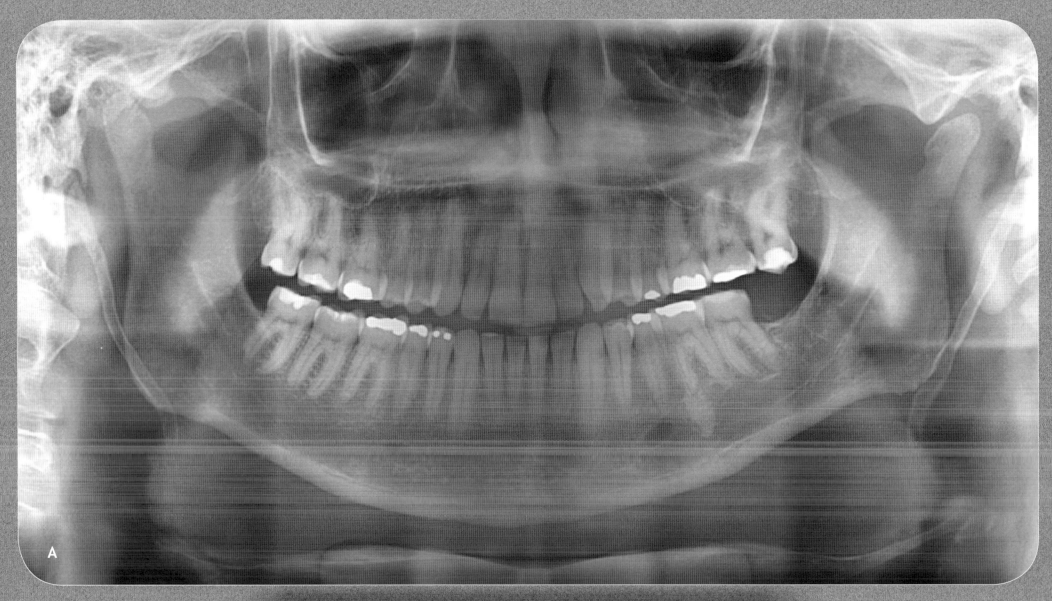

Fig. 10.13 (A) Radiografia panorâmica de paciente portador de síndrome de Eagle. Ligamento estilo-hióideo bilateral e alongado.

Síndromes

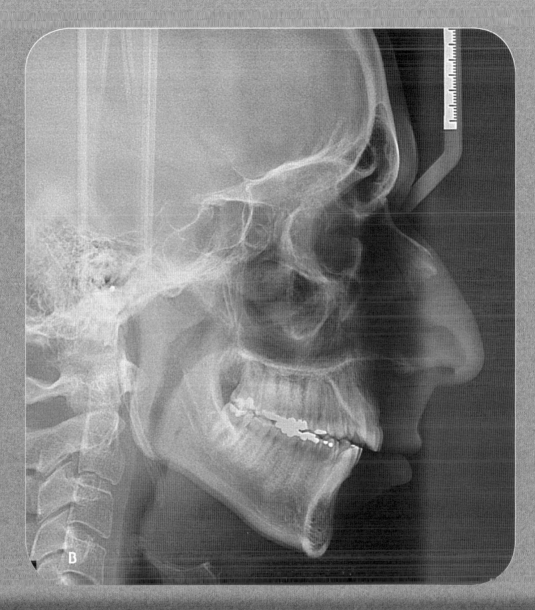

Fig. 10.13 (B) Telerradiografia do caso anterior de paciente portador de síndrome de Eagle.

Atlas de Radiografia Panorâmica para o Cirurgião-Dentista

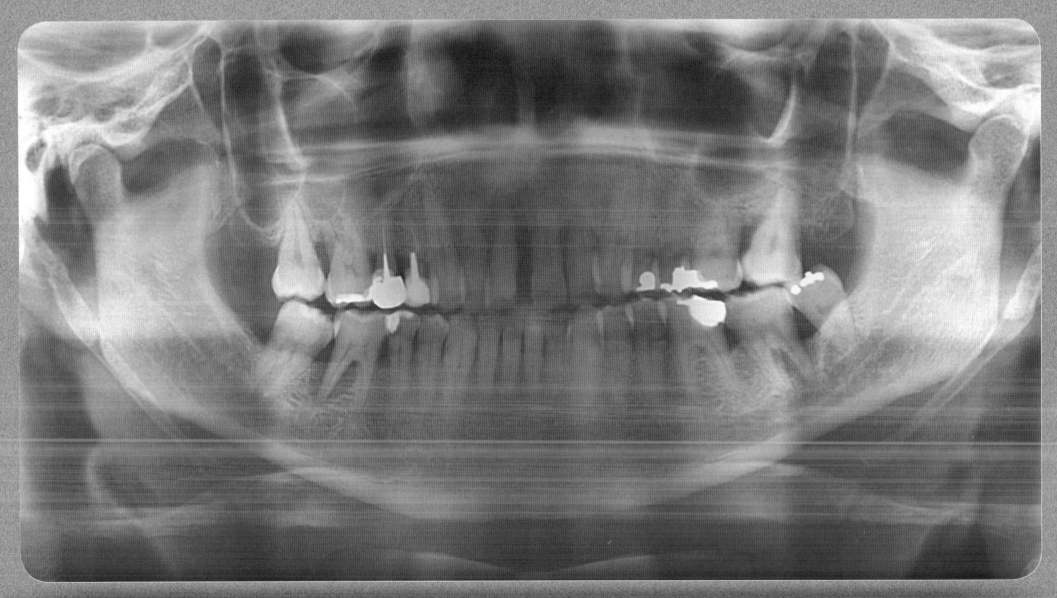

Fig. 10.14 Radiografia panorâmica de paciente portador de síndrome de Eagle. Ligamento estilo-hióideo bilateral e alongado.

Síndromes

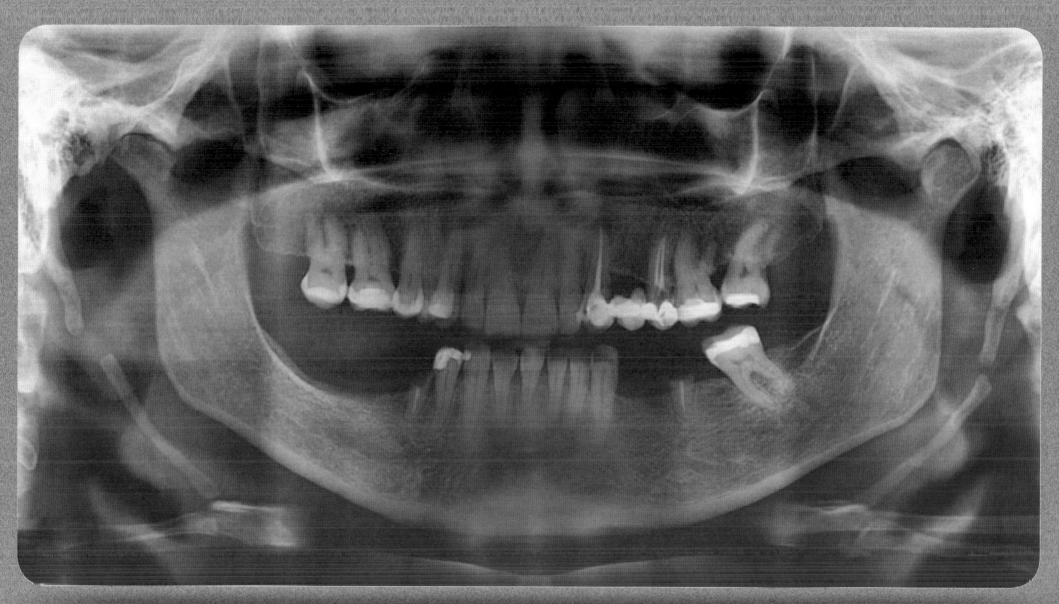

Fig. 10.15 Radiografia panorâmica de paciente portador de síndrome de Eagle. Ligamento estilo-hióideo bilateral e segmentado.

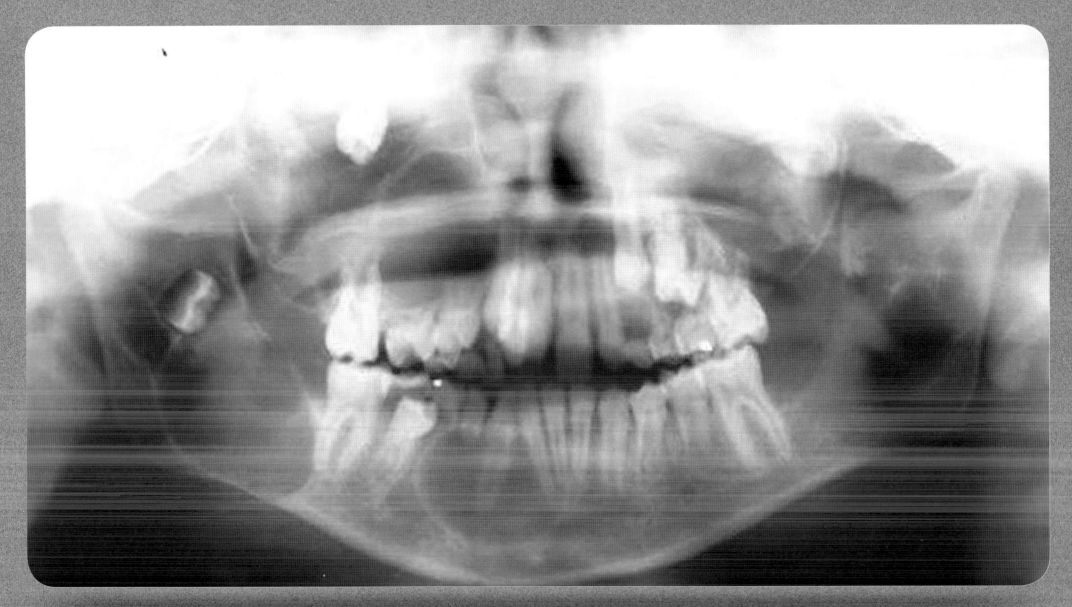

Fig. 10.16 Radiografia panorâmica de paciente portador da síndrome de Gorlin-Goltz.

Síndromes

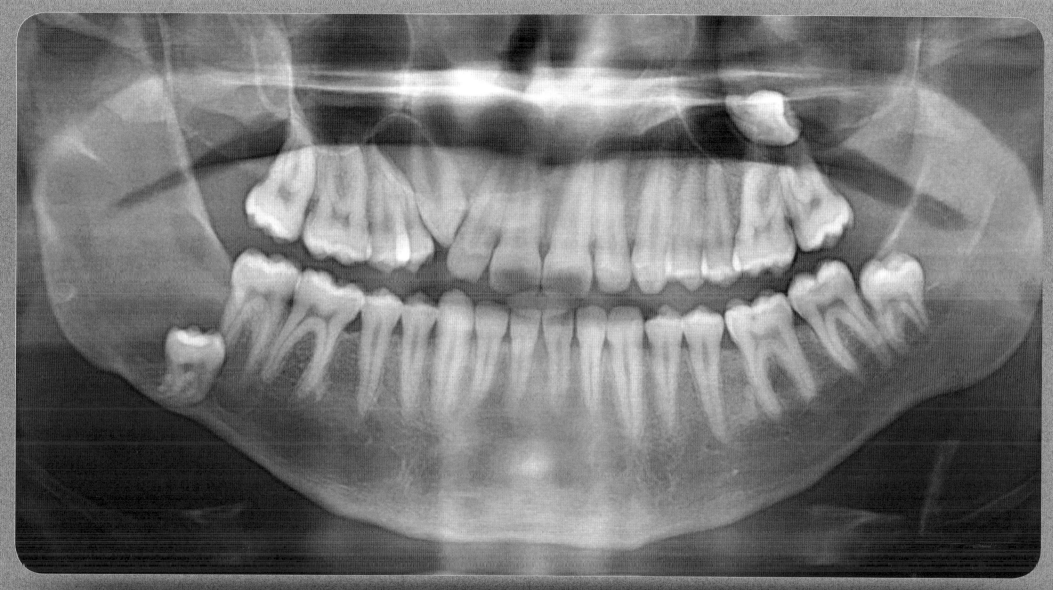

Fig. 10.17 Radiografia panorâmica de paciente portador da síndrome de Gorlin-Goltz.

Atlas de Radiografia Panorâmica para o Cirurgião-Dentista

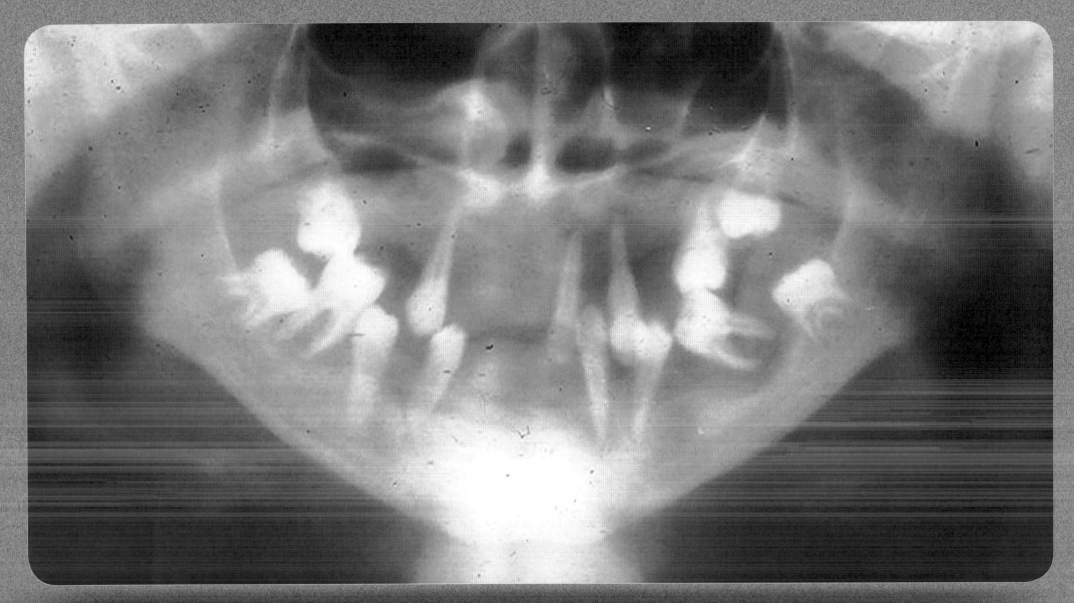

Fig. 10.18 Radiografia panorâmica de paciente portador da síndrome de Papillon-Lefrève.

Síndromes

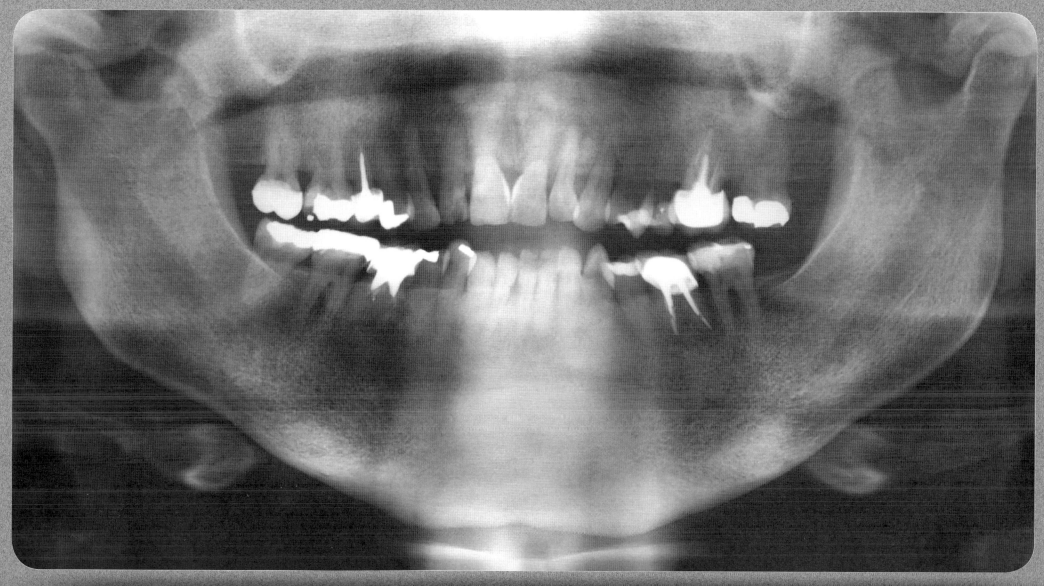

Fig. 10.19 Radiografia panorâmica de paciente portador da síndrome de McCune-Albright

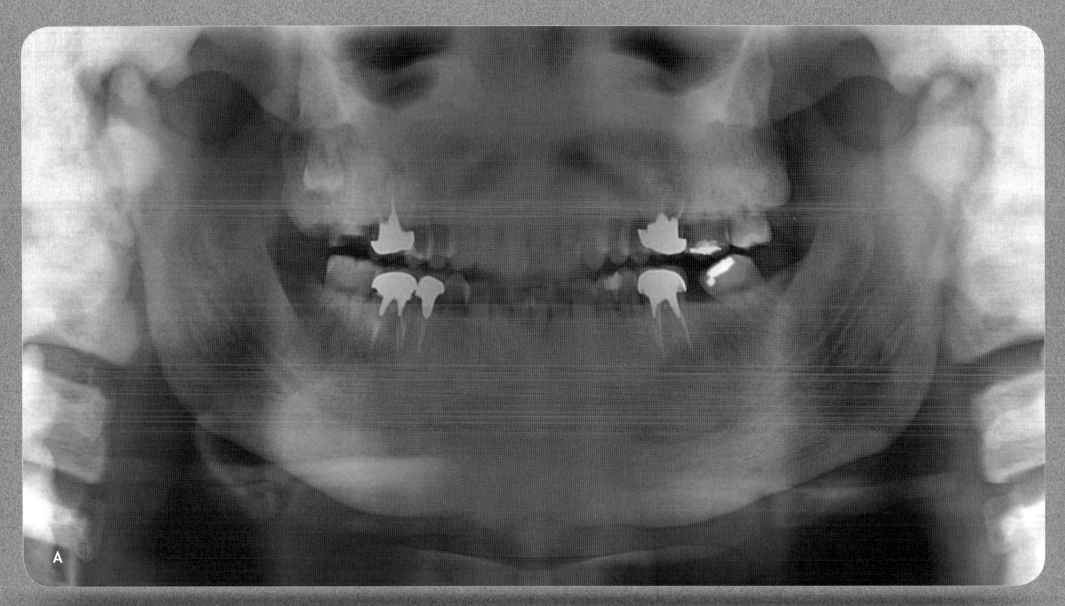

Fig. 10.20 (A) Radiografia panorâmica de paciente portador da síndrome de McCune-Albright.

Síndromes

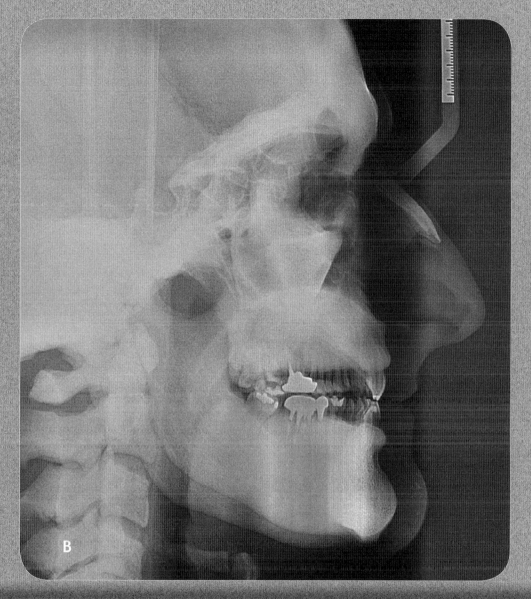

Fig. 10.20 (B) Telerradiografia de paciente portador da síndrome de McCune-Albright.

Atlas de Radiografia Panorâmica para o Cirurgião-Dentista

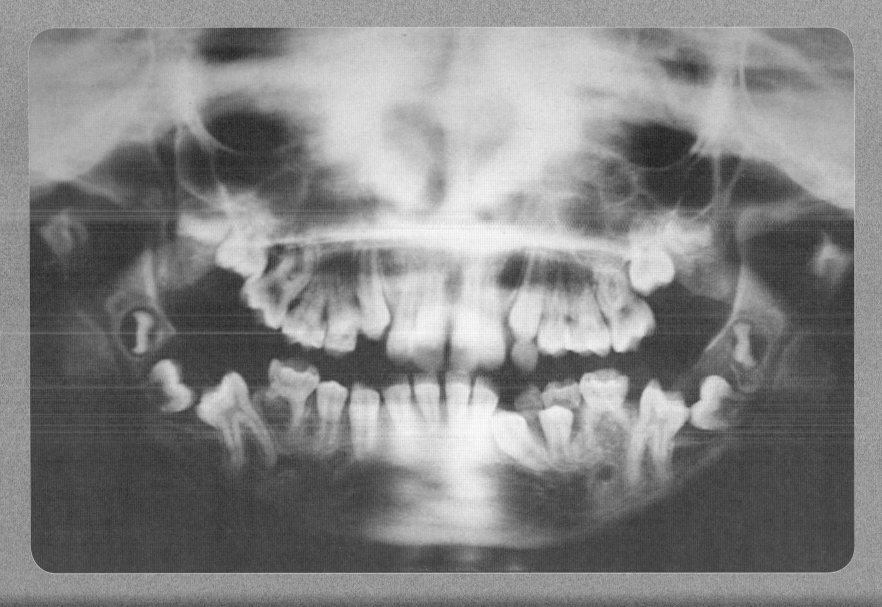

Fig. 10.21 Radiografia panorâmica de paciente portador da síndrome de Morquio Brailsford ou síndrome de Hurler.

Capítulo 11

CALCIFICAÇÕES E CORPOS ESTRANHOS

As calcificações e corpos estranhos apresentados nas radiografias panorâmicas muitas vezes não passam de achados radiográficos, considerando que não foi o motivo principal da solicitação do exame.

CALCIFICAÇÕES

As calcificações patológicas no corpo humano são classificadas como distróficas, idiopáticas e metastáticas, e ocorrem por deposição de sais de cálcio, ferro, magnésio e outros, em qualquer parte do corpo, durante a formação dos tecidos frouxos não osteoides.

Nas calcificações distróficas, não há suprimentos sanguíneos e os níveis plasmáticos de cálcio e fósforo são normais. O paciente pode não apresentar sinais e sintomas. Como exemplo, temos calcificações nos nódulos linfáticos (Fig. 11.1); nas tonsilas (Fig. 11.2) e nos vasos sanguíneos, os chamados flebolitos (Fig. 11.3); na artéria carótida, os chamados antrolitos (Figs. 11.4 a 11.10), com prevalência de 2 a 5%, podendo chegar a 20% em indivíduos com idade avançada e diabetes tipo II. Também podemos visualizar calcificações na mucosa de revestimento na cavidade sinusal maxilar, que chamamos de rinolitos (Fig. 11.11), calcificações das acnes (Fig. 11.12) e calcificações do músculo masseter que antecede uma miosite (Fig. 11.13).

As calcificações idiopáticas ocorrem em tecidos normais, como os sialolitos das glândulas sublingual (Figs. 11.14 e 11.15), submandibular (Figs. 11.16 a 11.19) e parótida (Fig. 11.20). Nas calcificações metastáticas os níveis do cálcio sanguíneo são altos (hipercalcemia), levando a deposição em tecido sadio. Um exemplo é a calcificação do ligamento estilo-hióideo, que já foi citado no Capítulo 10.

CORPOS ESTRANHOS

Considera-se corpo estranho qualquer substância que, acidental ou intencionalmente, venha penetrar e permanecer no interior de um tecido ou qualquer parte de um organismo que se situa em condições diferentes das primitivas, podendo provocar, inclusive, algum tipo de reação.

Os corpos estranhos correspondem a objetos com densidade bastante variada encontrados no interior dos tecidos moles (Figs. 11.21 a 11.22 A e B), dentes ou ossos. Frequentemente são achados radiográficos, pois não apresentam sintomas. Podem ser provenientes de acidentes domésticos (Figs. 11.23 A, B e C), automobilísticos (Fig. 11.24), resquícios de projéteis de arma de fogo (Figs. 11.25 a 11.30), pós-cirúrgicos, dentre outros (Figs. 11.31 a 11.37).

Em suma, os corpos estranhos variam no seu formato, sua história clínica e até na sua aplicabilidade terapêutica, sendo necessária uma avaliação do profissional para que sua remoção seja indicada ou não.

Na cavidade oral, diversos são os corpos estranhos oriundos da clínica odontológica, podendo ser interpretados como imperícia, imprudência ou negligência, dependendo de cada caso em particular, por exemplo: amálgama de prata (Figs. 11.38 e 11.39), broca cirúrgica (Fig. 11.40), extravazamento de material de obturação (Fig. 11.41), lima endodôntica, parafuso e miniplaca (Fig. 11.42), implante (Figs. 11.43 a 11.49). Por vezes, pode-se constatar a utilização incorreta (iatrogênia) desses materiais.

Atlas de Radiografia Panorâmica para o Cirurgião-Dentista

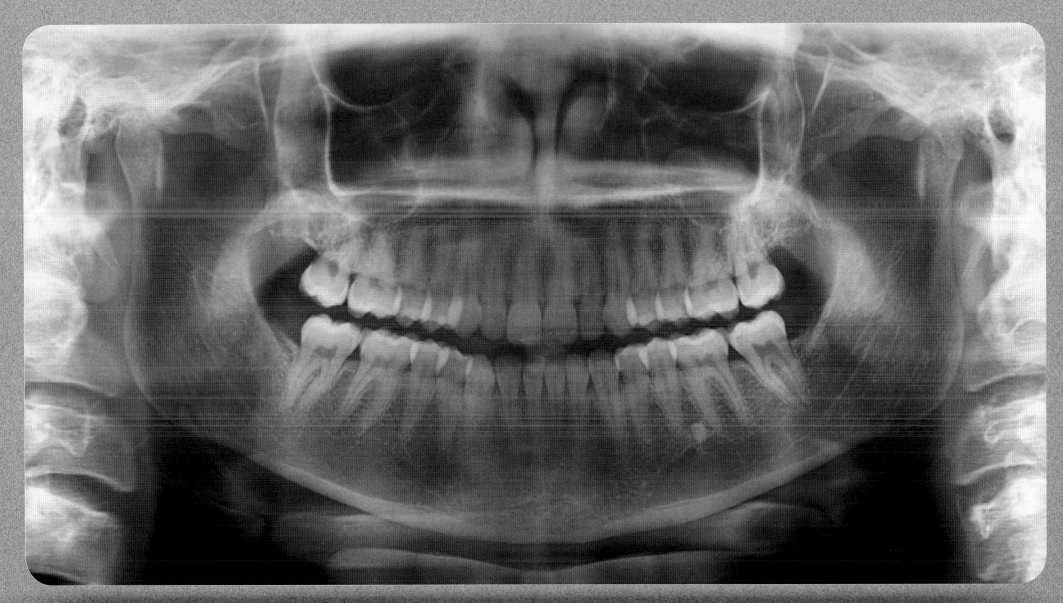

Fig. 11.1 A imagem sugere calcificação em nódulo linfático do lado esquerdo, projetado na região apical dos dentes 35 e 36.

Calcificações e Corpos Estranhos

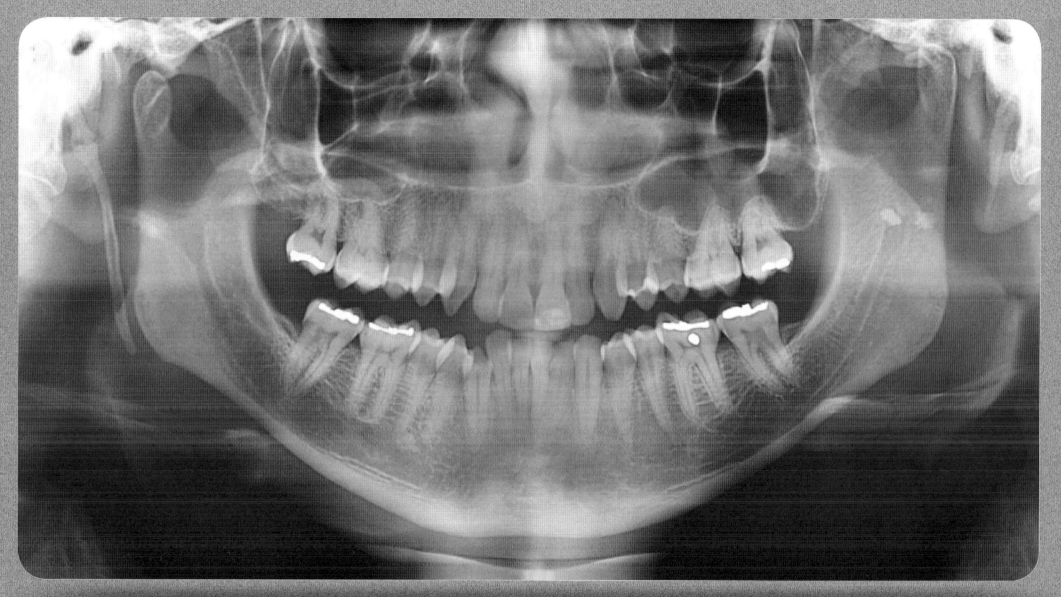

Fig. 11.2 A imagem sugere calcificação em tonsila palatina do lado esquerdo. Notar imagem compatível com calcificação do ligamento estilo-hióideo do lado direito.

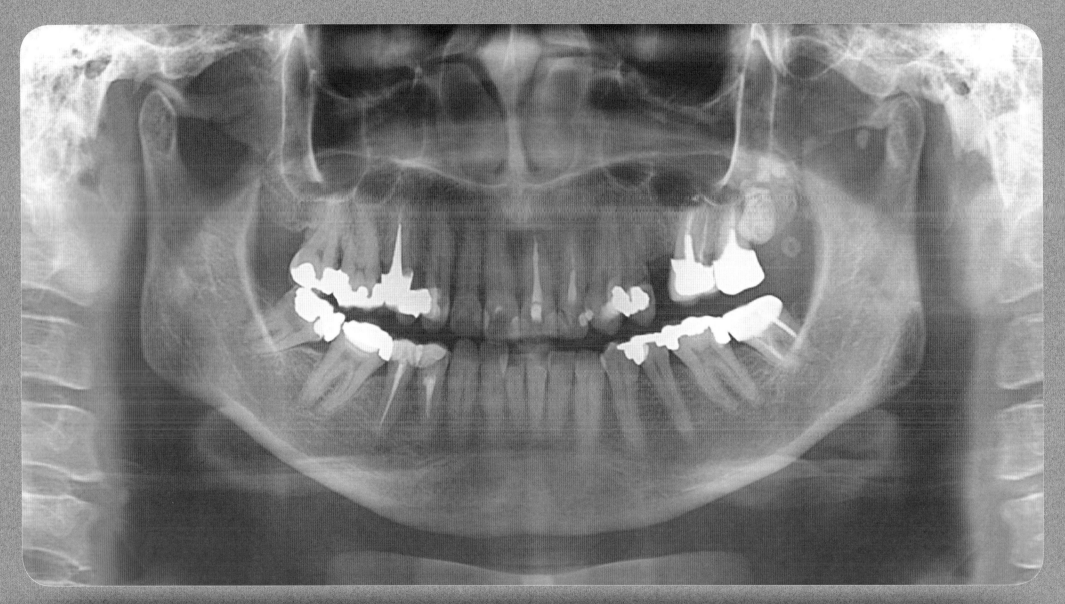

Fig. 11.3 A imagem sugere calcificação em vasos sanguíneos (flebólitos) projetados na região de túber e incisiva da mandíbula, lado esquerdo.

Calcificações e Corpos Estranhos

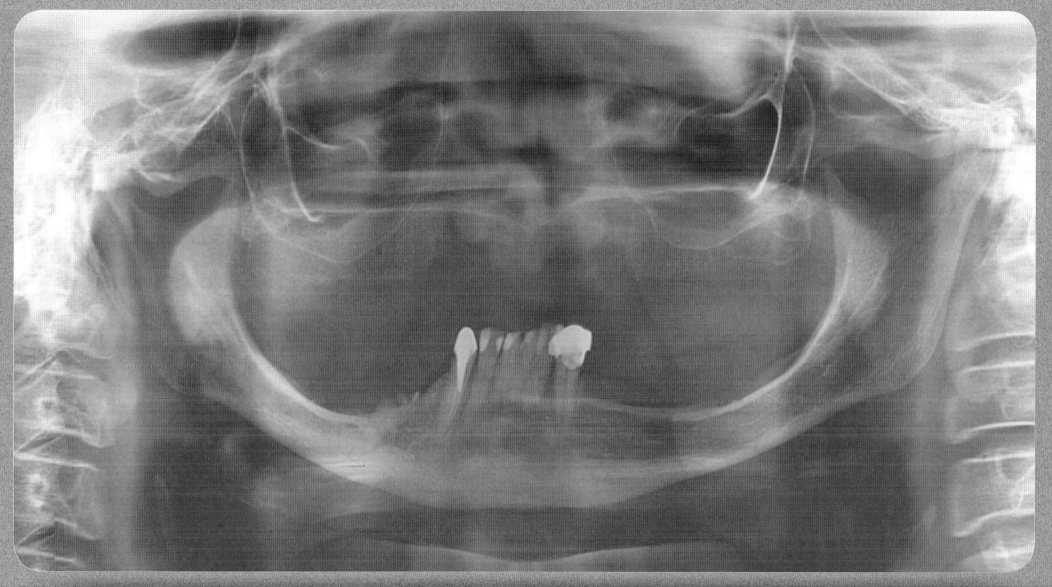

Fig. 11.4 A imagem sugere calcificação na artéria carótida (ateroma) do lado direito.

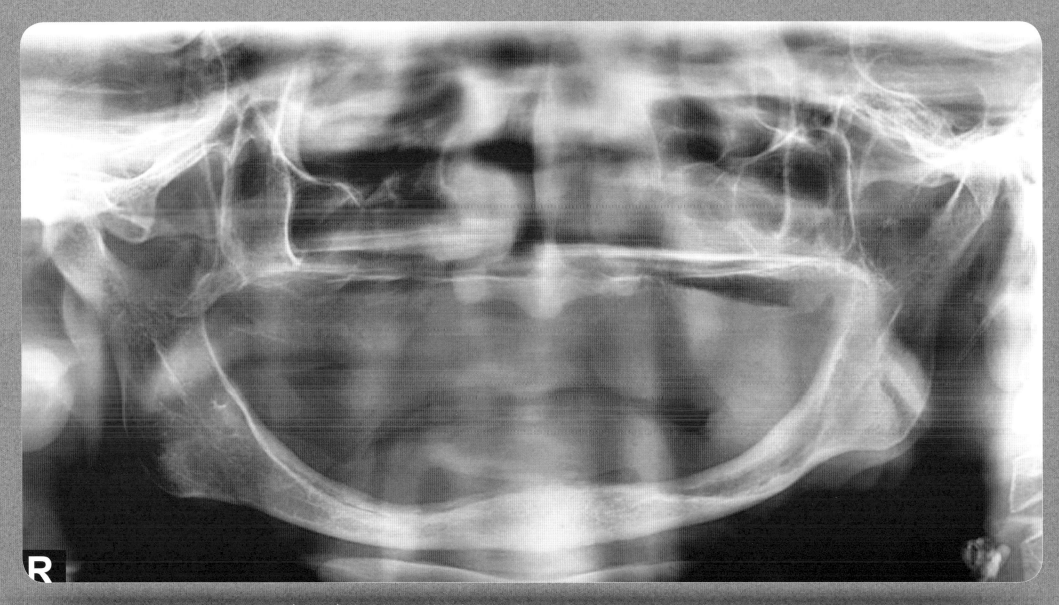

Fig. 11.5 A imagem sugere calcificação na artéria carótida (ateroma) do lado esquerdo.

Calcificações e Corpos Estranhos

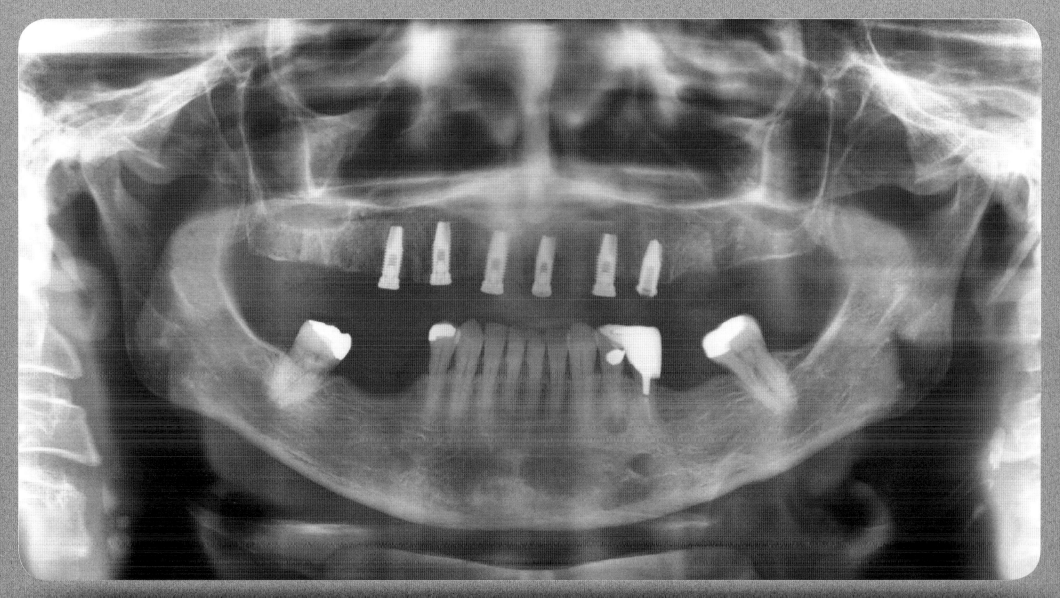

Fig. 11.6 A imagem sugere calcificação na artéria carótida (ateroma) do lado direito.

Atlas de Radiografia Panorâmica para o Cirurgião-Dentista

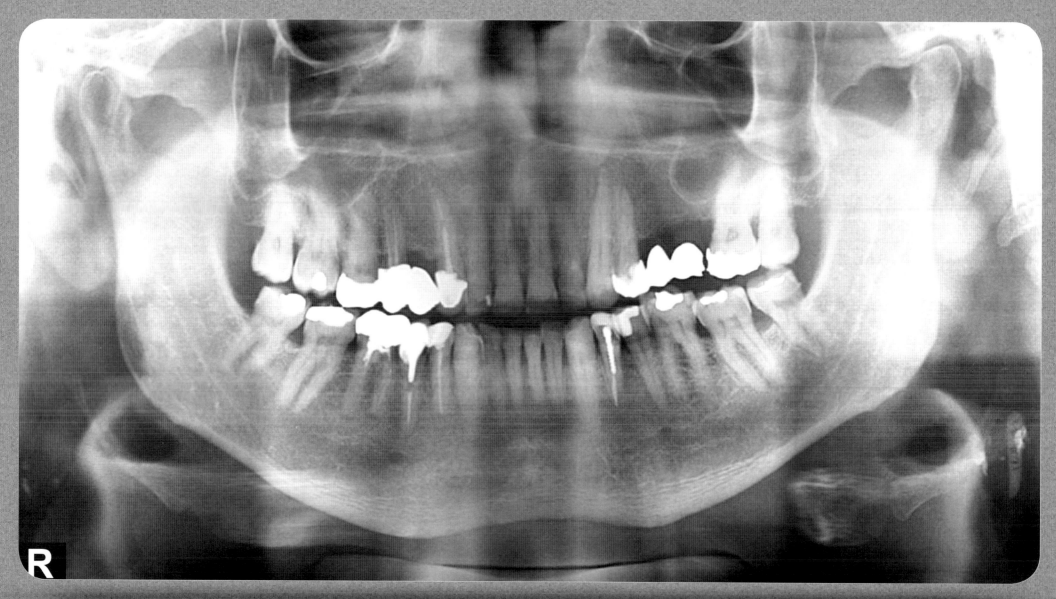

Fig. 11.7 A imagem sugere calcificação na artéria carótida (ateroma) do lado esquerdo.

Calcificações e Corpos Estranhos

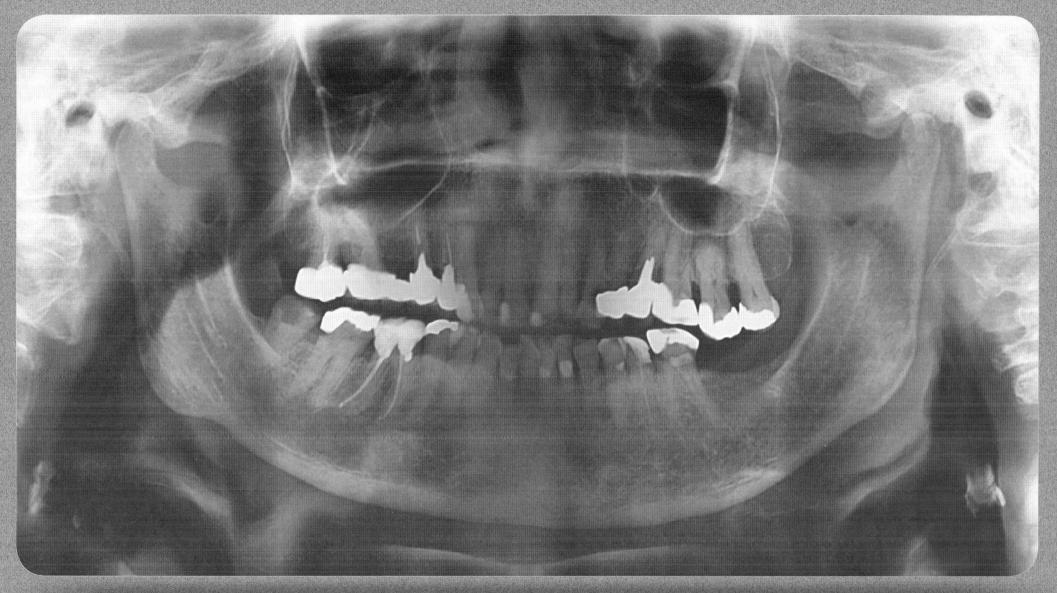

Fig. 11.8 A imagem sugere calcificação na artéria carótida (ateroma) bilateral, mais evidente a do lado esquerdo.

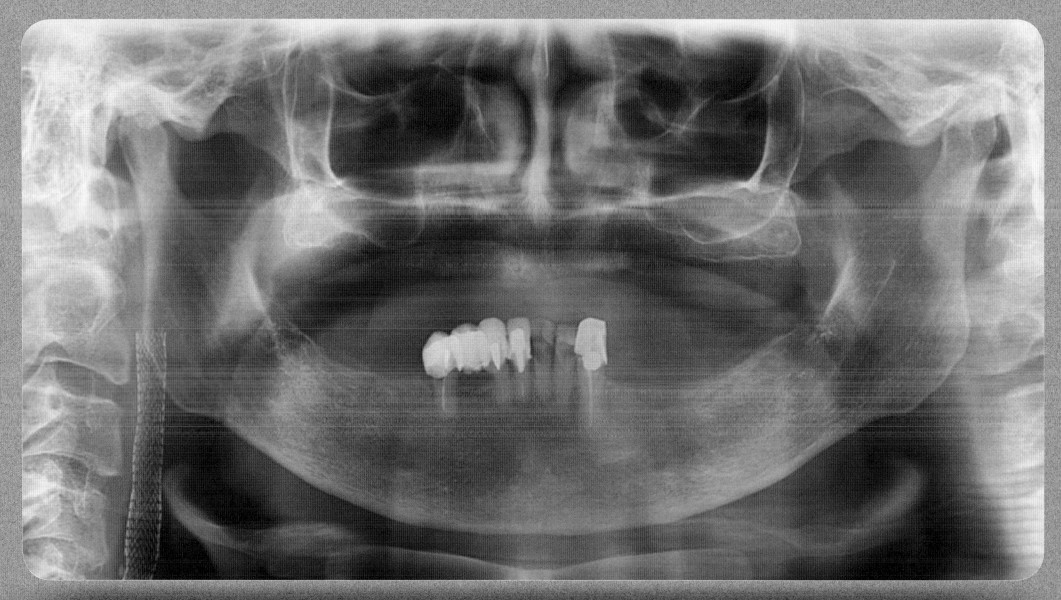

Fig. 11.9 Pós-operatório de calcificação na artéria carótida (ateroma) do lado direito. Presença de *stent* na região.

Calcificações e Corpos Estranhos

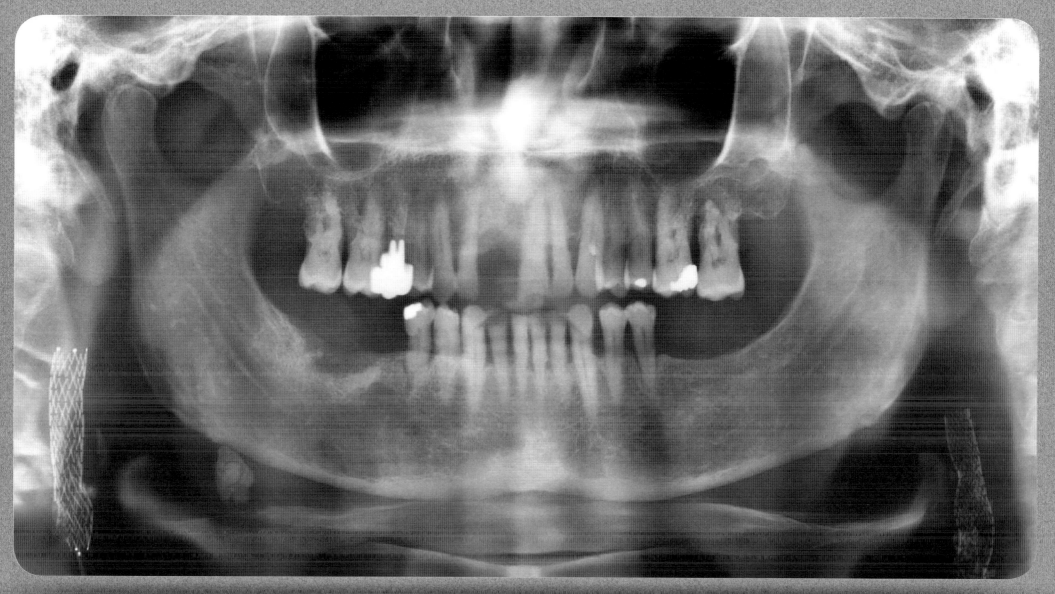

Fig. 11.10 Pós-operatório de calcificação na artéria carótida (ateroma) bilateral. Presença de *stent* nas regiões. Notar imagem compatível com calcificação em glândula submandibular do lado direito.

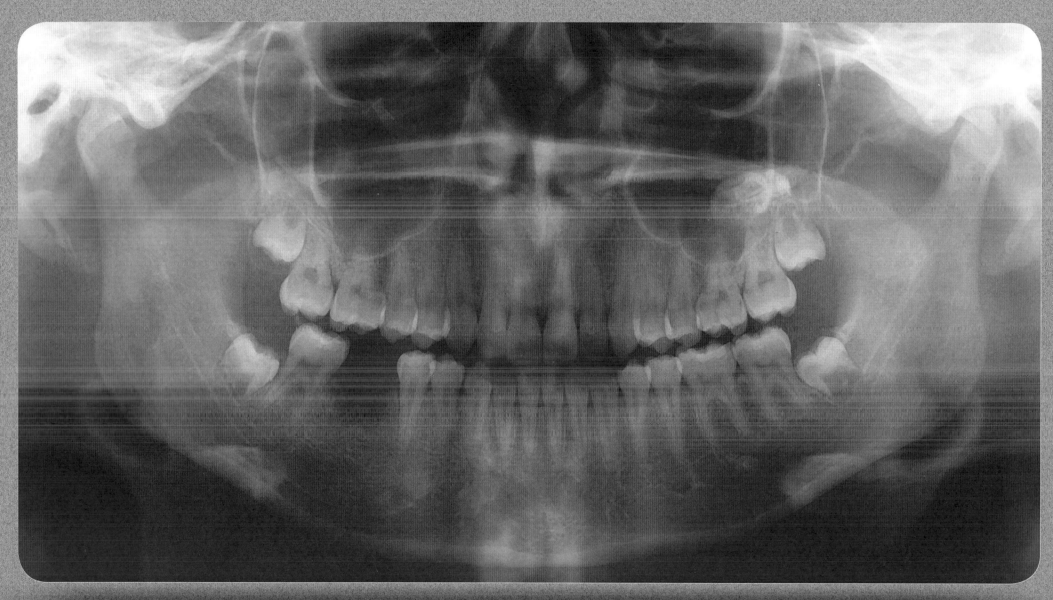

Fig. 11.11 Calcificação em cavidade sinusal maxilar (antrolito) do lado esquerdo.

Calcificações e Corpos Estranhos

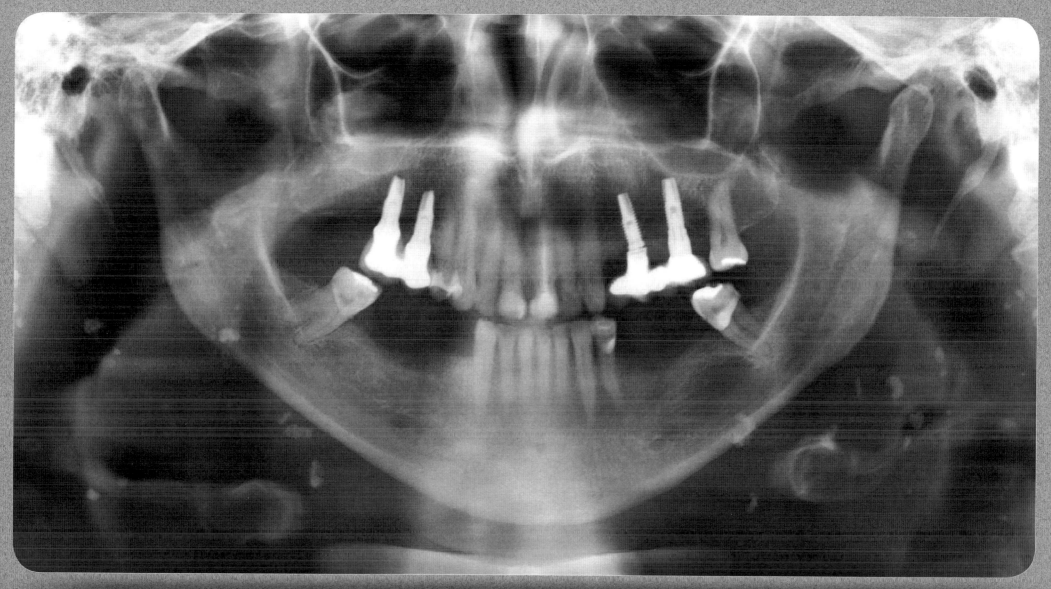

Fig. 11.12 A imagem sugere calcificação em acne bilateral.

Atlas de Radiografia Panorâmica para o Cirurgião-Dentista

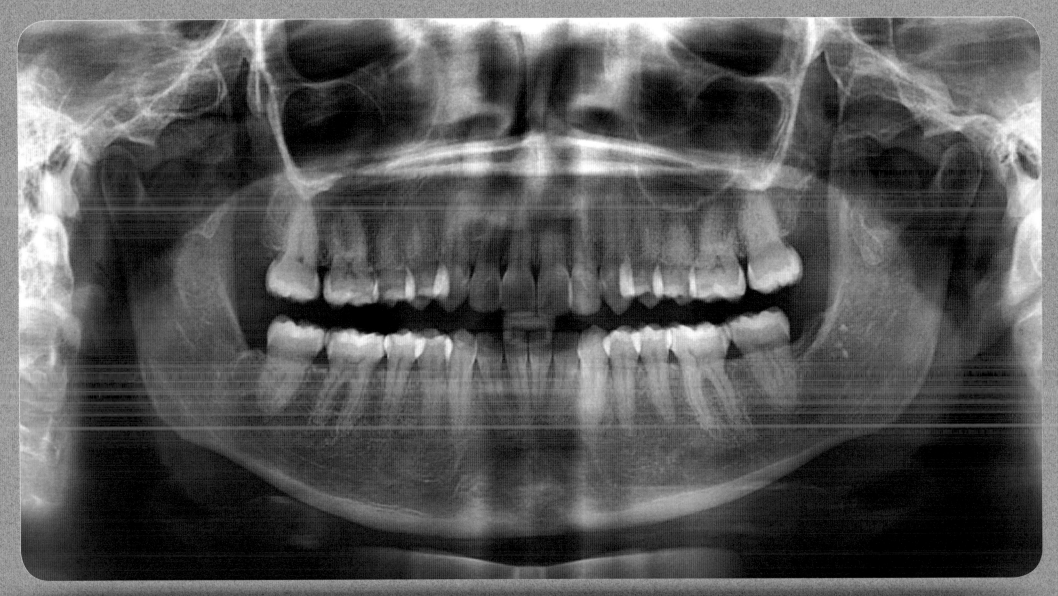

Fig. 11.13 A imagem sugere calcificação em músculo masseter bilateral, área radiopaca projetada na incisura da mandíbula.

Calcificações e Corpos Estranhos

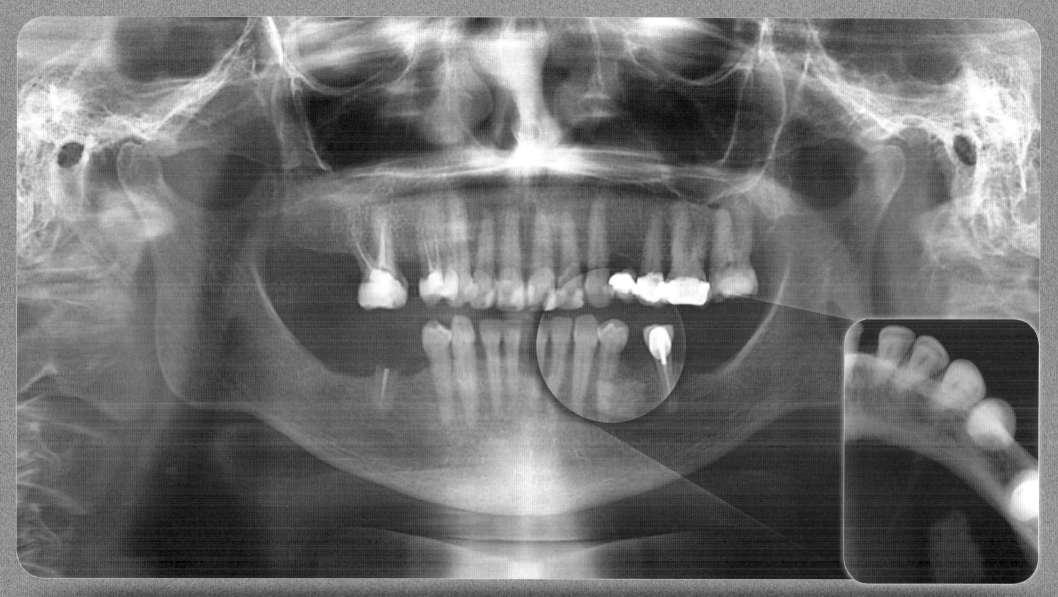

Fig. 11.14 A imagem sugere calcificação em glândula sublingual (sialolito) do lado esquerdo. O detalhe é dado pela técnica de localização de Miller Winter.

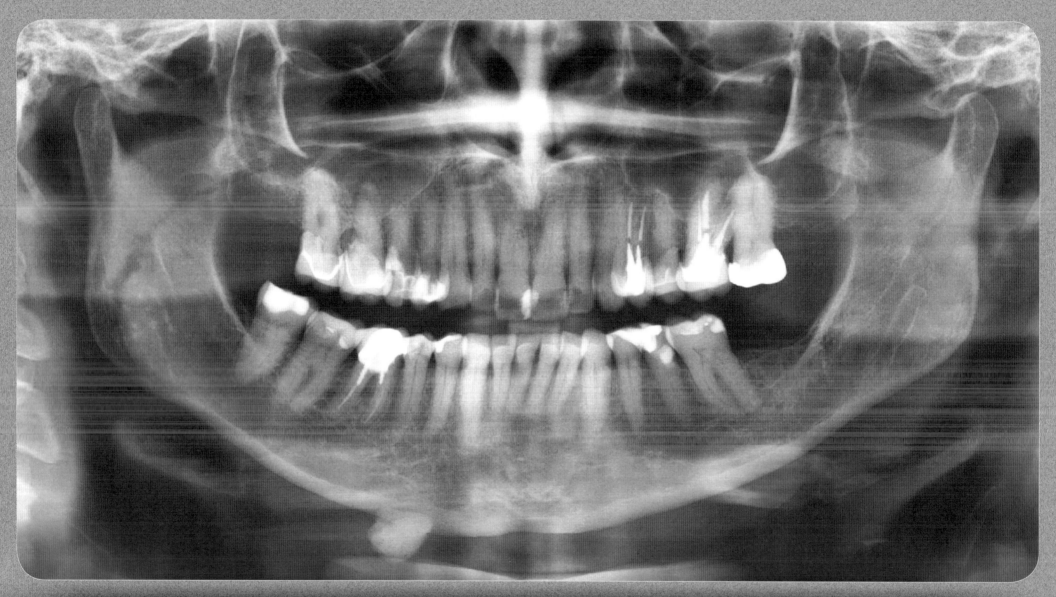

Fig. 11.15 A imagem sugere calcificação em glândula sublingual (sialolito) do lado direito.

Calcificações e Corpos Estranhos

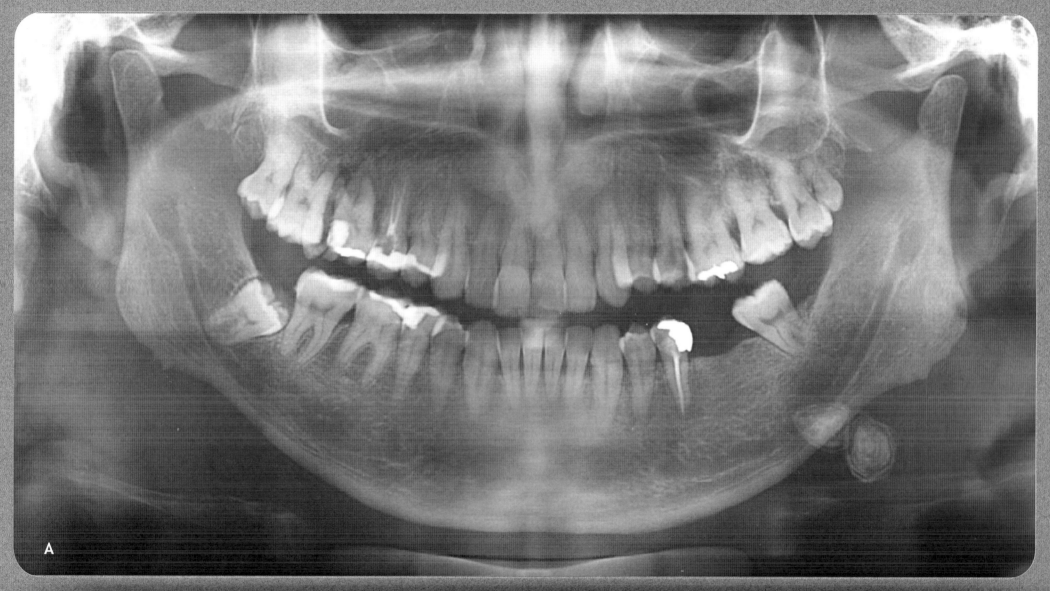

Fig. 11.16 (A) Calcificação em glândula mandibular (sialolito) do lado esquerdo.

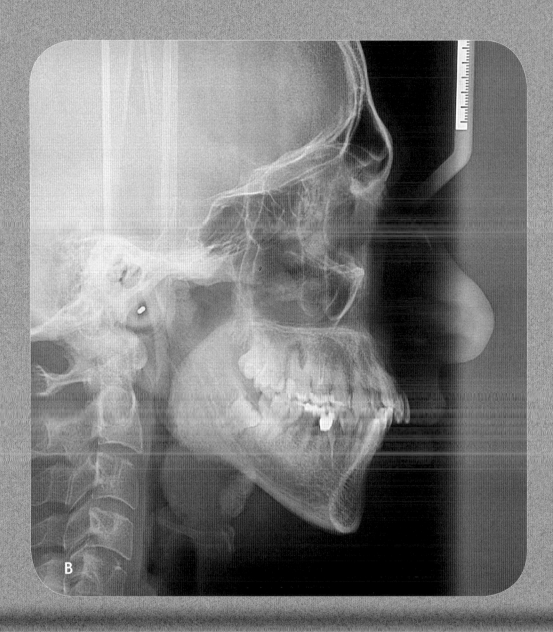

Fig. 11.16 (B) Telerradiografia.

Calcificações e Corpos Estranhos

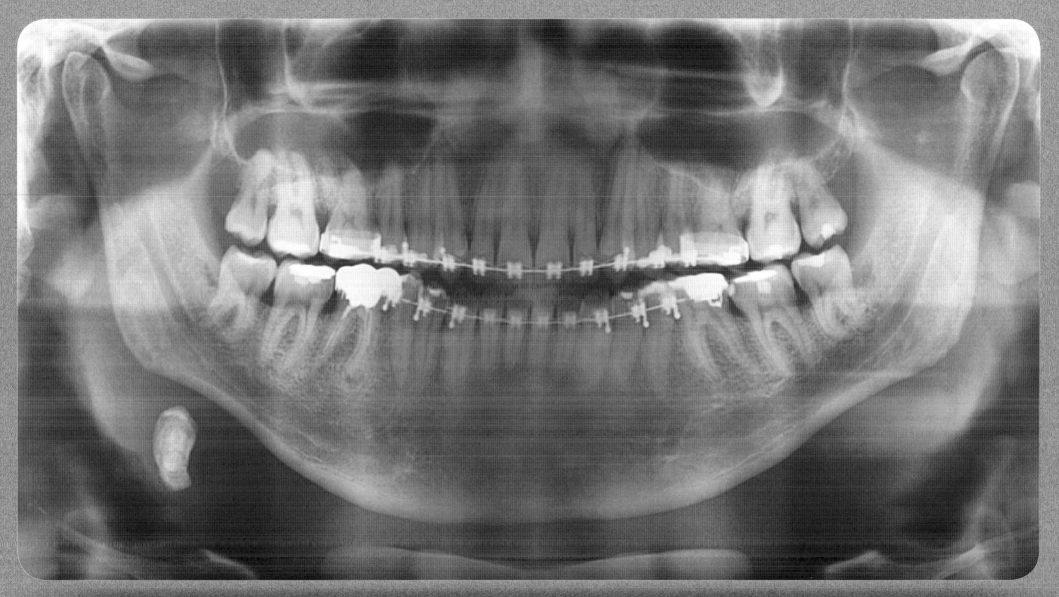

Fig. 11.17 A imagem sugere calcificação em glândula mandibular (sialolito) do lado direito.

Atlas de Radiografia Panorâmica para o Cirurgião-Dentista

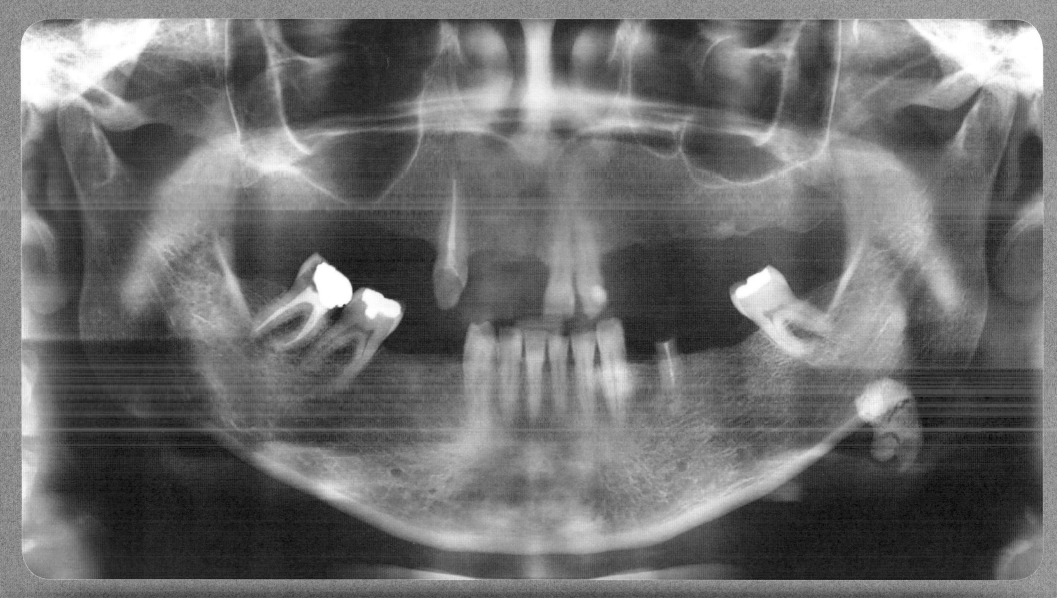

Fig. 11.18 A imagem sugere calcificação em glândula mandibular (sialolito) do lado esquerdo.

Calcificações e Corpos Estranhos

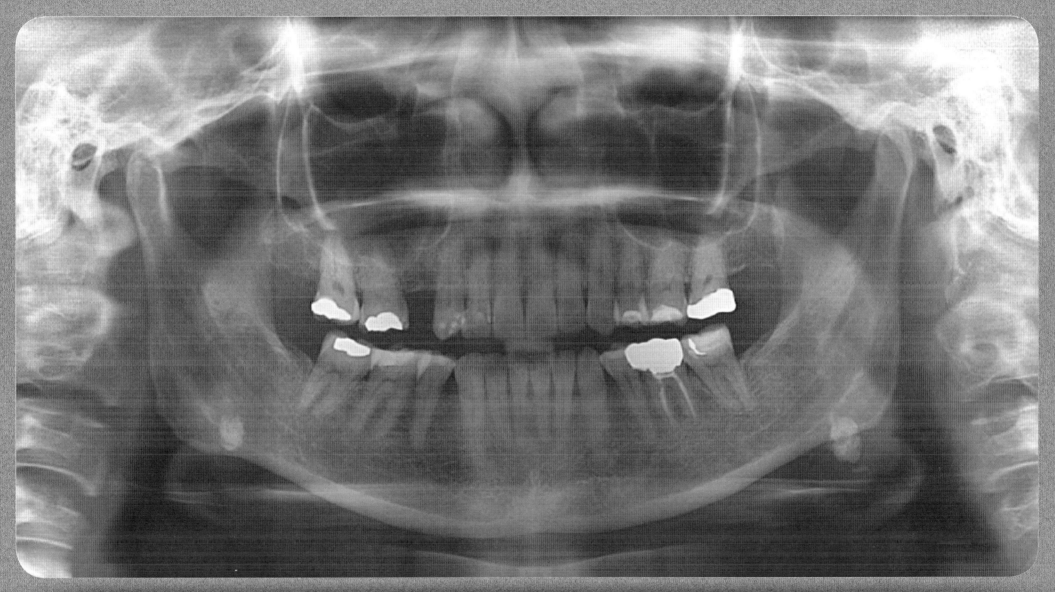

Fig. 11.19 A imagem sugere calcificação em glândula mandibular (sialolito) bilateral.

Atlas de Radiografia Panorâmica para o Cirurgião-Dentista

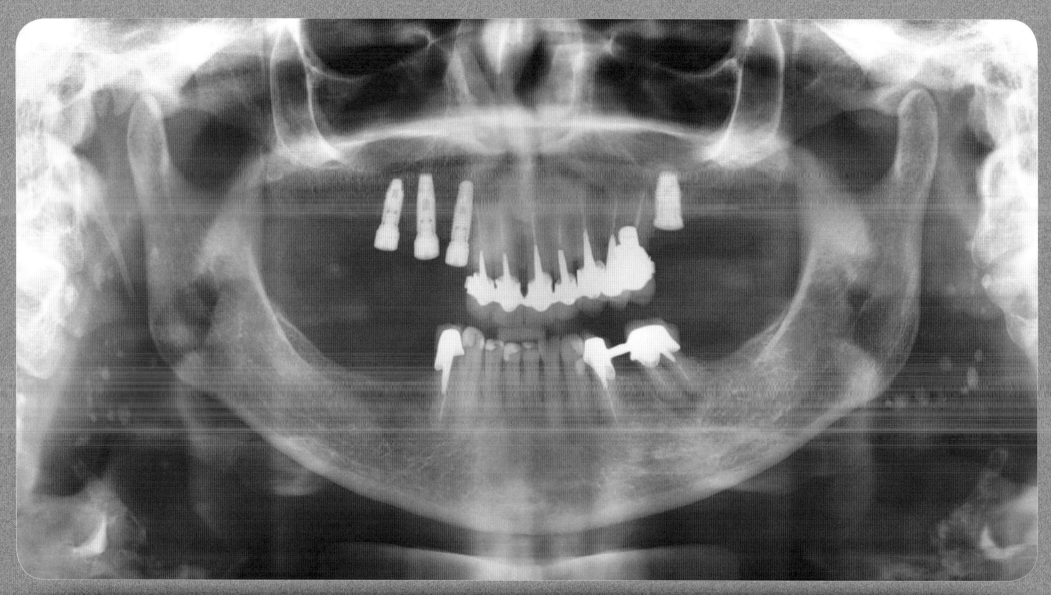

Fig. 11.20 A imagem sugere calcificação em glândula parótida bilateral.

Calcificações e Corpos Estranhos

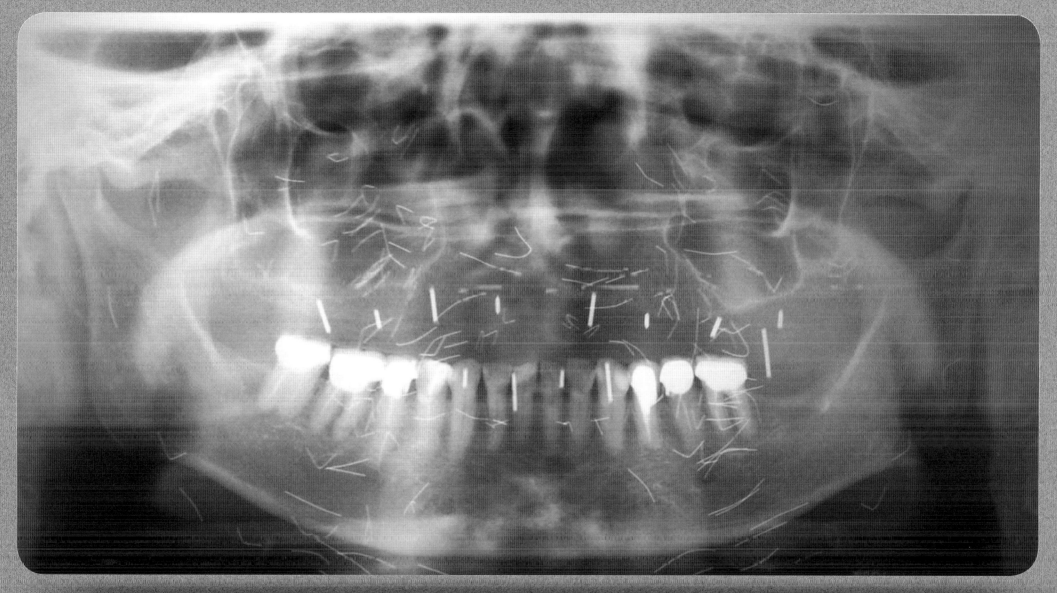

Fig. 11.21 Presença de fios de ouro. Notar presença de guia cirúrgico com referências metálicas.

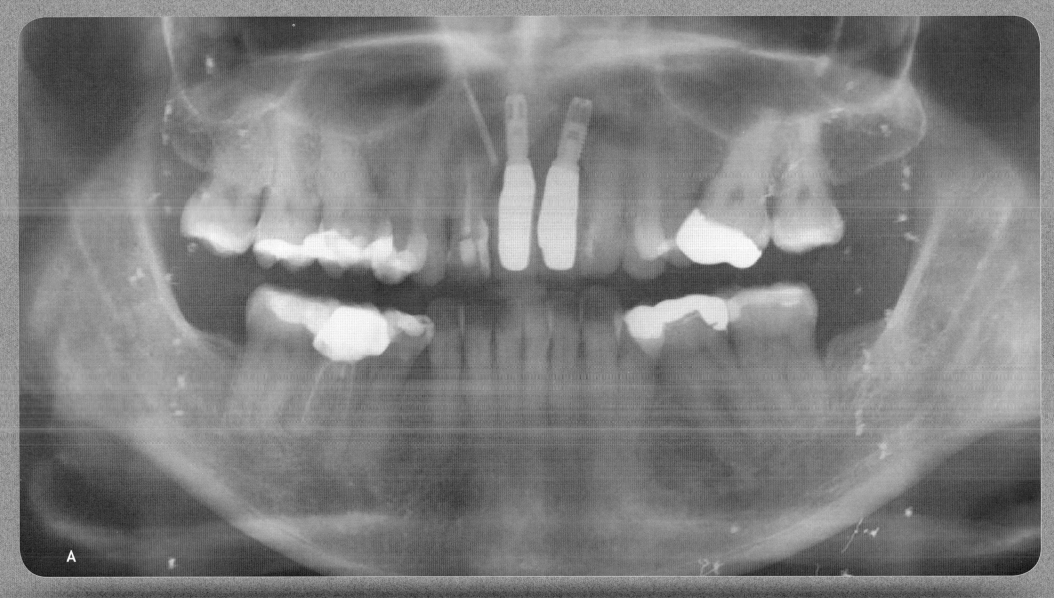

Fig. 11.22 (A) Presença de fios de ouro.

Calcificações e Corpos Estranhos

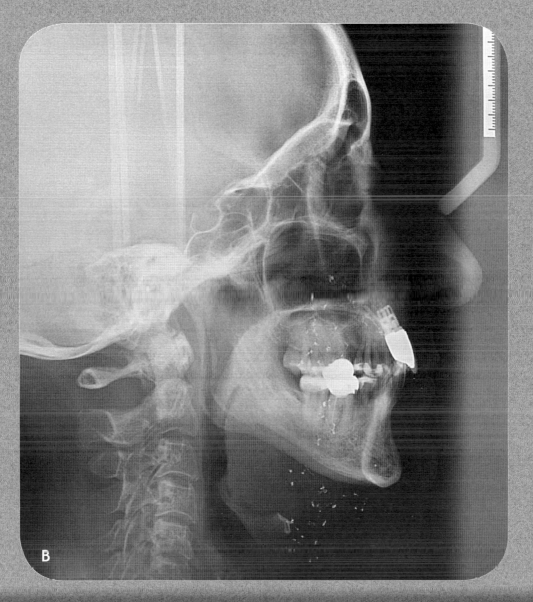

Fig. 11.22 (B) Telerradiografia — Fios de ouro.

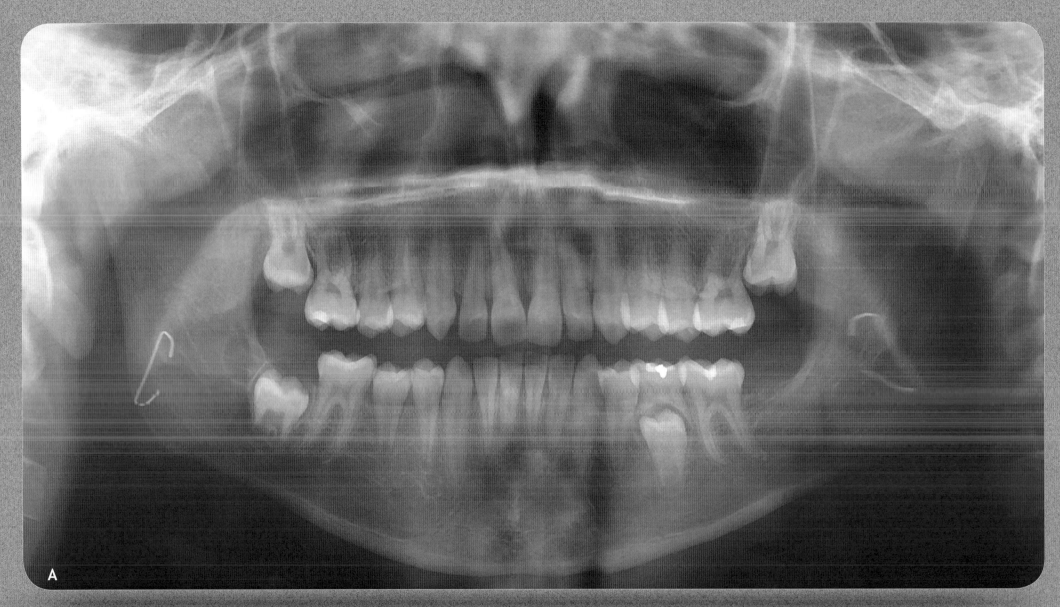

Fig. 11.23 (A) Presença de grampo na região da faringe, notar presença de imagem fantasma do lado oposto.

Calcificações e Corpos Estranhos

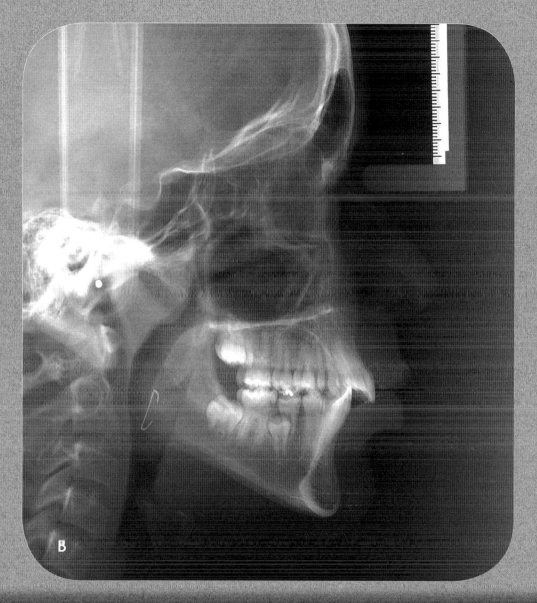

Fig. 11.23 (B) Telerradiografia – Presença de grampo na região da faringe.

Atlas de Radiografia Panorâmica para o Cirurgião-Dentista

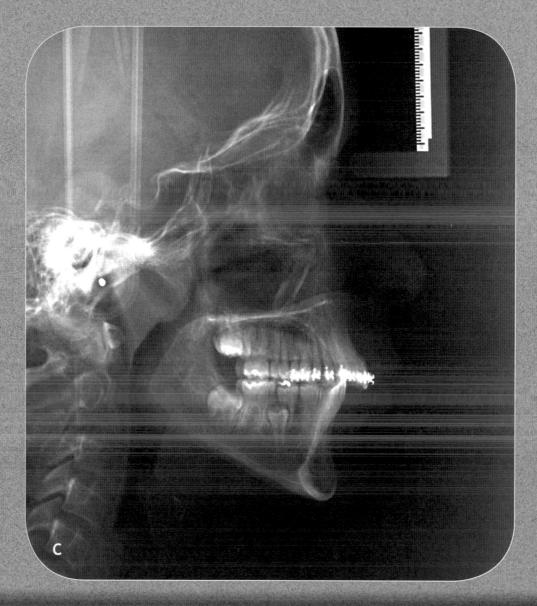

Fig. 11.23 (C) Telerradiografia – Pós-operatório do caso anterior (após remoção do grampo).

Calcificações e Corpos Estranhos

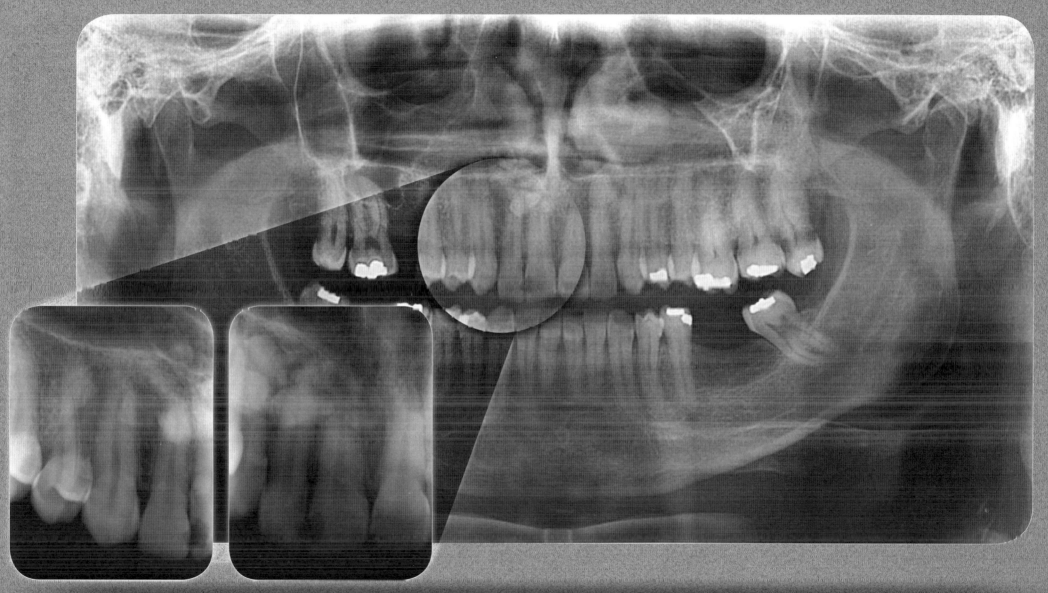

Fig. 11.24 Presença de estilhaço de vidro projetado na região anterossuperior do lado direito. O detalhe é dado pela radiografia periapical da região.

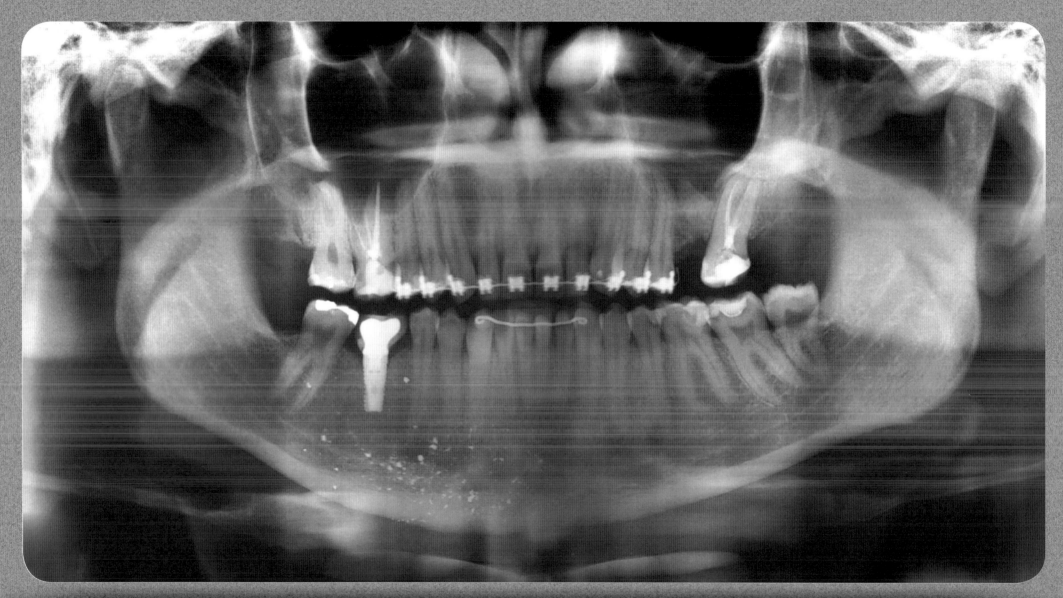

Fig. 11.25 Presença de estilhaço de arma de fogo projetado na região de corpo da mandíbula do lado direito.

Calcificações e Corpos Estranhos

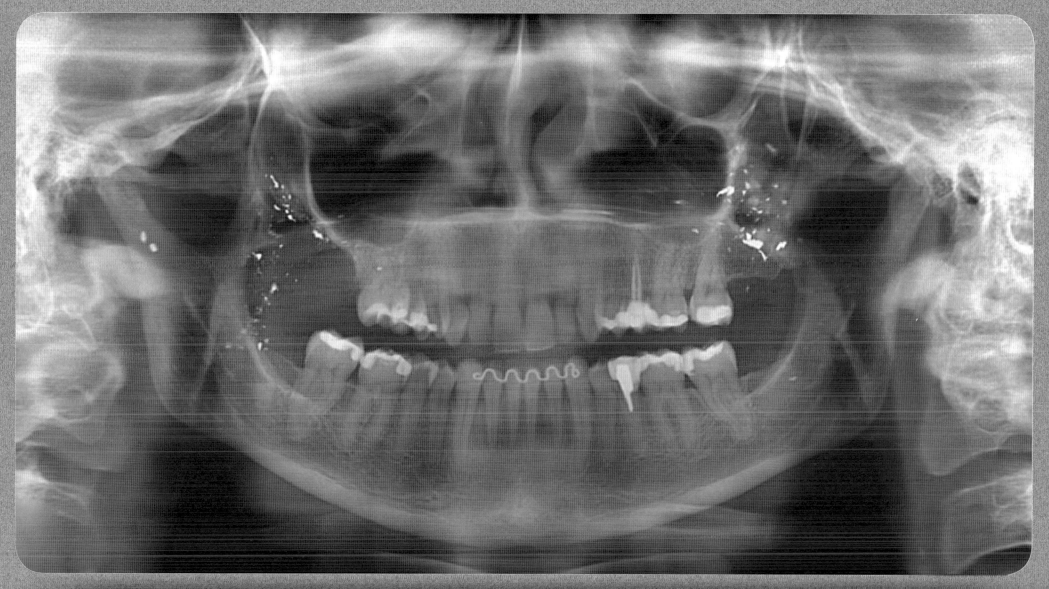

Fig. 11.26 Presença de estilhaço de arma de fogo projetado na região de túber da maxila bilateral e ramo da mandíbula do lado direito.

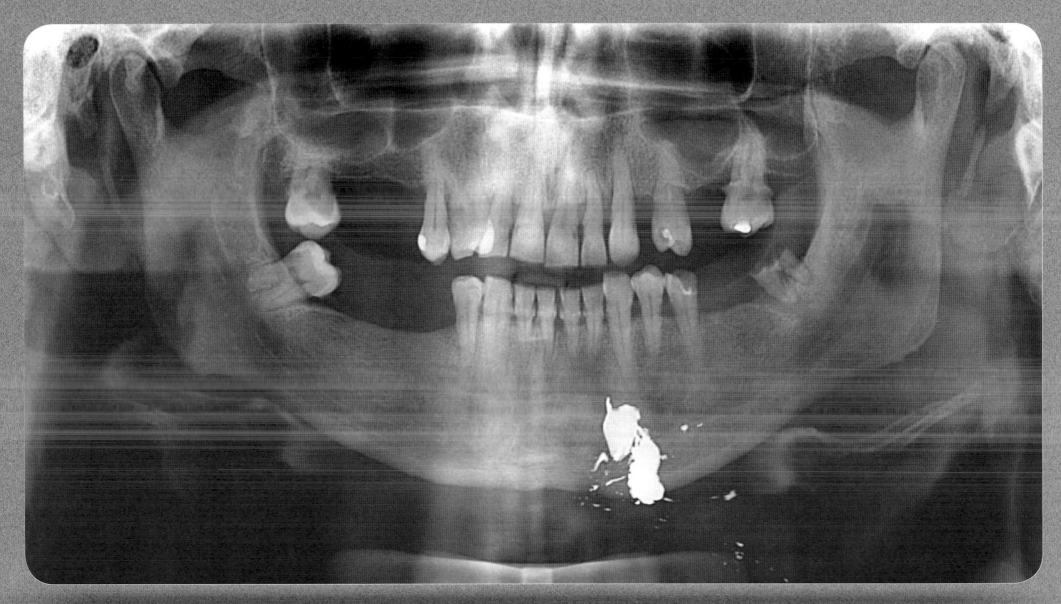

Fig. 11.27 Presença de projétil de arma de fogo na região de corpo da mandíbula do lado esquerdo.

Calcificações e Corpos Estranhos

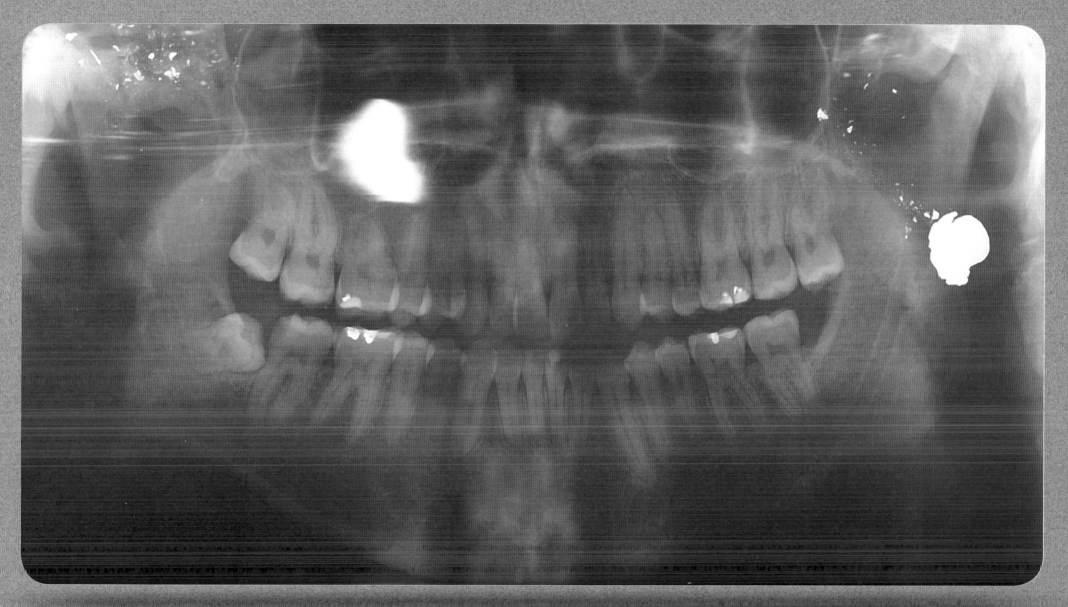

Fig. 11.28 Presença de estilhaço e projétil de arma de fogo na região do ramo da mandíbula do lado esquerdo. Observa-se imagem fantasma projetada na cavidade sinusal maxilar do lado direito.

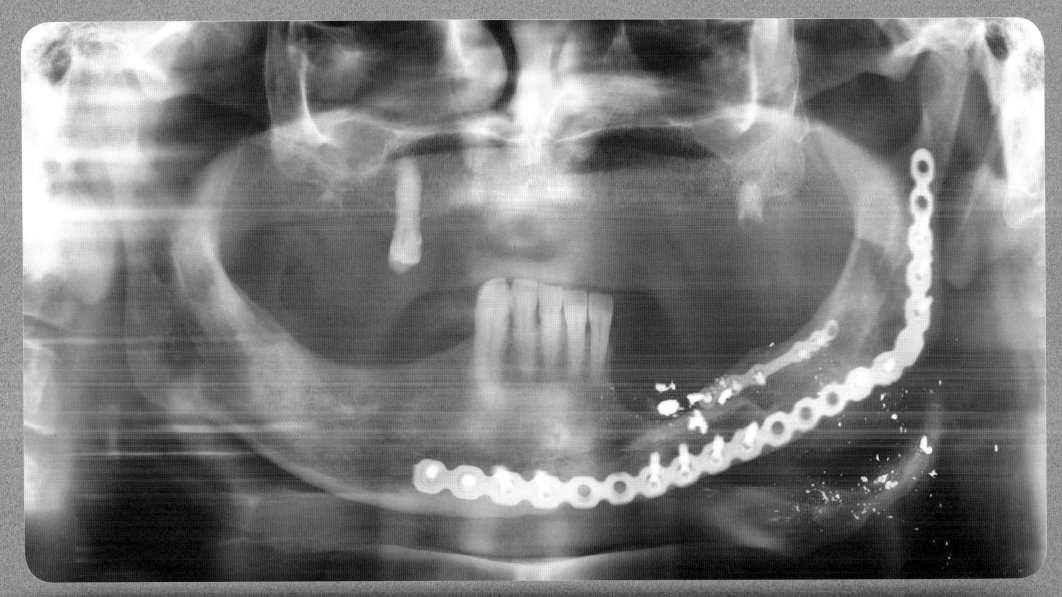

Fig. 11.29 Pós-operatório com presença de artefato cirúrgico para reconstrução de corpo da mandíbula. Nota-se estilhaço projetado na região da mandíbula do lado esquerdo.

Calcificações e Corpos Estranhos

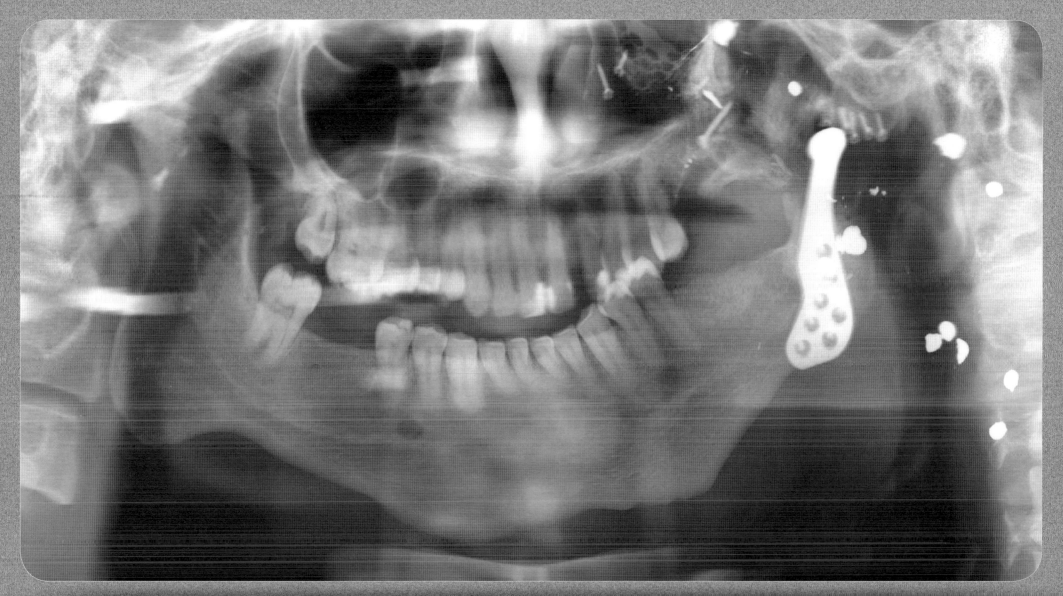

Fig. 11.30 Pós-operatório com presença de artefato cirúrgico para reconstrução do ramo e cabeça da mandíbula. Presença de projéteis na face do lado esquerdo.

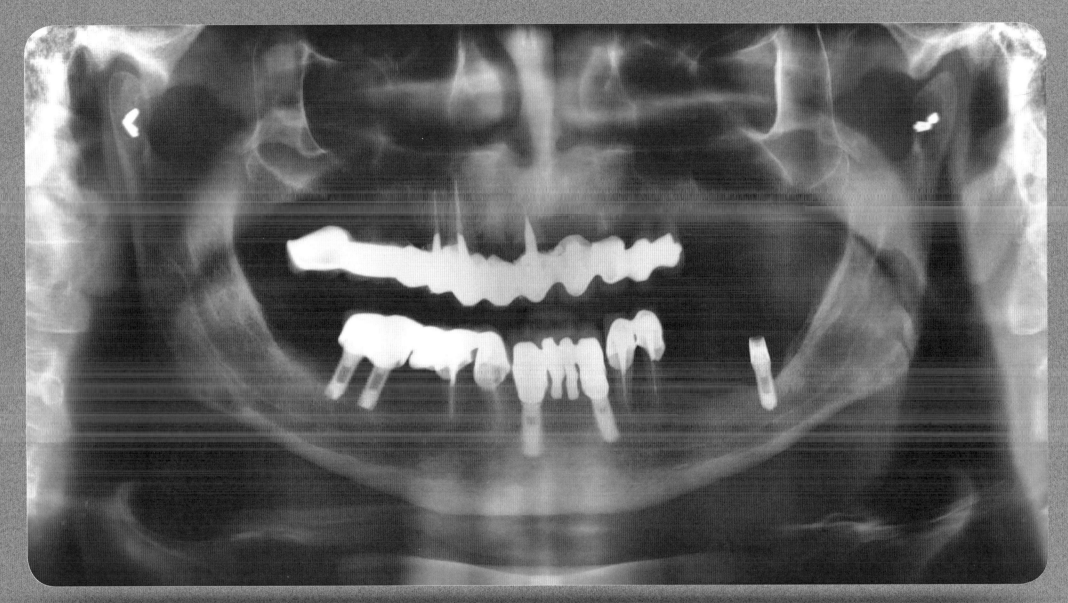

Fig. 11.31 Pós-operatório cirúrgico da ATM (bilateral). Presença de pinos metálicos na região (ancoragem).

Calcificações e Corpos Estranhos

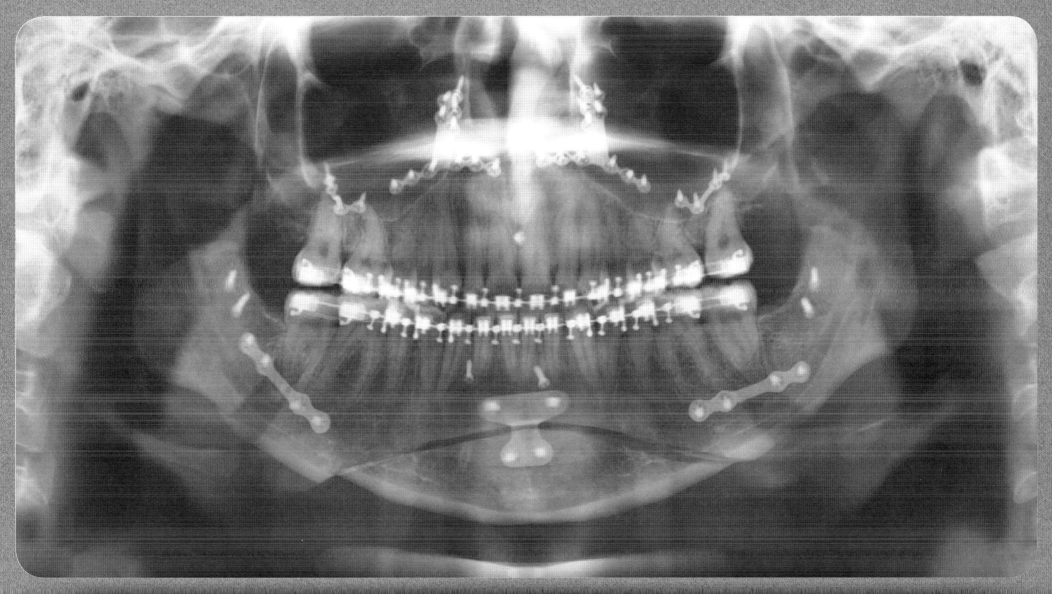

Fig. 11.32 Pós-operatório de cirurgia ortognática e mentoplastia.

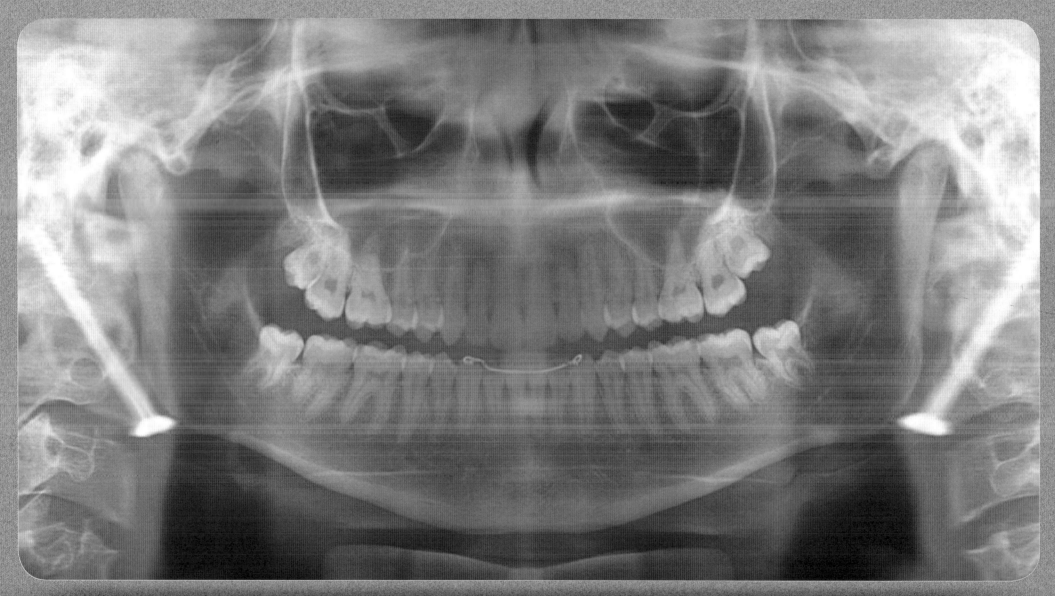

Fig. 11.33 Pós-operatório de cirurgia da coluna vertebral. Presença de parafusos na região (transfixação).

Calcificações e Corpos Estranhos

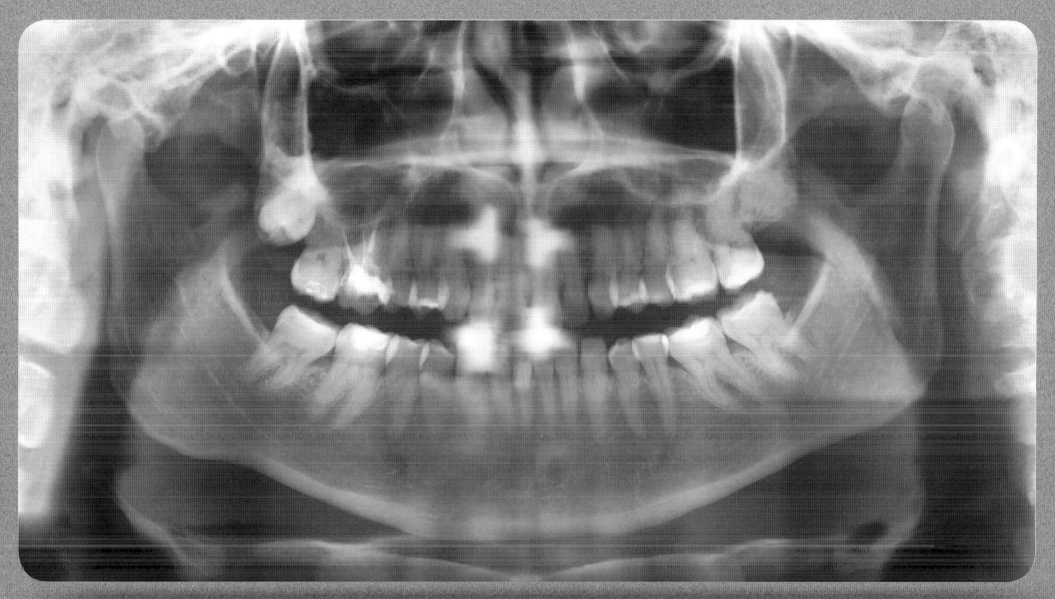

Fig. 11.34 Pós operatório de cirurgia da coluna vertebral. Presença de parafusos na região projetados no plano sagital mediano.

Atlas de Radiografia Panorâmica para o Cirurgião-Dentista

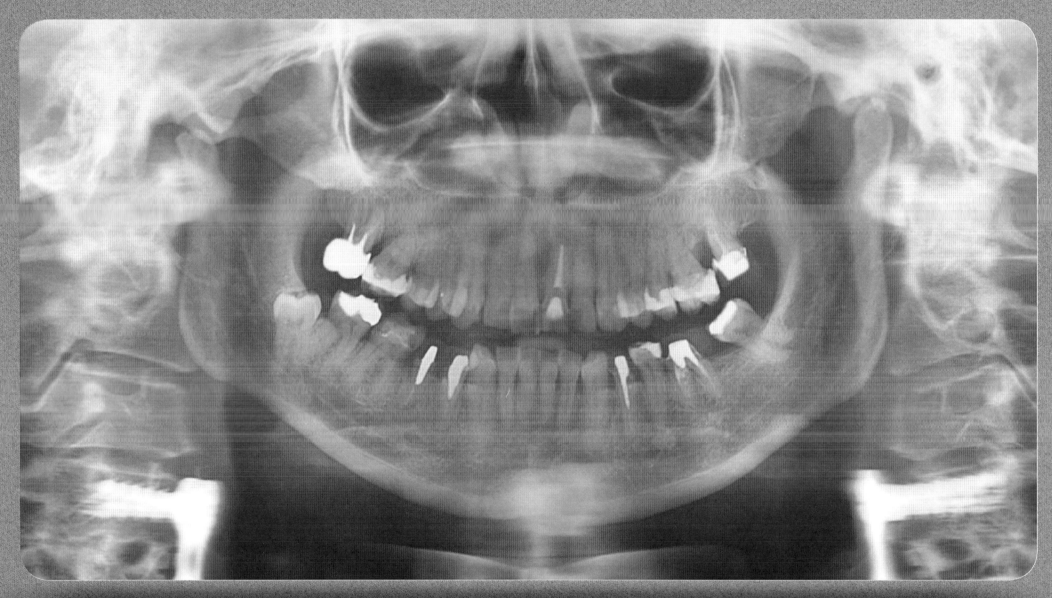

Fig. 11.35 Pós-operatório de cirurgia da coluna vertebral. Presença de miniplaca e parafusos na região (artrodese).

Calcificações e Corpos Estranhos

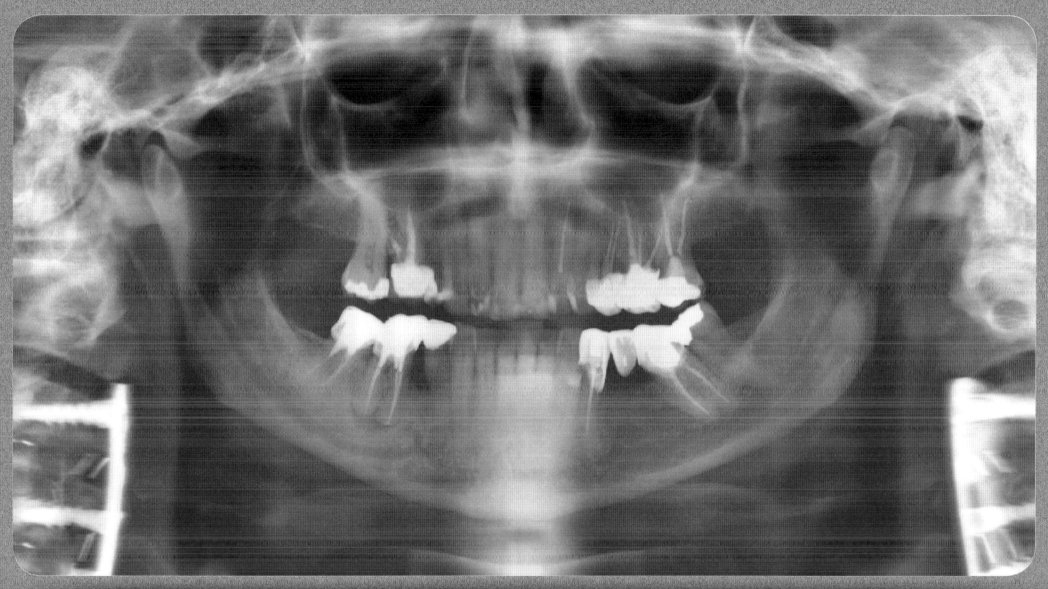

Fig. 11.36 Pós-operatório de cirurgia da coluna vertebral. Presença de miniplaca e parafusos na região (artrodese).

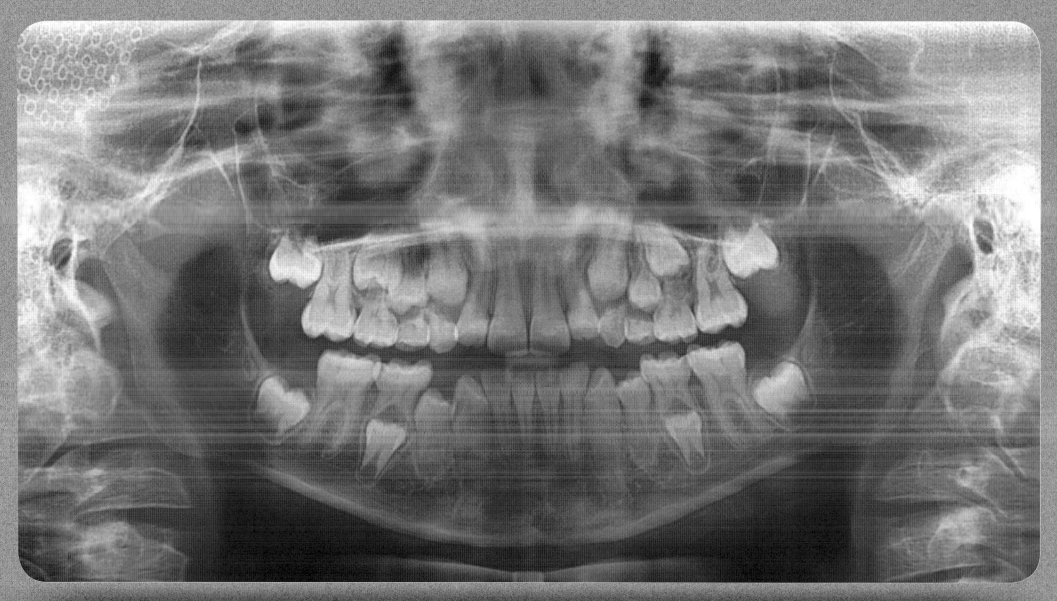

Fig. 11.37 Pós operatório mostrando artefato cirúrgico em região do osso temporal do lado direito.

Calcificações e Corpos Estranhos

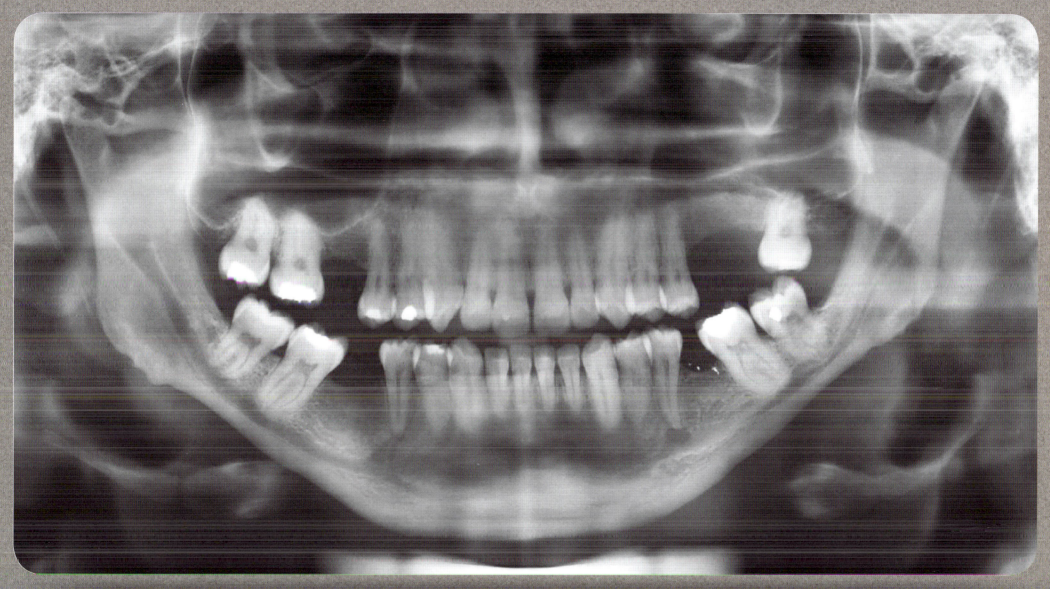

Fig. 11.38 Presença de resquício de amálgama na região do dente 46.

Atlas de Radiografia Panorâmica para o Cirurgião-Dentista

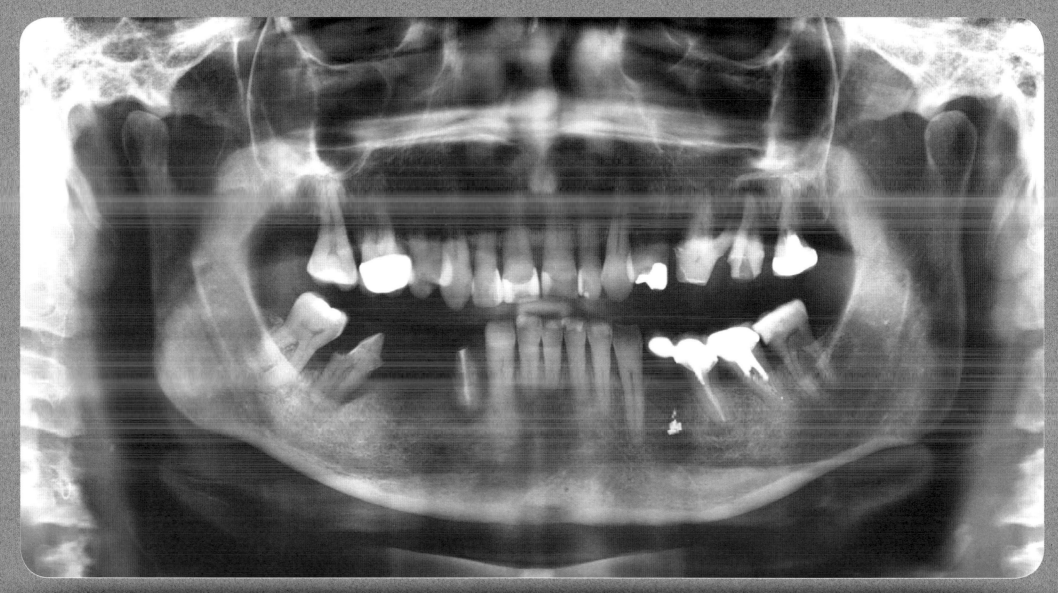

Fig. 11.39 Presença de resquício de amálgama na região do dente 34.

Calcificações e Corpos Estranhos

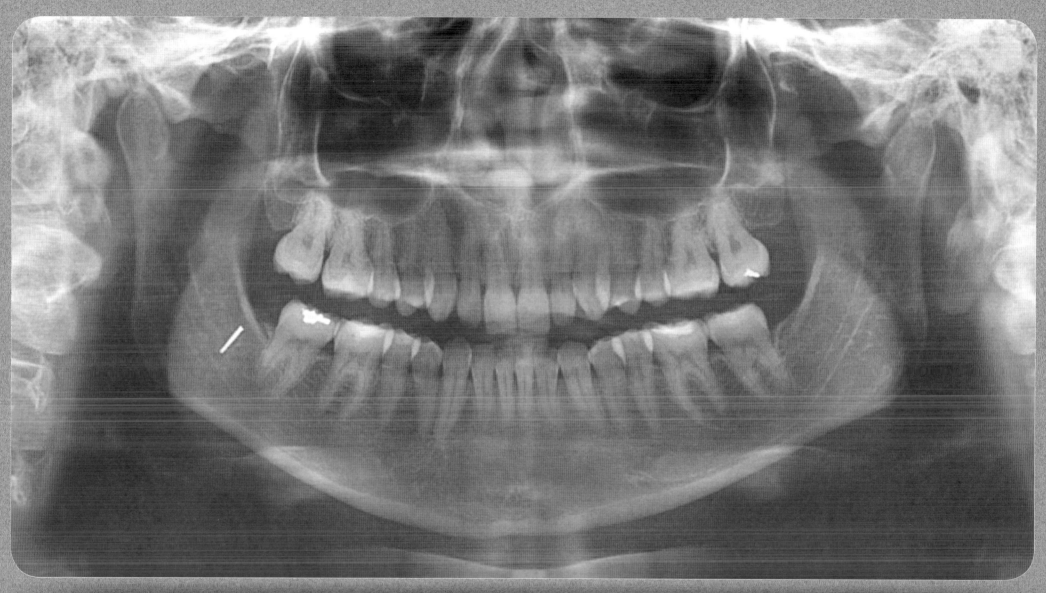

Fig. 11.40 Presença de broca cirúrgica fraturada na região do dente 48.

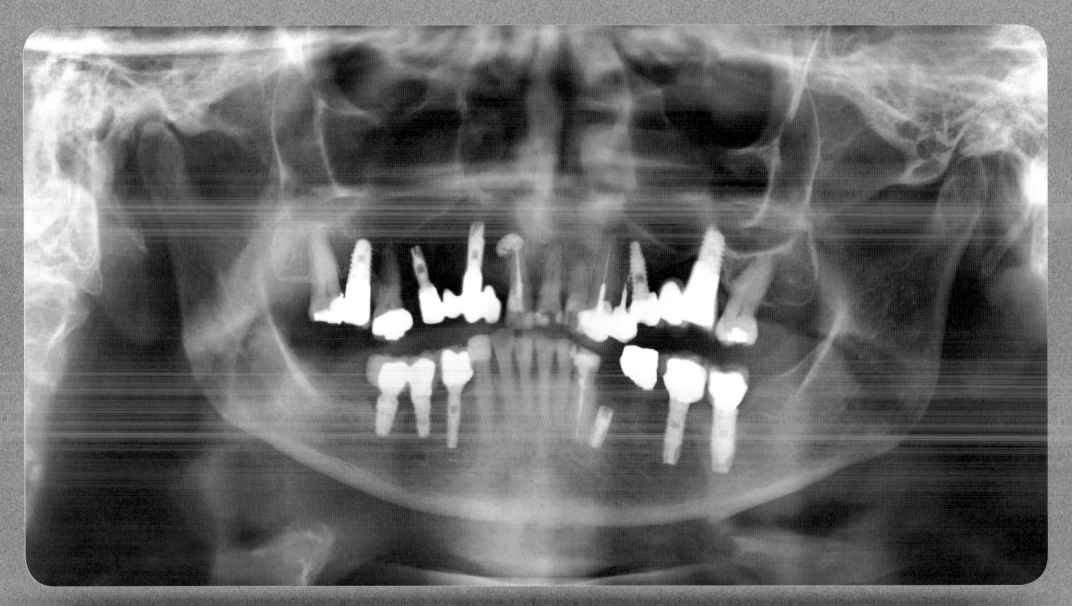

Fig. 11.41 Presença de excesso de material obturador na região apical do dente 11. Nota-se presença de implante fraturado na região do dente 34.

Calcificações e Corpos Estranhos

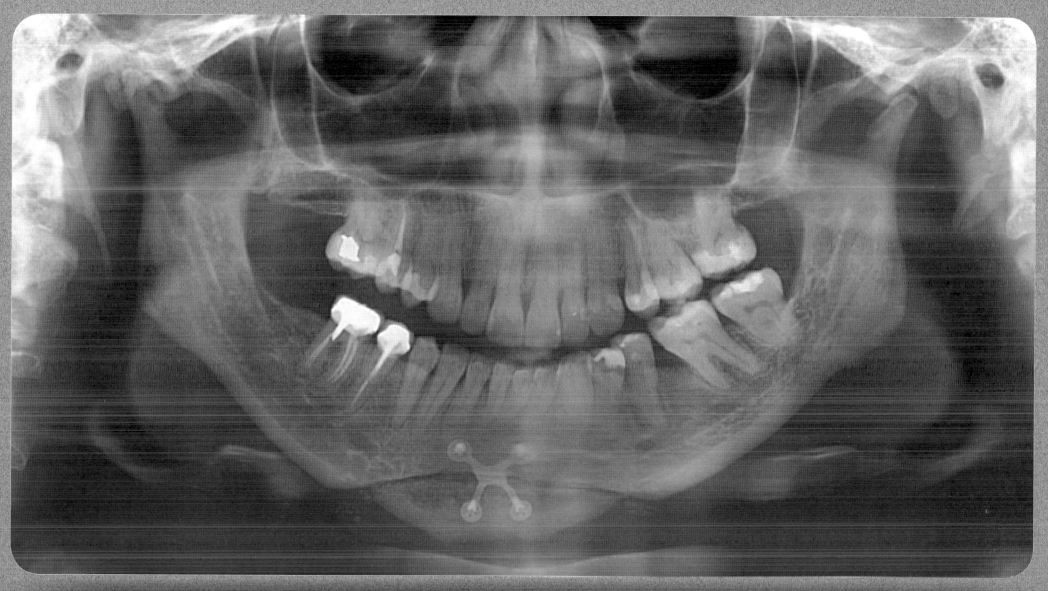

Fig. 11.42 Presença de miniplaca e parafusos na região anterior da mandíbula (mentoplastia).

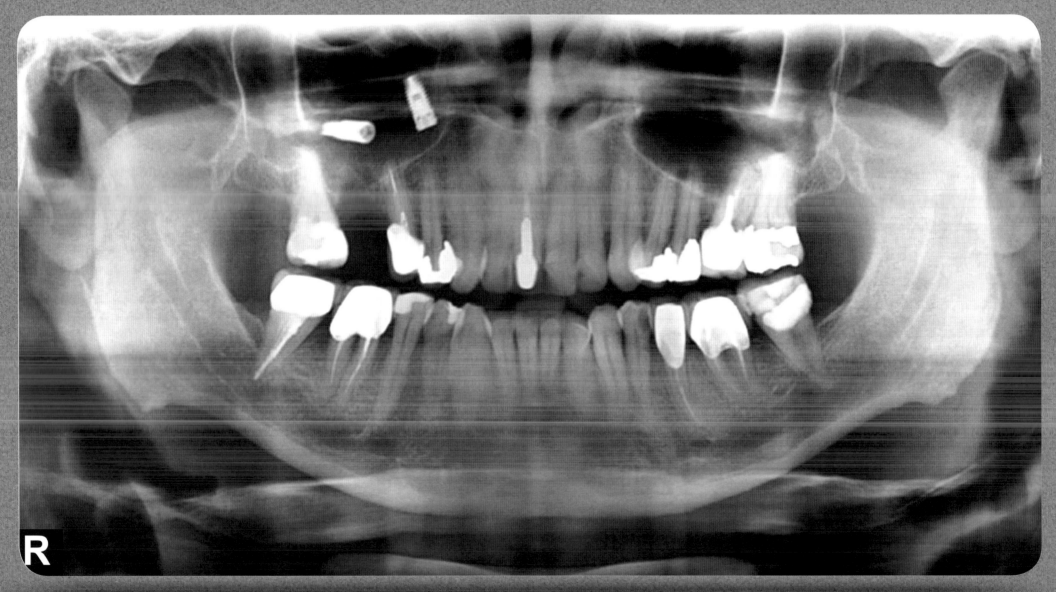

Fig. 11.43 Presença de implantes dentários ósseos integrados projetados na região do seio maxilar do lado direito.

Calcificações e Corpos Estranhos

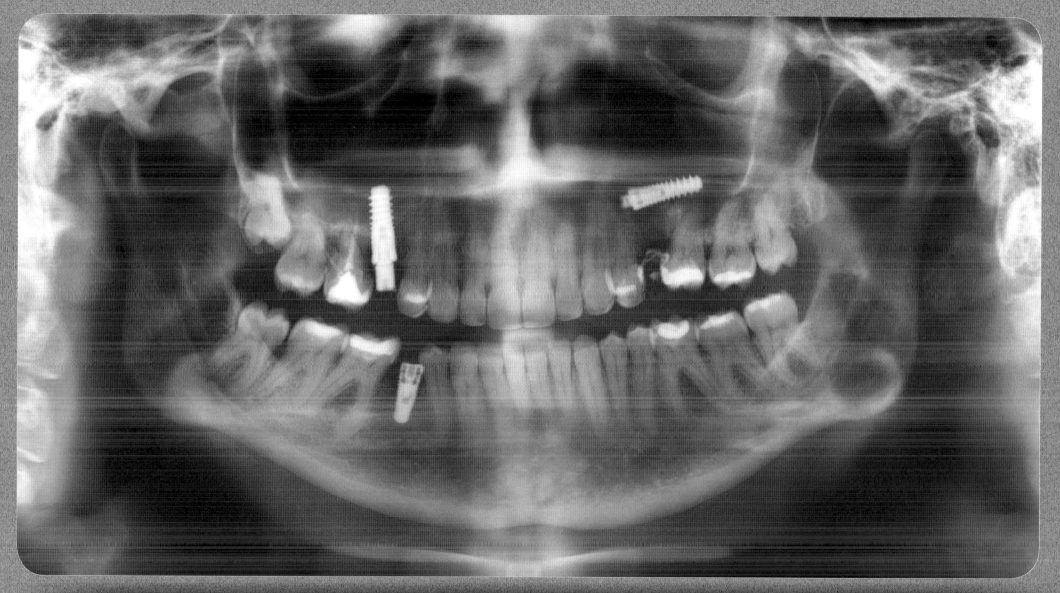

Fig. 11.44 Presença de implante dentário ósseo integrado projetado na região do seio maxilar do lado esquerdo.

Atlas de Radiografia Panorâmica para o Cirurgião-Dentista

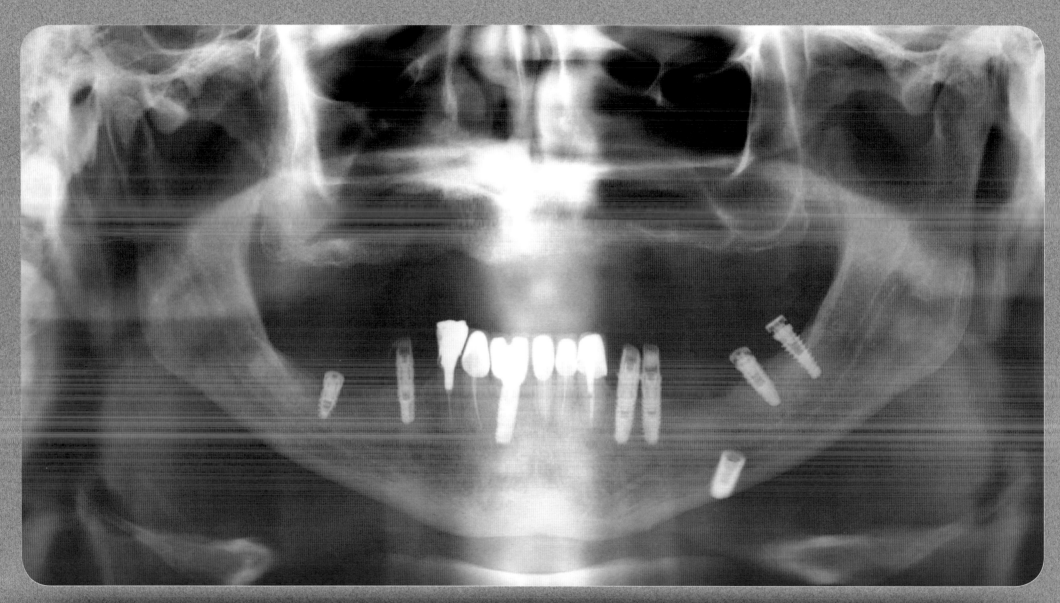

Fig. 11.45 Presença de implante dentário ósseo integrado projetado na região de corpo da mandíbula do lado esquerdo.

Calcificações e Corpos Estranhos

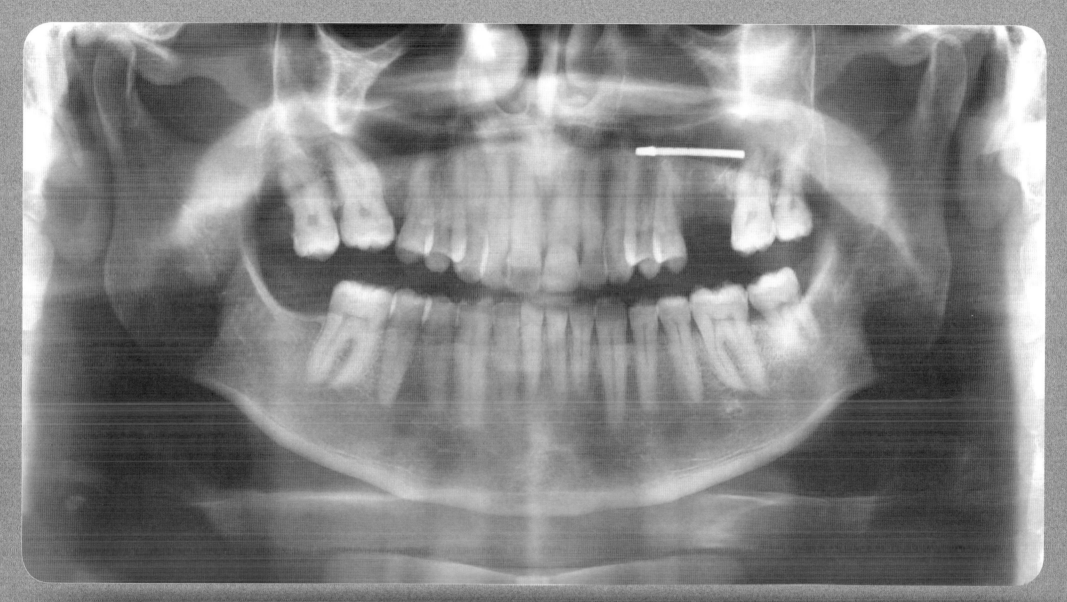

Fig. 11.46 Presença de implante dentário fibrointegrado projetado na região do seio maxilar do lado esquerdo. Radiografia realizada em agosto de 2011.

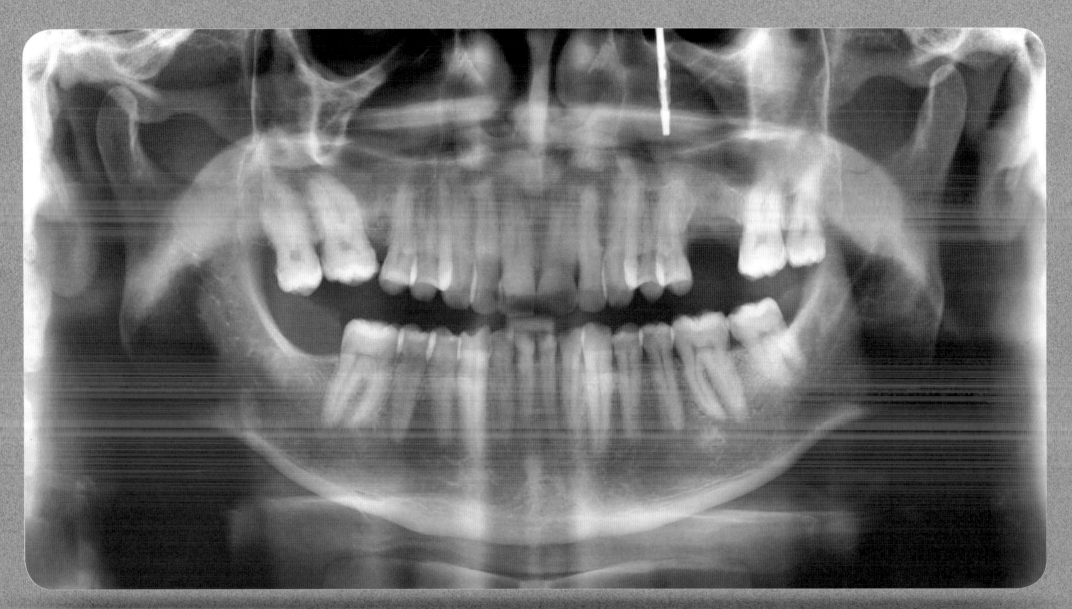

Fig. 11.47 Presença de implante dentário fibrointegrado projetado na região do seio maxilar do lado esquerdo. Radiografia realizada em novembro de 2012. Observa-se mudança de posição do mesmo.

Calcificações e Corpos Estranhos

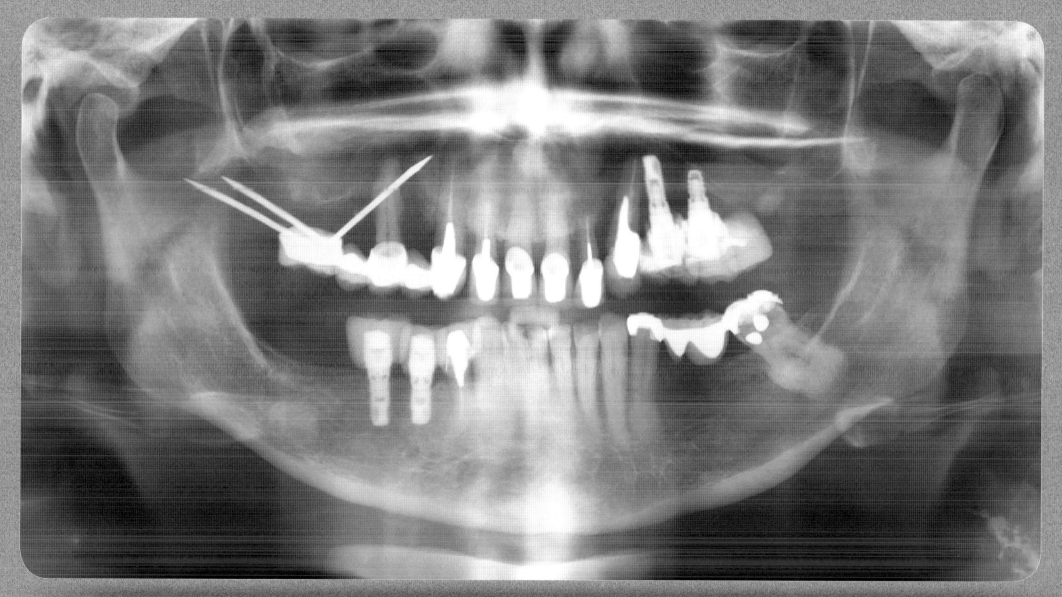

Fig. 11.48 Presença de implante dentário fibrointegrado (agulhado) na região do dente 17. Notar reabsorção óssea na região do implante.

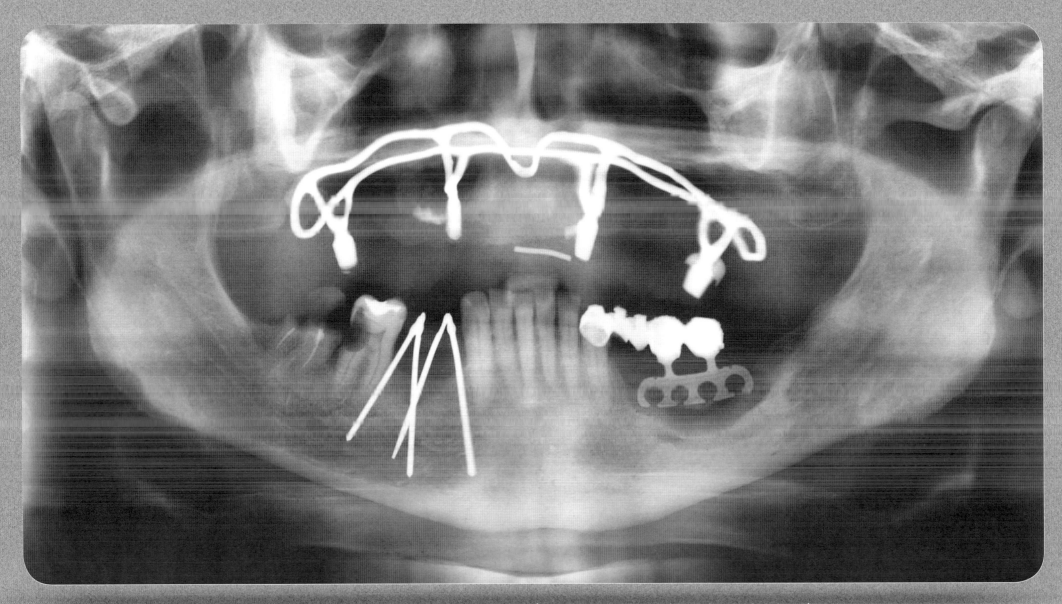

Fig. 11.49 Presença de implantes (agulhado, laminado e justaósseo). Notar reabsorção óssea na região dos implantes laminado e justaósseo.

Capítulo 12

ERROS TÉCNICOS EM RADIOGRAFIA PANORÂMICA

O posicionamento do paciente e alguns procedimentos são fundamentais para que possamos obter uma radiografia tecnicamente boa, que apresente: um mínimo de distorção, um grau médio de densidade (mAs)/contraste (kVp) e o máximo de nitidez.

O posicionamento correto do paciente, seguindo os planos de referência, deve estar de acordo com a técnica:

Plano horizontal: Plano tragus infraorbital (Plano de Frankfurt), paralelo ao solo

Plano vertical: Plano sagital mediano, perpendicular ao solo.

Fatores não menos importantes devem ser informados ao paciente, são eles:

Coluna vertebral ereta, posicionamento da língua contornando todo o palato duro, lábios cerrados, respiração somente pelo nariz, tudo isso com o paciente estático e em oclusão topo a topo dada pelo *bite block*, pelo tempo de mais ou menos 20s de exposição.

O não cumprimento de qualquer um dos itens acima acarretará em um ou vários erros na imagem radiográfica, fazendo-se necessária outra exposição.

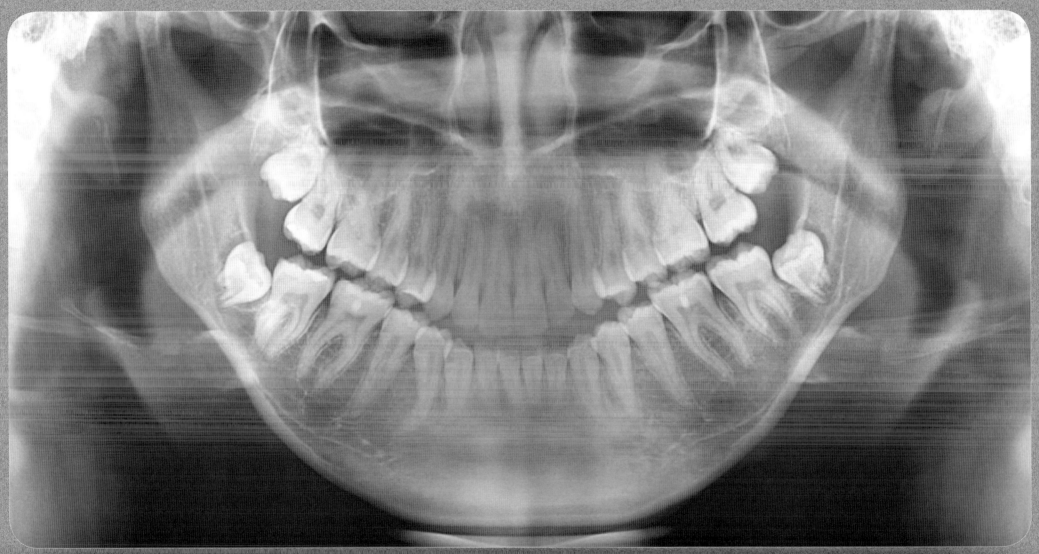

Fig. 12.1 Plano tragus infraorbital (Plano de Frankfurt), inclinado para baixo (solo).

Erros Técnicos em Radiografia Panorâmica

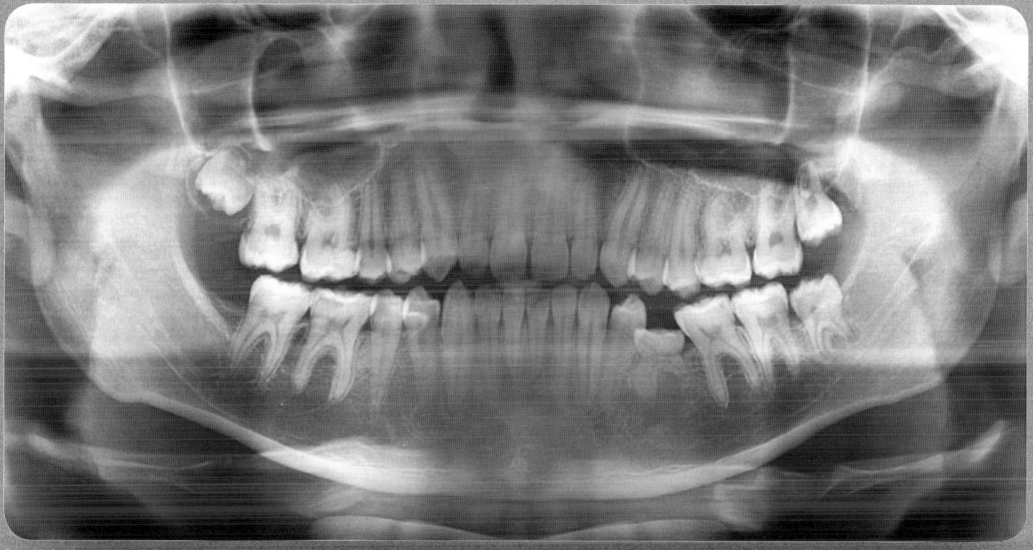

Fig. 12.2 Plano tragus infraorbital (Plano de Frankfurt), inclinado para cima (teto).

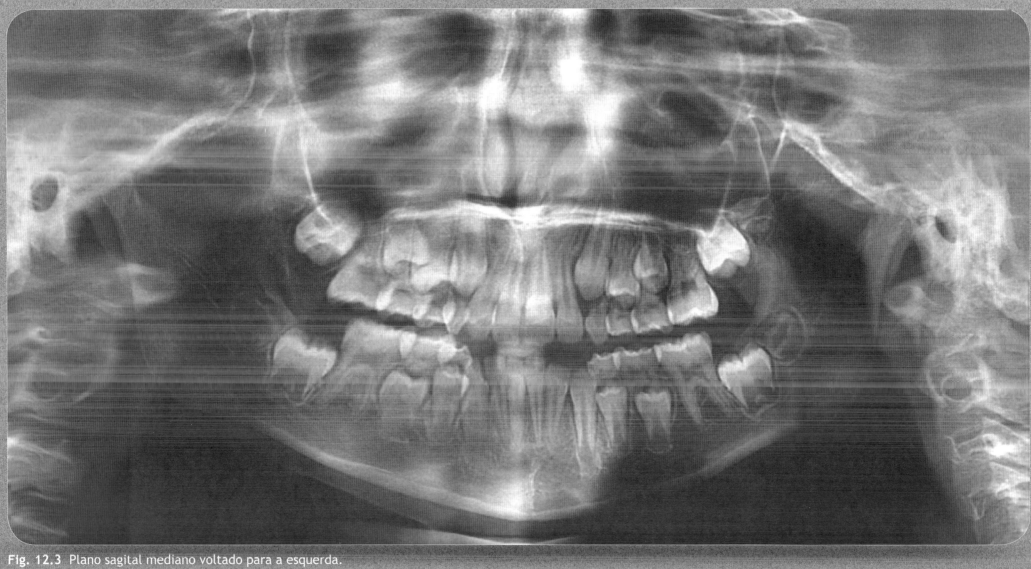

Fig. 12.3 Plano sagital mediano voltado para a esquerda.

Erros Técnicos em Radiografia Panorâmica

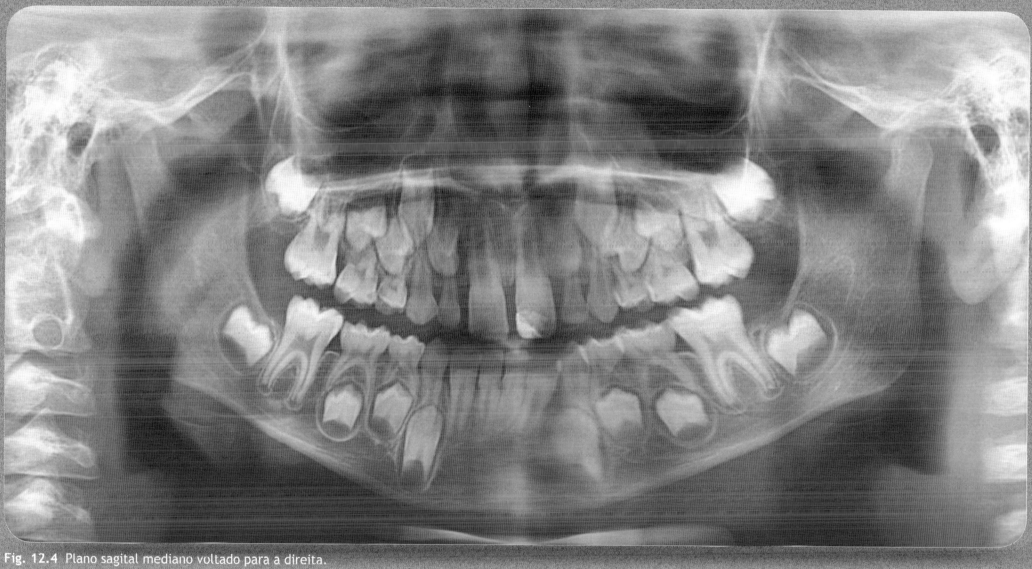

Fig. 12.4 Plano sagital mediano voltado para a direita.

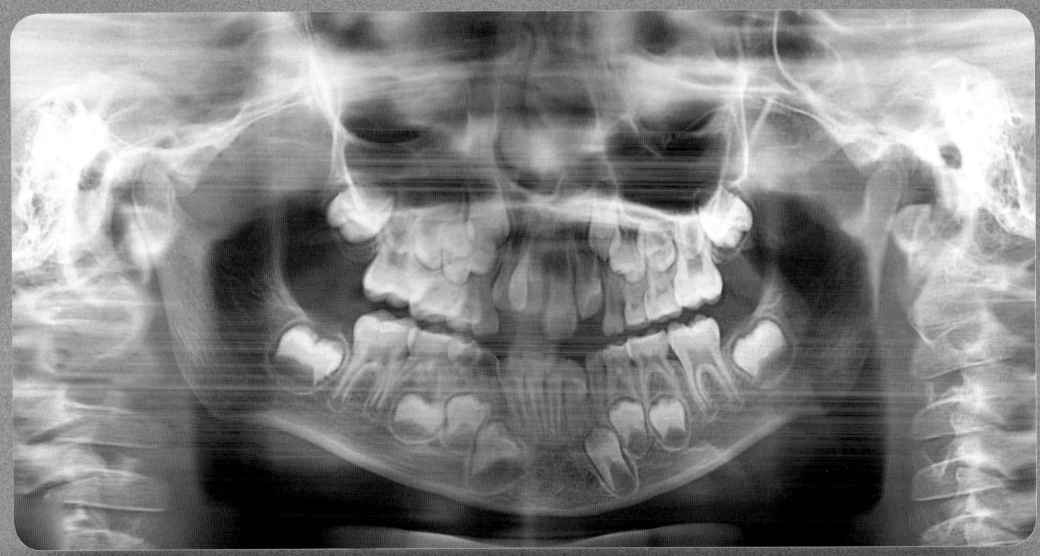

Fig. 12.5 Plano sagital mediano voltado para a esquerda.

Erros Técnicos em Radiografia Panorâmica

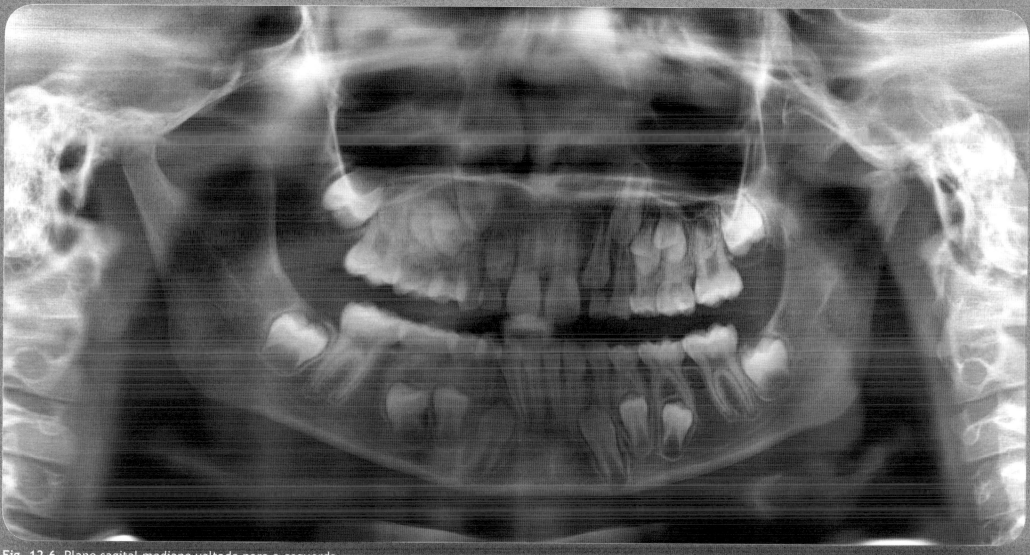

Fig. 12.6 Plano sagital mediano voltado para a esquerda.

Atlas de Radiografia Panorâmica para o Cirurgião-Dentista

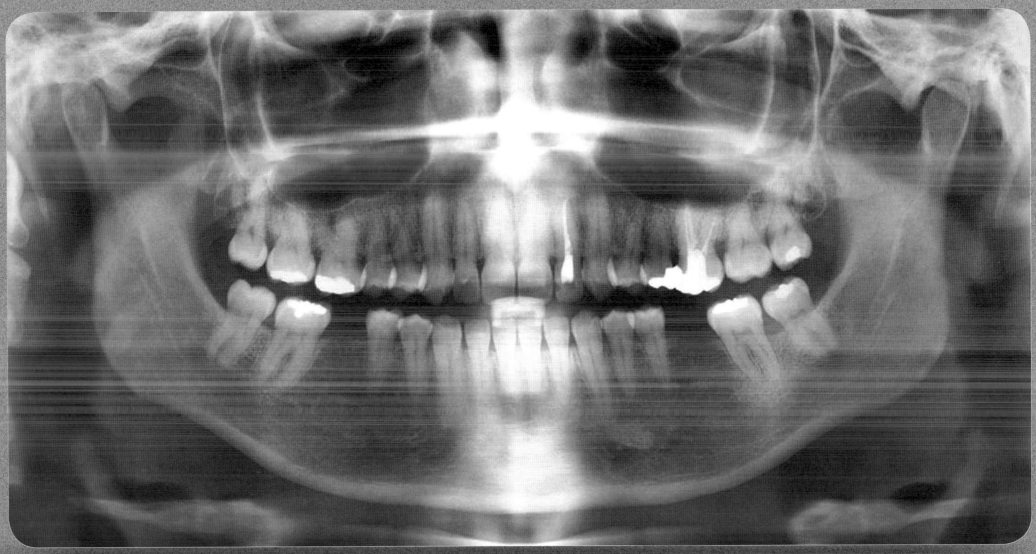

Fig. 12.7 Coluna vertebral projetada para frente.

Erros Técnicos em Radiografia Panorâmica

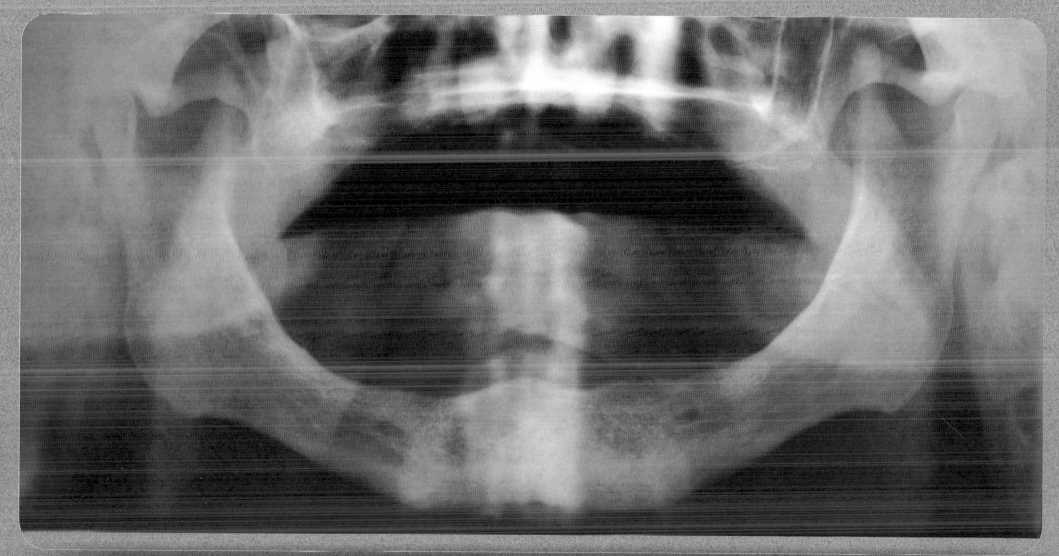

Fig. 12.8 Não houve posicionamento da língua adequado. Notar projeção da coluna vertebral.

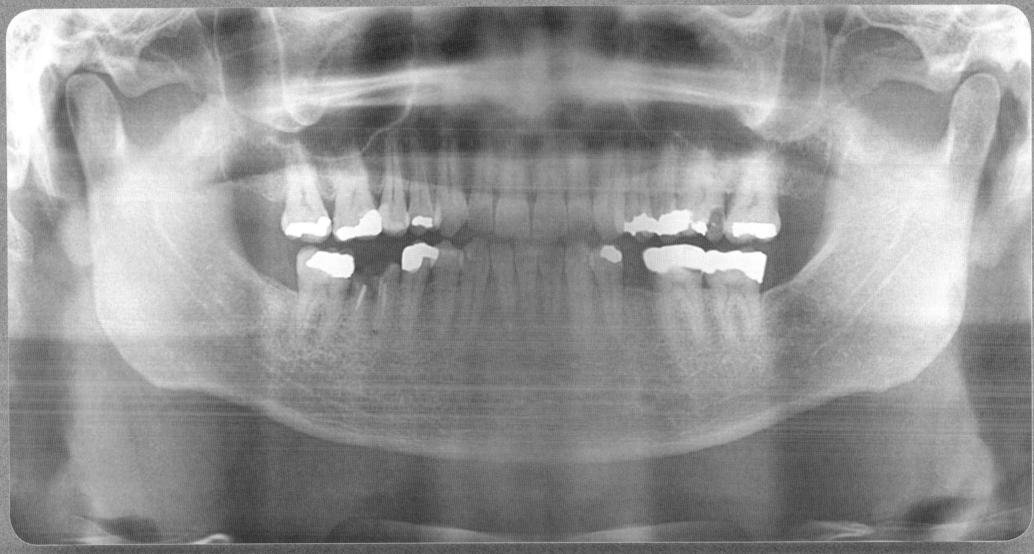

Fig. 12.9 Não houve posicionamento da língua adequado.

Erros Técnicos em Radiografia Panorâmica

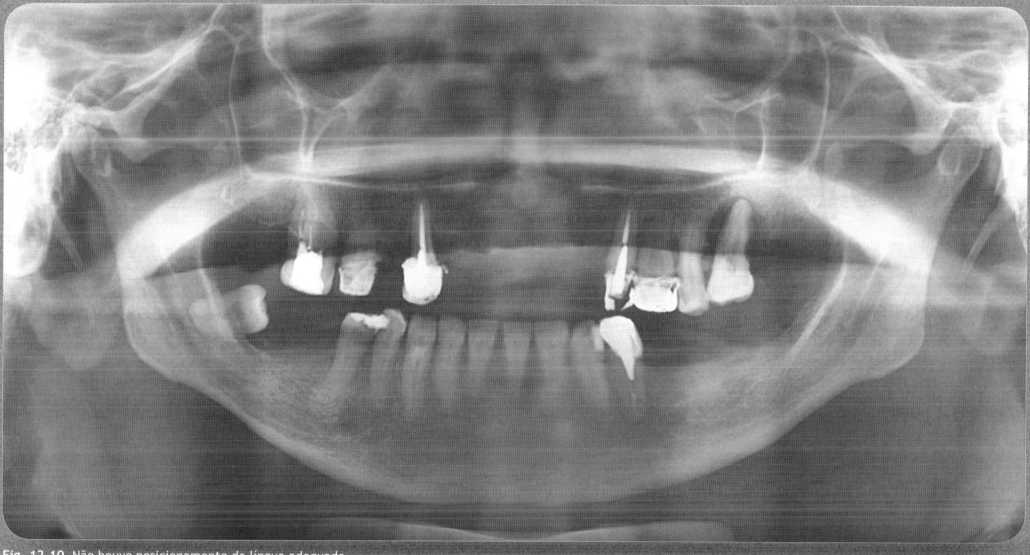

Fig. 12.10 Não houve posicionamento da língua adequado.

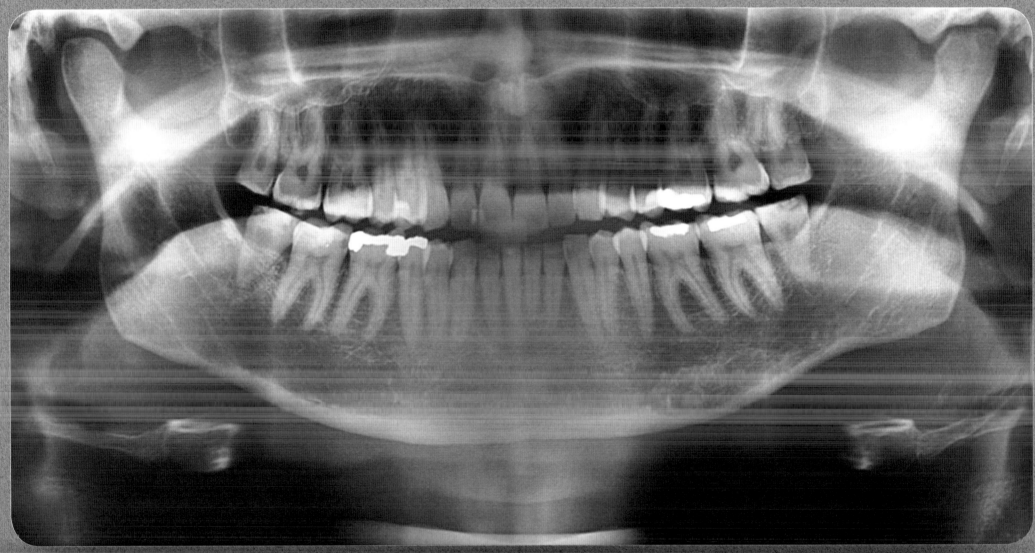

Fig. 12.11 Respiração bucal e posicionamento inadequado da língua.

Erros Técnicos em Radiografia Panorâmica

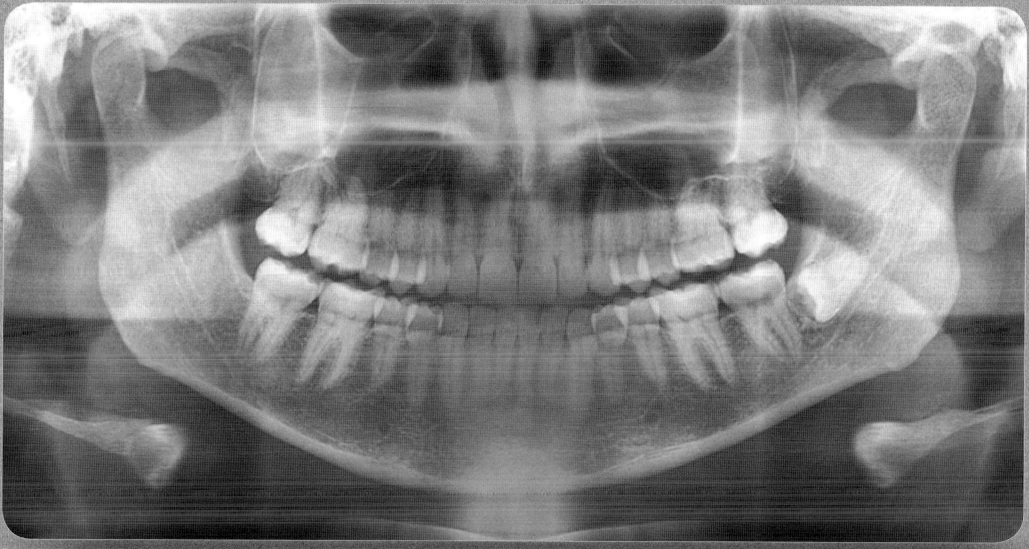

Fig. 12.12 Respiração bucal e posicionamento inadequado da língua.

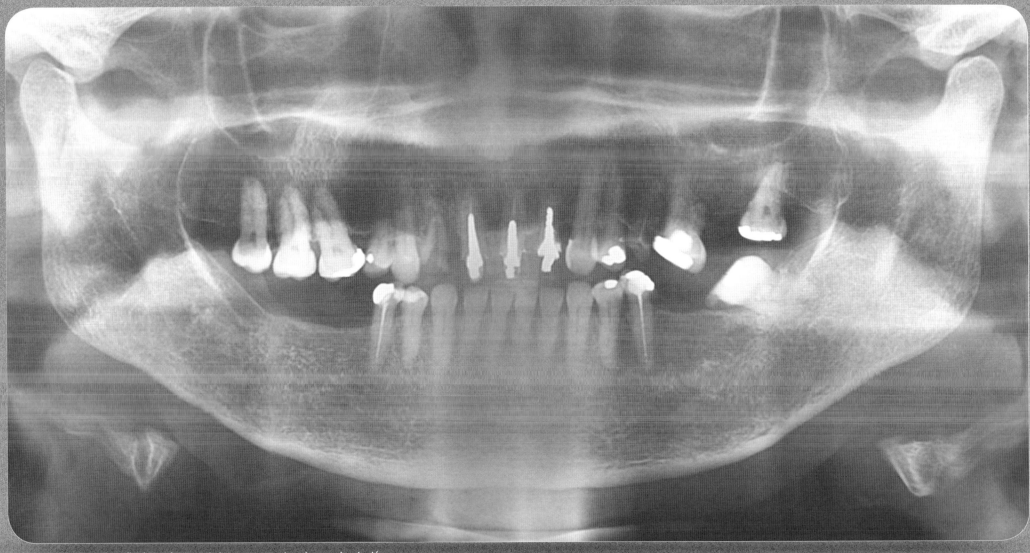

Fig. 12.13 Respiração bucal e posicionamento inadequado da língua.

Erros Técnicos em Radiografia Panorâmica

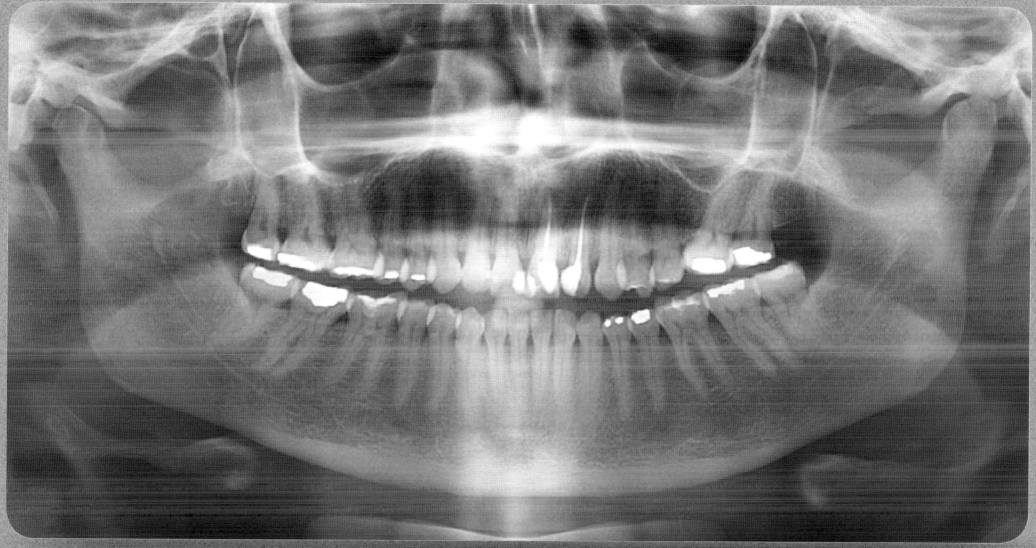

Fig. 12.14 Respiração bucal e posicionamento inadequado da língua.

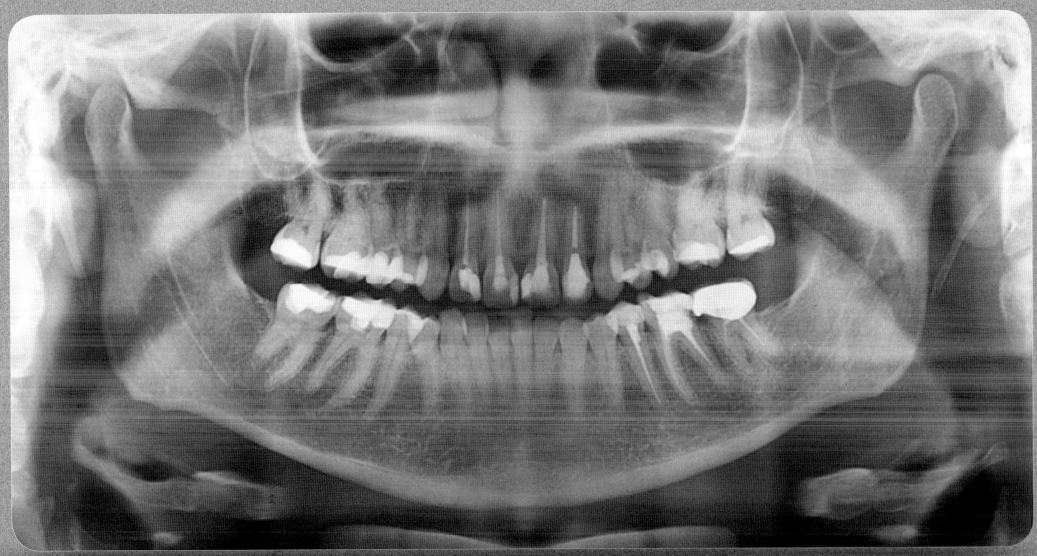

Fig. 12.15 Respiração bucal e posicionamento inadequado da língua.

Erros Técnicos em Radiografia Panorâmica

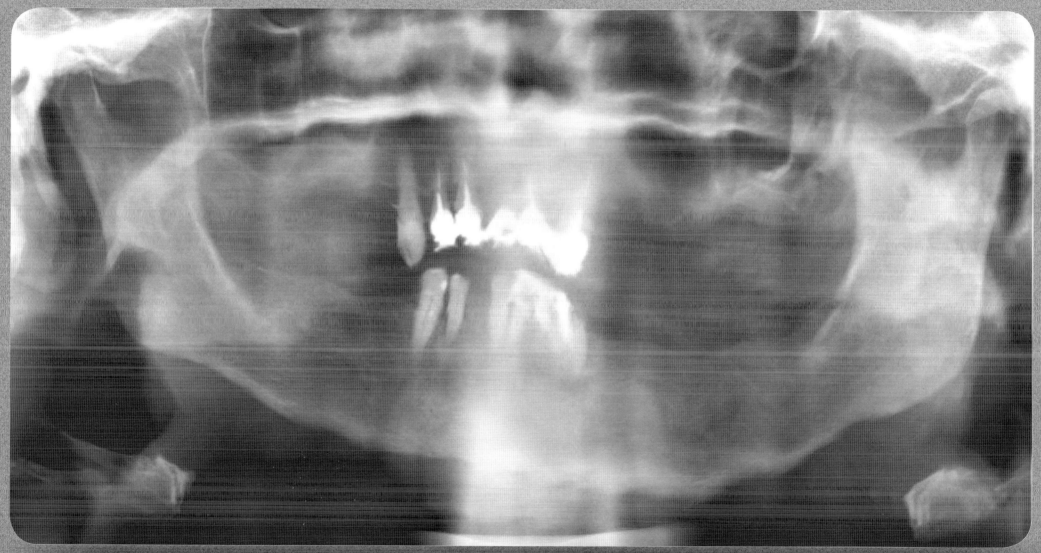

Fig. 12.16 Movimentação durante a exposição dos raios X (paciente portador de Parkinson).

Bibliografia

Abreu TQ, Brito Filho SBd, Sales KPFd, Spyrides KS, Oliveira AEFd. Radiografia panorâmica como possível método de diagnóstico de pacientes com risco de acidente vascular cerebral: revisão da literatura. Panoramic radiography as possible diagnostic method for patients with stroke risk: a literature review. Pesqui bras odontopediatria clin integr. 2012;11(04).

Aciole GTdS, Santos MAM, Aciole JMdS, Neto NR, Pinheiro ALB. Tumor odontogênico queratocisto recidivante: tratamento cirúrgico conservador ou radical? relato de caso clínico. Rev cir traumatol buco-maxilo-fac. 10(1). 2010;43-8.

Almeida Filho LRd, Reis HSM, Amadei SU, Scherma AP, Souza DMd. Avaliação da posição do forame mentual em relação aos dentes e base da mandíbula na radiografia panorâmica convencional. Evaluation of the position of mental foramen in relation to the teeth and mandibule base in the conventional panoramic radiograph. Periodontia. 2011;21(3):91-5.

Almeida TEd, Saavedra Junior J, Kawakami PY, Palis CA, Mariani PB, Dottore AM. Hiperdontia: relato de caso com 8 elementos supranumerários. Hyperdontia: a case report with 8 supernumerary teeth. Rev odontol Univ Cid SÆo Paulo (Online). 2010;22(1).

André M, Lopez MT, ABI Paraj JUOR. Ortopedia e ortodontia nas fissuras labiopalatinas. In: Sérgio Carreião; Vera Cardim; Dov Goldenberg. (Org.). Cirurgia plástica. 1º ed. São Paulo: Athenau; 2005.

Anistoroaei D. [Panoramic analysis in diagnosis of cranio-maxillofacial asymmetries]. Ver Med Chir Soc Med Nat Iasi. 2009;113(1):250-6.

Aprile H, Figun ME, Garino RR. Anatomia Odontológica - Orocervicofacial. 5º ed. Buenos Aires: El Ateneo; 1975.

Ariji Y, Izumi M, Gotoh M, Naitoh M, Katoh M, Kuroiwa Y, et al. MRI features of mandibular osteomyelitis: practical criteria based on an association with conventional radiography features and clinical classification. Oral Surgery, Oral Medicine, Oral Pathology, Oral Radiology, and Endodontology. 2008;105(4):503-11.

Ashrafi SK, Asim, Khambaty Y, Suhail Z. Fibrous dysplasia of mandible. J Coll Physicians Surg Pak. 2012;22(11):728-9.

Baker E. Anatomia de Cabeça e Pescoço para Odontologia. 1º ed. Rio de Janeiro: Guanabara Koogan; 2012. 384 p.

Barreto DC, Chimenos Kustner E. New considerations about the diagnosis of odontogenic keratocyst. Med Oral. 6. Spain; 2001. p. 350-7.

Baumann-Bhalla S, Meier RM, Burow A, Lyrer P, Engelter S, Bonati L, et al. Recognizing calcifications of the carotid artery on panoramic radiographs to prevent strokes. Schweiz Monatsschr Zahnmed. 122. Switzerland; 2012. p. 1016-29.

Behr M, Proff P, Leitzmann M, Pretzel M, Handel G, Schmalz G, et al. Survey of congenitally missing teeth in orthodontic patients in Eastern Bavaria. (1460-2210 (Electronic)).

Benediktsdottir IS, Hintze H, Petersen JK, Wenzel A. Accuracy of digital and film panoramic radiographs for assessment of position and morphology of mandibular third molars and prevalence of dental anomalies and pathologies. Dentomaxillofacial Radiology. 2003;32(2):109-15.

Boeddinghaus R, Whyte A. Current concepts in maxillofacial imaging. Eur J Radiol. 66. Ireland. 2008. p. 396-418.

Boraks S. Diagnostico Bucal. 1º ed. São Paulo: Artes Médicas; 1996. p. 426.

Bornstein MM, Filippi A, Altermatt HJ, Lambrecht JT, Buser D. [The odontogenic keratocyst-odontogenic cyst or benign tumor?]. Schweiz Monatsschr Zahnmed. 2005;115(2):110-28.

Bourjat P. [Useful imaging in maxillofacial surgery. Part II: practical applications]. Ver Stomatol Chir Maxillofac. 108. France; 2007. p. 31-45.

Carvalho PLd, Simi R, Abdalla CM, Ferrero CA, Oliveira RJd. Estudo da prevalência das anomalias dentais por meio das radiografias panorâmicas. Rev odontol Univ St Amaro. 1997;2(3):28-30.

Castro JFL, Costa AR, Carvalho EJA, Godoy GP, Miguel MCC. Cisto do ducto nasopalatino relato de um caso clínico. Rev odontol UNISA. 2007;7(1/2):22-5.

Catelan A, Guedes APA, Santos PHd. Erosão dental e suas implicações sobre a saúde bucal. Dental erosion and its implications on the oral health. RFO UPF. 2010;Array(Array).

Centurion BS. Estudo de calcificações em tecidos moles em exames de tomografia computadorizada de feixe cônico e radiografia panorâmica digital. 2011.

Chirapathomsakul D, Sastravaha P, Jansisyanont P. A review of odontogenic keratocysts and the behavior of recurrences. Oral Surg Oral Med Oral Pathol Oral Radiol Endod. 101. United States; 2006. p. 5-9; discussion 10.

Choi BR, Choi DH, Huh KH, Yi WJ, Heo MS, Choi SC, et al. Clinical image quality evaluation for panoramic radiography in Korean dental clinics. Imaging Sci Dent. 2012;42(3):183-90.

Ciamponi AL, Frassei VAdS, Anodontias parciais congênitas de dentes permanentes: estudo da prevalência em crianças residentes na cidade de São Paulo. RPG rev pós-grad. 1999;6(3):713-17.

Costa CH, Diniz LV, Lacerda RH, Forte FD, Sampaio FC. Prevalence of dental anomalies in patients with cleft lip and palate, Paraiba, Brazil: clinic and radiographic study. Acta Odontol Latinoam. 2012;25(2):181-5.

Coutinho TCL, Tostes MA, Santos MEOd, Bastos VAdS. Anomalias dentárias em crianças: um estudo radiográfico. Rev Odontol Univ São Paulo. 1998;12(1):51-5.

da Luz HP, Sgrott EA. Anatomia da Cabeça e do Pescoço 1º ed. São Paulo: Ed. Santos; 2010. 304 p.

de Freitas A, Rosa JE, e Souza IF. Radiologia Odontológica. 6ª ed. São Paulo: Artes Médicas; 2004. 748 p.

Deahl ST, 2nd. Panoramic radiography is sensitive and specific for detection of calcified carotid arteries when compared with the screening test of color Doppler ultrasound. J Evid Based Dent Pract. 12. United States2012. p. 167-8.

Dias FPS, Junqueira JLC, Santana EJUd, Correia MLS. Análise da classificação atual dos tumores odontogênicos. RGO (Porto Alegre). 2003;51(4):377-80.

Estrela C, Bueno M, Leles C, Azevedo B, Azevedo J. Accuracy of cone beam computed tomography and panoramic and periapical radiography for detection of apical periodontitis. J Endod. 2008;34(3):273-9.

Freitas L. Radiologia Bucal - Técnicas e Interpretação. 2º ed. São Paulo: Pancast; 2000. 391 p.

Garib DG, Alencar BM, Lauris JR, Baccetti T. Agenesis of maxillary lateral incisors and associated dental anomalies. Am J Orthod Dentofacial Orthop. 137. United States: 2010 American Association of Orthodontists. Published by Mosby, Inc; 2010. p. 732 e1-6; discussion -3.

Gartner CF, Goldenberg FC. A importância da radiografia panorâmica no diagnóstico e no plano de tratamento ortodôntico na fase da dentadura mista. Importance of panoramic radiography in the diagnosis and orthodontic treatment planning of mixed dentition phase. Odonto (São Bernardo do Campo). 2009;17(33):102-9.

Goaz PW, White SC. Oral Radiology Principles and Interpretation. St. Louis: The C. V. Mosby Company; 1982. 695 p.

Gómez La-Rotta AM, Trujillo Moreno SC, Azuero Holguín MM. Reabsorción radicular em dentición permanente: artículo de revisión Root resorption in permanent dentition. A review. Univ odontol. 2002;Array(Array):41-5.

Gómez Mattaldi RA. Radiologia odontológica. 3º ed. Buenos Aires: Mundi; 1979.

Gulinelli JL, Kanno CM, Poi WR. Reparo de fratura radicular com tecido calcificado: relato de caso clínico. Repair of horizontal root fracture with hard tissue: case report. Rev Assoc Paul Cir Dent. 2006;Array(Array):395-8.

Hamada MH, Maruo IT, Araujo CMd, Tanaka OM, Guariza Filho O, Camargo ES. Prevalência de dentes supranumerários em pacientes que procuraram tratamento ortodôntico. Arch oral res (Impr). 2011;7(2):141-6.

Hatcher D, Aboudara C. Diagnosis goes digital. Am J Orthod Dentofacial Orthop. 2004;125(4):512-5.

Hayasaki H, Ishibashi M, Nakamura S, Fukumoto S, Nonaka K. Dentigerous cyst in primary dentition: case report of a 4-year-old girl. Pediatr Dent. 2009;31(4):294-7.

Herrera M, Castro J. Relación radiografica de nódulos pulpares y periodontitis. Revista ADM [Internet]. 2002 18/09/10; LIX(10-15).

Horsley S, Beckstrom B, Clark S, Scheetz J, Khan Z, Farman A. Prevalence of carotid and pulp calcifications: a correlation using digital panoramic radiographs. Int J Comput Assist Radiol Surg. 2009;4(2):169-73.

Hullmann MM, Reichert TE. [Current concepts in diagnosis and treatment of oral malignant tumors]. Bundesgesundheitsblatt Gesundheitsforschung Gesundheitsschutz. 2011;54(9):1083-8.

Iannucci JM, Howerton LJ. Anatomia : Filmes panorâmicos in: Radiografia Odontologica - Princípios e técnicas. 1º ed. São Paulo: Ed. Santos; 2010. p. 408-16.

Bibliografia

Israel M, Noleto JW, Dias EP. Cisto do ducto nasopalatino: revisão da literatura e relato de caso. Rev bras odontol. 2005;62(3/4):222-3.

Jácome AMSC, Abdo EN. Aspectos radiográficos das calcificações em tecidos moles da região bucomaxilofacial. Odontol clin-cient. 2010;9(1):25-32.

Keochgerián V, Mato C, Gatti B. Reabsorción idiopática interna múltiple asociada a otras anomalías dentarias: a propósito de un caso clínico-patológico. Multiple idiopathic internal resorption: a clinical case. Odontoestomatologia. 2006;Array(Array):37-44.

Kignel S. Estomatologia: Bases do Diagnóstico para o Clínico Geral. 1° ed. São Paulo: Santos; 2007. 450 p.

Kirzioglu Z, Koseler Sentut T, Karayilmaz H, Ozay Erturk S. Case series: a clinical study of 27 cases of dentoalveolar root fractures in children and adolescents. Eur Arch Paediatr Dent. 2008;9(2):98-101.

Komabayashi T, Zhu Q. Cemento-osseous dysplasia in an elderly Asian male: a case report. J Oral Sci. 2011;53(1):117-20.

Langland OE, Langlais RP, McDavid WD, Delbaso AM. Panoramic Radiology. 2° ed. Philadelphia: Lea & Febiger; 1989.

Lee KB. Estudo da prevalência de anomalias dentárias de desenvolvimento, através de radiografias panorâmicas, numa amostra populacional da cidade de São Paulo. São Paulo: FOUSP; 1999.

Leite Segundo AV, Faria DLBd, Silva UHd, Vieira ÍTdA. Estudo epidemiológico de dentes supranumerários diagnosticados pela radiografia panorâmica Epidemiologic study of supernumerary teeth diagnosed bypanoramic radiography. Rev cir traumatol buco-maxilo-fac. 2006;6(3):53-6.

Lima G, Nogueira R, Rabenhorst S. Considerações atuais sobre o comportamento biológico dos queratocistos odontogênicos. Rev cir traumatol buco-maxilo-fac. 2006;9-16.

Lopes MWF, Souza GFMd, Carvalho EJA, Gondola AO. Aspectos clinico-morfológico do queratocisto odontogênico: relato de caso. Odontol clin-cient. 2004;3(1):61-5.

Lopez TT, Arruda CP, Rocha M, Rosin ASAdO, Michel-Crosato E, Biazevic MGH. Estimating ages by third molars: Stages of development in Brazilian young adults. Journal of Forensic and Legal Medicine. 2013(0).

Macdonald D, Gu Y, Zhang L, Poh C. Can clinical and radiological features predict recurrence in solitary keratocystic odontogenic tumors? Oral Surg Oral Med Oral Pathol Oral Radiol. 2013;115(2):263-71.

Machado CdV, Pastor IMO, Rocha MCBSd. Características clínicas e radiográficas da displasia cleidocraniana: relato de caso. Clinicoradiological features in cleidocranial dysplasia: case report. RFO UPF. 2010;15(3).

Machado VA, Oliveira SHFd, Zanatta LCS, De Bortoli Junior N, Gehrke SA. Reabsorção óssea peri-implantar: comparação radiográfica sobre a influência de diferentes tipos de antagonistas Peri-implant bone resorption: comparative radiographic study on the influence different arch antagonists - a pilot study. ImplantNews. 2011;8(6):815-20.

Magno Filho LC, Moraes BP, Kignel S. Queratocisto odontogênico: diagnóstico e conduta. Rev paul odontol. 2009;31(4):24-30.

Marin Garrido C, Fernández Liesa R, Naya Gálvez MJ, Carmen Sampériz L, Damborenea Tajada J, Llorente Arenas EM, et al. Displasia fibrosa craneofacial. A propósito de dos casos. Craniofacial fibrous dysplasia. About two cases. ORL-DIPS. 2000;27(2):74-8.

Martínez Lozano MA, Forner Navarro L, Sánchez Cortés JL. Consideraciones clínicas sobre la resorción radicular externa por impactación dentaria. Clinical considerations on external root resorptions caused by dental impactation. Av Odontoestomatol. 2003;Array(Array):29-33.

Martínez ME. Anatomía normal en la radiografía panorámica. Normal anatomy in panoramic radiography. Rev Ateneo Argent Odontol. 2008;47(3):18-21.

Molena CCL, Rapoport A, Rezende CPd, Queiroz CM, Denardin OVP. Relação entre lesões cervicais não cariosas e hábitos. Relationship between non-carious cervical lesions and habits. Rev bras cir cabeça pescoço. 2008;37(4):206-11.

More CB, Shirolkar R, Adalja C, Tailor MN. Florid cement-osseous dysplasia of maxila and mandible: a rare clinical case. Braz j oral sci. 2012;11(4):513-7.

Nambi GI, Jacob J, Gupta AK. Monofocal maxillary fibrous dysplasia with orbital, nasal and oral obstruction. J Plast Reconstr Aesthet Surg. 2010;63(1):e16-8.

Nel WR, Dawjee SM, van Zyl AW. An insight into the malocclusion of cleidocranial dysplasia. SADJ. 2012;67(5):216-20.

Neville BW, Damm DD, Allem CM, Bouquot JE. Patologia Oral & Maxilofacial. 3° ed. Rio de Janeiro: Elsevier; 2009.

Nikolidakis D, Nikou G, Meijer G, Jansen J. Cervical external root resorption: 3-year follow-up of a case. J Oral Sci. 2008;50(4):487-91.

Noonan V, Gallagher G, Kabani S, Kemp S. Hypercementosis. J Mass Dent Soc. 2008;56(4):45.

Oliveira JCMd, Silva FSBd, Pinto SSL. Fratura radicular horizontal: relato de caso Dental trauma with root fracture, a case report. Rev Bras Odontol. 2008;Array(Array):76-9.

Oliveira LSdAF, Neves FS, Torres MGG, Rebello IMC, Campos PSF. Características radiográficas dos portadores de osteoporose e o papel do cirurgião-dentista no diagnóstico Radiographic characteristics of osteoporosis and the dentists role in diagnosis. Rev cinc md biol. 2009;8(1):85-90.

Parissis N, Angelopoulos C, Mantegari S, Karamanis S, Masood F, Tsirlis A. A comparison of panoramic image quality between a digital radiography storage phosphor system and a film-based system. J Contemp Dent Pract. 2010;11(1):E009-16.

Park J. The evaluation of digital panoramic radiographs taken for implant dentistry in the daily practice. Med Oral Patol Oral Cir Bucal. 2010;15(4):e663-6.

Peker I, Gungor K, Semiz M, Iekdemir I. Localization of mental and mandibular foramens on the conventional and digital panoramic images. Coll Antropol. 2009;33(3):857-62.

Pereira AC, Cavalcanti MdGP, Toledo PdS, Salda PJ, Buaik MFA, Ikomoto M. Análises de carcinomas epidermóides por meio de radiografia panorâmica e tomografia computadorizada Analysis of squamous cell carcinomas by means of panoramic radiography and computed tomography. Pesqui Odontol Bras. 2001;15(4):320-6.

Pilo R, Kaffe I, Amir E, Sarnat H. Diagnosis of developmental dental anomalies using panoramic radiographs. ASDC J Dent Child. 1987;54(4):267-72.

Pontual MLdA, Pontual AdA, Silveira MMFd, Martins MT, Devito KL. Aplicação de técnicas radiográficas para o diagnóstico diferencial de tonsilolito. Application of radiographic techniques for differential diagnosis of tonsillolith. Rev odontol Univ Cid Sao Paulo (Online). 2010;22(1).

Prabhu S, Padwa B, Robson C, Rahbar R. Dentigerous cyst associated with a displaced tooth in the maxillary sinus: an unusual cause of recurrent sinusitis in an adolescent. Pediatr Radiol. 2009;39(10):1102-4.

Qamruddin I, Qayyum W, Haider SM, Siddiqui SW, Rehan F. Differences in various measurements on panoramic radiograph among erupted and impacted lower third molar groups. J Pak Med Assoc. 2012;62(9):883-7.

Rajab LD, Hamdan MA. Supernumerary teeth: review of the literature and a survey of 152 cases. Int J Paediatr Dent. 2002;12(4):244-54.

Rebesco D, Arruda E, Quadros RdP, Assad R. Comparação radiográfica para avaliação de nivel ósseo alveolar em pacientes ortodônticos-periodontais. Comparative radiografhy for evaluation of alveolar bone level in patients periodontal-orthoddontics. Ortho Sci, Orthod sci pract. 2011;3(13):401-6.

Regezi JA. Odontogenic cysts, odontogenic tumors, fibroosseous, and giant cell lesions of the jaws. Mod Pathol. 2002;15(3):331-41.

Rigato HM, Lepera H, Magalhães JCdA, Aguiar MAd, Cicolin RA. Osteomielite crônica supurativa da mandíbula: relato de um caso. Chronic suppurative osteomyelitis of the mandible: a case report. Odontol USF. 1999;(17):91-8.

Roopashri G, Vaishali M, David MP, Baig M. Evaluation of elongated styloid process on digital panoramic radiographs. J Contemp Dent Pract. 13. India2012. p. 618-22.

Rozylo-Kalinowska I, Rozylo TK. Odontogenic keratocyst in Gorlin-Goltz syndrome. Ann Univ Mariae Curie Sklodowska Med. 2002;57(2):79-85.

Saharudin A, Tian Y. Image quality assessment in panoramic dental radiography: a comparative study between conventional and digital systems. Quant Imaging Med Surg. 3. China2013. p. 43-8.

Santos Neto FPd, Paraguassu GM, Perez TI, Gurgel CA, Queiroz CS, Sarmento VA. Displasia cleidocraniana: relato de casos.Cleidocranial dysplasia: cases report. Rev Fac Odontol Univ Fed Bahia. 2009;39:[39-45].

Scarfe WC. Imaging of maxillofacial trauma: evolutions and emerging revolutions. Oral Surg Oral Med Oral Pathol Oral Radiol Endod. 100. United States2005. p. S75-96.

Seed R, Nixon P. Generalised hypercementosis: a case report. Prim Dent Care. 2004;11(4):119-22.

Bibliografia

Senggen E, Laswed T, Meuwly JY, Maestre LA, Jaques B, Meuli R, et al. First and second branchial arch syndromes: multimodality approach. Pediatr Radiol. 2011;41(5):549-61.

Shafer WG, Hine MK, Levy BM. Tratado de Patologia Bucal. 4° ed. Rio de Janeiro: Guanabara Koogan; 1987.

Silva DN, Bezerra MF, Guimarães KB, Brücker MR. Radiographics methods in the diagnosis of fourths molares. RFO UPF. 2007;12(2):79-83.

Sobota J. Atlas de anatomia humana. 23 ed. Rio de Janeiro: Guanabara Koogan; 2013.

Stafne EC, Gibilisco JA. Diagnóstico Radiologico en Odontologia. 1° ed. Buenos Aires: Panamericana; 1982.

Suei Y, Taguchi A, Tanimoto K. Diagnosis and classification of mandibular osteomyelitis. Oral Surgery, Oral Medicine, Oral Pathology, Oral Radiology, and Endodontology. 2005;100(2):207-14.

Thongudomporn U, Freer T. Prevalence of dental anomalies in orthodontic patients. Aust Dent J. 1998;43(6):395-8.

Tolentino E, Marques L, Farah G, Gonçalves E, Kamei N. Queratocisto Odontogenico em região anterior de maxila Relato de caso. Rev Cir Traumatol Buco-Maxilo-fac, Camaragibe. 2007.

Toth M, Adrienn B, Zsuzsanna S, Szilvia M. [Dentigerous cyst in the mixed dentition]. Fogorv Sz. 2012;105(4):147-51.

Trento CL, França DCC, Miyahara GI, Soubhia AMP, Castro ALd. Cisto do ducto nasopalatino em intima relação com implante osseointegrado. Nasopalatine cyst of the duct and its intimate relationship with osseointegrated implant. Odonto (São Bernardo do Campo). 2009;17(33):91-5.

Trump B, Kessler HP, Cain WC. Oral and maxillofacial pathology case of the month. Bilateral buccal bifurcation cysts. Tex Dent J. 2012;129(12):1264-5, 300-1.

Utumi ER, Pedron IG, Silva LP, Machado GG, Rocha AC. Different manifestations of calcifying cystic odontogenic tumor. Einstein (São Paulo). 2012;10(3):366-70.

Valois CRA, Costa Júnior ED. Estudo da anatomia do ápice radicular em dentes com hipercementose. Study of the anatomy of the root apex in teeth with hypercementosis. Rev Paul Odontol. 2005;Array(Array):39-41.

Wuehrmann AH, Manson-Hing LR. Radiologia Dentária. 1° ed. Rio de Janeiro: Guanabara Koogan; 1977.

Yildiray S, Cumali G, Ismail C, Elif TE. A patient with Eagle syndrome: radiological and scintigraphic evaluation. Indian J Dent Res. 23. India2012. p. 283-5.

Zhao YF, Wei JX, Wang SP. Treatment of odontogenic keratocysts: a follow-up of 255 Chinese patients. Oral Surg Oral Med Oral Pathol Oral Radiol Endod. 94. United States2002. p. 151-6.

Pré-impressão, impressão e acabamento

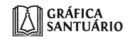

grafica@editorasantuario.com.br
www.editorasantuario.com.br

Aparecida-SP